全国中医药行业高等教育"十四五"创新教材

高等中医药院校通识教育系列教材

五运六气基础

（供中医药高等院校及相关院校通识教育课程用）

主　编　李具双

全国百佳图书出版单位

中国中医药出版社

·北　京·

图书在版编目（CIP）数据

五运六气基础／李具双主编. —北京：中国中医药
出版社，2024.8. —（高等中医药院校通识教育系列
教材）. — ISBN 978-7-5132-8824-8

Ⅰ. R226

中国国家版本馆 CIP 数据核字第 2024FP3466 号

中国中医药出版社出版

北京经济技术开发区科创十三街 31 号院二区 8 号楼
邮政编码　100176
传真　010－64405721
北京盛通印刷股份有限公司印刷
各地新华书店经销

开本 787×1092　1/16　印张 13.5　字数 302 千字
2024 年 8 月第 1 版　2024 年 8 月第 1 次印刷
书号　ISBN 978-7-5132-8824-8

定价　59.00 元

网址　www.cptcm.com

服 务 热 线　010－64405510
购 书 热 线　010－89535836
维 权 打 假　010－64405753

微信服务号　zgzyycbs
微商城网址　https://kdt.im/LIdUGr
官 方 微 博　http://e.weibo.com/cptcm
天猫旗舰店网址　https://zgzyycbs.tmall.com

如有印装质量问题请与本社出版部联系（010－64405510）
版权专有　侵权必究

全国中医药行业高等教育"十四五"创新教材

高等中医药院校通识教育系列教材

《五运六气基础》编审委员会

主 任 委 员 李小芳　王耀献

副主任委员 彭　新　禄保平

委　　　员（以姓氏笔画为序）

王先菊　王晴阳　卢　萍　吕雅丽

乔　璐　闫秀娟　李具双　李淑燕

林永青　徐江雁　密　霞　程　雪

程开艳

全国中医药行业高等教育"十四五"创新教材

高等中医药院校通识教育系列教材

《五运六气基础》编委会

主　　编　李具双

副 主 编　张良芝　华金双

编　　委　（按姓氏笔画排序）

包海燕　刘亚丽　孙鸿昌　李迎霞

宋一婵　赵迪克　姜乃菡　蔡鹦耀

前　言

在新医科建设背景下，通识教育教学担负着新的历史使命。为培养具有专业素养和人文精神、全面和谐发展的高素质中医药人才，自 2014 年起，河南中医药大学开始探索适合中医药院校教育的通识教育教学改革。

截至目前，我校通识教育教学改革大致经历了三个阶段：改革与探索阶段（2014—2017），主要是贯彻通识教育理念，初步构建通识教育课程体系，建设通识教育师资队伍，探索构建通识教育教学运行机制和评价体系；完善与发展阶段（2018—2020），学校加入郑州市龙子湖高校园区六所高校联合组建的课程互选学分互认联盟，完善通识教育课程体系，改革考试评价体系；深化与提高阶段（2021 至今），学校着力推动大类人才培养模式改革，成立通识教育研究中心，推进师资队伍建设，重塑通识教育课程体系，加强通识教育系列教材建设。学校通识教育注重突出中医药文化特色，将中国传统文化和中医药文化课程纳入通识课程，并坚持"五育"并重，将美学教育、劳动教育、国家安全教育等课程纳入通识课程模块，初步构建起了具有河南中医药大学特色的通识教育课程体系。2022 年，学校启动建设具有高等中医药院校特色的通识教育教材，遴选立项建设一批高等中医药院校通识教育系列教材。

本套教材首批共 12 本，包括《汉字文化》《五运六气基础》《中外科技史》《劳动教育》《中国古代文学经典导读》《化学与生活》《旅游地理与华夏文明》《大学生自我管理》《生活中的经济学》《本草文化赏析》《中国饮食文化》《中医药人工智能及实践》。本套教材在我校各专业通识教育教学中使用，同时适合其他中医药高等院校及相关院校本科生、研究生通识教育课程教学使用。

在编写过程中，我们参考了其他高等院校的教材及相关资料。限于编者的能力与水平，本套教材难免有诸多不足之处，还需要在教学实践中不断总结与提高，敬请同行专家提出宝贵意见，以便再版时修订提高。

高等中医药院校通识教育系列教材编审委员会

2024 年 3 月

编写说明

　　河南中医药大学在新时期开展了一系列教学改革，其中加强通识课教育，优化学生的知识结构，提高学生的综合素质与人文素养，是学校教学改革的重要内容之一，《五运六气基础》是应学校教学改革的需要而编写的大类通识教育教材。

　　对于五运六气理论体系的主要内容及构成，研究者不乏其人，但各是其说，莫衷一是，多以天干地支纪年以预测疾病流行为其宗旨，往往陷入玄虚。中医理论的核心是阴阳，天阳化气，气动不居；地阴成形，静而守位。《素问·天元纪大论》曰："气有多少，形有盛衰，上下相召，而损益彰矣。"气动不居则出现气有多少的不同，天地上下之气相波荡，造成地之五行五脏有盛衰虚实之变。气多为太过为盛，气少为不及为衰。天气的特点是变动不居，依据干支纪年，把某一年之气附会成固定重复出现的太过与不及，违背中医理论的基本原则。人与天地同气，与万物同生，中医理论把人放在天地之间来阐述人的生理与病理。天在上为阳化气，气有六：风、热、暑、湿、燥、寒；地在下为阴成形，地上万物之形概括来分有五：木、火、土、金、水。人在天地之气交汇之处，天地之气相召感，和谐则万物生长化收藏，生生不息；气有乖戾，则形有虚实盛衰之病。明代医家楼英指出："五运属阴，守于地内，六气属阳，周于天外；其化生于人也，五运化生五脏属内，六气化生六腑十二经属外。其变疾于人也，五运内变病于五脏，甚则兼外；六气外变病于六腑十二经，甚则入内，内外变极，然后死也。"人的六腑在表上应六气：胆应风，小肠应热，三焦应暑，胃应湿，大肠应燥，膀胱应寒；六气犯人，先犯人的三阳，不及时治疗则迁延入六腑，甚者入五脏。五脏在里外合五行：肝合木、心合火、脾合土、肺合金、肾合水。五行五味、七情忧伤内邪犯人先犯三阴，不及时治疗入五脏，甚者入六腑。五脏六腑内外皆病则人亡。中医理论的核心是六气六腑与五行五脏构成的上下表里阴阳，简而言之就是五六阴阳。张介宾指出："医道虽繁，而可以一言蔽之者，曰阴阳而已。"所以中医理论又称为五六之学。

本书依据《黄帝内经》理论体系，把五运六气理论的基本内容分为七章：第一章六气，阐述气的概念与分类，六气的功能及与三阴三阳的关系；第二章五行，阐述五行的特性及中医用五行来揭示五脏生理、病理的原因，五脏气所发的路径与虚实补泻；第三章气的升降出入，论述天地阴阳的升降、人的营气、卫气升降出入、药物的气味厚薄升降；第四章运气学说的基本概念，介绍五行与天文历法、南政、北政、步、间气、标本、中见等有关知识；第五章五运的化与变，介绍木火土金水五运的常化与变化；第六章六气的化与变，介绍六气的常、变、用，六气的司天、在泉、胜复、五郁等内容；第七章五运六气三十纪，论述天干纪五运三十纪的实质、地支纪六气三十六纪的实质。

本书紧扣《黄帝内经》，特别是《素问》七篇大论与《难经》等有关论述，依据中国传统思维，运用训诂学的方法释读中医经典，原则上以《黄帝内经》《难经》的原文为依据，经文在前，对经文的阐释在后。在学习的过程中，可以把原文与释文对照学习，也可以分别学习。原文中的异体字、古今字、通假字除了经典的篇名，直接改为通用规范字。为了全面论述某一问题，对经典中分散的条文有适当集中的现象，同时对与主旨关系不大的生僻知识有所省略。

本书是主编李具双教授在其著作《〈黄帝内经太素〉撷要》《〈黄帝内经〉100问》的基础上，重点对《素问》七篇大论进行研读而形成，全书的文字撰写及插图绘制均由李具双教授完成并负责；同时，为提高书稿的质量，邀请副主编张良芝、华金双与编委包海燕、刘亚丽、孙鸿昌、李迎霞、宋一婵、赵迪克、姜乃菌、蔡鹦耀进行审核，他们为本书的完善提出了宝贵的意见。

本书对气、阴阳等基本概念，基于训诂学的基本原理进行阐释，特别是古人用天干纪五行以揭示五脏生理、病理，地支纪六气阐述病因、病位、病性方面等，作出了不同于时下的解读，在司天、在泉，气的左右上下等方面也多有著者的一己之见。本书对《黄帝内经》五运六气理论体系的阐释与构建，囿于作者的理论素养与能力，错谬之处在所难免，欢迎专家学者提出宝贵意见，同时也请读者在批评引用的时候标明出处，尊重基础研究者的版权，共襄弘扬中医经典之举。

本书是在学校通识教材研究项目（编号：HZYJCYJ–202101）赞助下编写完成，得到了教务处禄保平处长、中医学院（仲景学院）张瑞院长及诸多同事的帮助与支持；中国中医药出版社编辑李柏霖对本书的出版做了大量工作，在此一并感谢。

《五运六气基础》编委会

2024 年 2 月

目　录

第一章 六 气 ▷▷▷▷

第一节 "气"的概念与分类

一、中医的宇宙观

古人对人的生理、病理的研究，是把人置于天地人三维空间来考察，所谓仰观天象，俯察地理，而验之于人。天气动而不居，其象变化万千，不对其进行抽象概括，在当时的历史条件下，则无从研究。由于农耕的需要，中华民族的先人对自然现象观察得非常仔细，对自然现象的分类经过了由粗到细、由繁而简的过程。天阳化气，对天气的归纳由四时、十二月、二十四节气到风、热、暑、湿、燥、寒六气；地阴成形，把地上不可胜数的形物抽象概括为木、火、土、金、水五行。六气在上，五行在下，人与万物居于天地之间，天六地五，形与气相感，和则万物生生不息，乖则百病丛生。中医理论汲取了中国古代各学科的知识，创立了独具特色的五运六气理论体系。

《素问·天元纪大论》：帝曰：愿闻五运之主时也何如？鬼臾区曰：五气运行，各终期日，非独主时也。帝曰：请闻其所谓也。鬼臾区曰：臣积考《太始天元册》文曰：太虚廖廓，肇基化元，万物资始。五运终天，布气真灵，总统坤元。九星悬朗，七曜周旋，曰阴曰阳，曰柔曰刚，幽显既位，寒暑弛张，生生化化，品物咸章。臣斯十世，此之谓也。

《黄帝内经》以君臣问答的形式论述了宇宙的起源，天地之气的阴阳属性、功能与分类。黄帝问：五运主四时的情况是怎样的？岐伯说：地气有五，升腾于天，天以六气应之。风木、热火、湿土、燥金、寒水分别主一个时令。根据《太始天元册》，天地之始为太虚，为无极，为太极，太极寥廓无垠，是生化万物的本始。《易·象》曰："大哉乾元，万物资始。"天阳之气博大啊，万物靠它化生。木火土金水，上应风热湿燥寒，运行不止，周流不休，与天道相终始而不变。《易·坤》曰："至哉坤元，万物资生。"天阳为乾，万物靠它化生；地阴为坤，万物凭它而生长。九星旋布于天空：天蓬一，天芮二，天冲三，天辅四，天禽五，天心六，天柱七，天任八，天英九。日、月、金、木、水、火、土七星闪耀行于天空；所以前人说，立天之道，曰阴与阳；立地之道，曰柔与刚。天阳地阴，天刚地柔。阴幽阳显，寒暑交替，生化不息，万物彰显。根据唐代王冰的注，《太始天元册》是记述洪荒宇宙的起始及其运行规律的著作，是远古时期先人占候自然变化规律的书，文章源自伏羲之时，已经镌刻于玉版。

天为阳化气，气有六：风、热、暑、湿、燥、寒，万物靠天气以生；地之物以类分为五：木、火、土、金、水，万物靠地阴以生长。天地之气相沟通，和谐则万物生长化收藏，生生不息。但是天地之气运行的方式不一样，天气贵君，故气自东南的少阴君火开始，依次是热、暑、湿、燥、寒、风。古代的圣人面南背北坐上位，以此为坐标则左东右西。天气从左东南的热气开始右旋以临地。由于阴阳五行学说盛行于秦汉时期，汉代尚黄贵土，故五行合五方自土开始。长夏土位于西南，西为右，其运行的次序依次是土西南、金西、水北、木东、火南，古人称自右而左旋以临天。天阳地阴，天刚地柔，白天夜晚，寒暑交替，生生不息。

中医理论或者说五运六气学说，是建立在宇宙洪荒生天地、天阳有六气、地阴有五行的基础上，并展开理论体系构建的。中国古代哲学家则用另一套术语揭示宇宙的起源，老子《道德经》曰："道生一，一生二，二生三，三生万物。万物负阴而抱阳，冲气以为和。"一是数的开始，也是最小的数，由此开始，可以达到无限大。道家学说认为，天地万物都始于"一"，这个"一"在先秦诸子百家中又叫太极、太玄、太一。太极动而分阴阳，最大的阴阳是天与地，这就是由一生二。天与地是最大的自然现象，天地阴阳之气相波荡，和谐则产生万物，而人是万物之中最宝贵的。《素问·宝命全形论》曰："天覆地载，万物悉备，莫贵于人。"天地阴阳之气升降沟通而生万物，这就是二生三。三为多之称，三而三之就是九，为数之最大，也指万物之多。天阳化气，地阴生成万物。《淮南子·天文》曰："道始生虚廓，虚廓生宇宙，宇宙生气，气有涯垠。清阳者薄靡而为天，重浊者凝滞而为地。清妙之合专易，重浊之凝竭难，故天先成而地后定。"道产生于虚廓的状态，虚廓构成了四方上下古往今来的宇宙，宇宙运动而成天地之气，天地之气有涯际，清轻的阳气上升薄聚而为天，重浊的阴气下流凝积而为地。清轻的阳气聚合比较容易，而重浊的阴气成形比较艰难，所以天先成而地后定。古人认为，天地阴阳生万物，阴与阳的功能与作用并不相同，先有阳化气，然后才有阴成形。这一认识也体现在中医理论对人体阳气与阴气功能的认识，所以中医理论非常重视阳气在生命健康中的重要意义。《素问·阴阳离合论》曰："阳予之正，阴为之主。故生因春，长因夏，收因秋，藏因冬，失常则天地四塞。"万事万物的化生，都是阳予之正嫡，阴主成形。比之于自然，天阳化气，产生阳光雨露，万物得以生长，但地阴给以水土滋养，万物才得以成形，所以形质之物形成于地。比之于人，男阳施，女阴受，男女阴阳交媾，形质乃成，但形成于母。所以，春夏为阳，万物因阳而生；秋冬为阴，万物长成结实。违反了阳化气阴成形的自然规律则阴阳痞隔，运化失常，运化失常则天地四塞。《左传·昭公元年》曰："天有六气，降生五味。"五味，五行之味，天六气降生五味，就是六气生五行五味。可见在医缓、医和生活的春秋时期，就明确强调阳气在阴阳二气中的主导地位。张仲景《金匮要略·脏腑经络先后病脉证》曰："夫人禀五常，因风气而生长，风气虽能生万物，亦能害万物，如水能浮舟，亦能覆舟。若五脏元真通畅，人即安和。客气邪风，中人多死。"人五脏的功能取象于五行，五行为地气，地气因天气而生长，所以万事万物皆因风气而生长。风、热、暑、湿、燥、寒六气皆可以称风，也可以构成双音节词叫风气、热气、暑气、湿气、燥气、寒气。风生万物，即天之六气生万物，一旦六气乖戾，风雨骤注，河川暴溢，灾病丛生。所以说六气能生养万物，也能够伤害万物，就好像水能够浮舟行船，也能够让舟船倾覆。人的五脏取法于地之五行，六腑之气上通于天之六气，天地之气和谐，五脏六腑之气升降周流正常，人就安和无病。六气不能按时而至，或者至而不至，或者未至而至，或者至而太过，皆失其常，失常为变，变则为灾病，变极则人与物皆亡。六气失常乖戾则为淫气邪气，贼风邪气犯人体肌表三阳经所在区域，不及时治疗的话就会内犯五脏，所以张仲景指出："若人能养慎，不令邪风干忤经络，适中经络，未流传脏腑，即医治之，四肢才觉重滞，即导引、吐纳、针灸、膏摩，勿令九窍闭塞。"人在养生的时候要非常谨慎，不让邪气侵犯我们的肌肤经络，若邪气有犯，在邪气刚刚进入经络，还没有内传脏腑就要及时治疗。四肢刚感觉滞重的时候，就进行导引、吐纳、针灸、按摩，不要让四肢九窍闭塞不通。

二、"气"的概念

人生天地之间，天地既是人与万物生成的基本条件，又是影响人类健康的主要病因。天有六气，风、热、暑、湿、燥、寒；地有五气，木、火、土、金、水。什么是"气"呢？"气"是中医理论体系中最基本的概念，对"气"这个概念的界定准确与否，牵涉到中医理论体系是否科学严谨，其理论根基是否坚实可靠。本书从中医经典著作出发，用训诂学的方法，依据中国传统文化与中医思维，界定"气"概念的内涵与外延，不认同现代中医教科书对气的概念的界定。我国现存的第一部字典，东汉许慎《说文解字》曰："气，云气也，象形。"气的本义指天上的云，甲骨文中"气"像云飘动的样子，在造字方法上属于象形字。清代著名的语言学家段玉裁注："气本云气，引申为凡气之称。""气"的本义像天上飘动且变幻不定的云，后来引申为各种可以看见、可以感知的现象都叫气。比如，云是山川气，烟是火气，霞是赤色的云气。《左传·昭公元年》曰："六气曰：阴、阳、风、雨、晦、明也。"即寒、热、风、雨、白天、夜晚六种古人习见的现象。在《黄帝内经》中，不仅自然现象叫气，如《素问·四气调神大论》中的春、夏、秋、冬叫四气，人的各种情绪如喜、怒、悲、忧、恐曰气，人的组织器官及其显现于外的功能特征都叫气。《黄帝内经》的早期传本，隋唐时期医家杨上善类编注释的《黄帝内经太素》中有《六气》篇，其中的六气指精、气、津、液、血、脉；《九气》篇中的九气指怒、喜、悲、恐、寒、热、忧、劳、思。中药的四气指温、凉、寒、热。中医经典著作中的"气"可以指各种现象，包括物质的和非物质的，宋代哲学家张载在《正蒙·乾称》中指出："凡可状，皆有也；凡有，皆象也；凡象，皆气也。"即一切可以表述的都是有，都是存在；一切存在都是象；一切象都是气。象，即现象，大的如天地、日月、星辰、山川，小的像人饮食入胃产生的各种精微物质及各个器官的功能，如脉气、腑气、脏气等，以及人的情绪变化怒气、喜气等，一言以蔽之，天地之间所有的现象，不论是物质形态还是非物质形态的都可以叫气。气在古代表示各种现象，后来发展为双音节词"气象"。阅读中医经典，不能依据现代中医教科书"气是人体内运动不息的精微物质"这一定义去理解古籍，不然会扦格不通。

　　"气"在汉语中可以指各种现象，那么中医经典著作中的"气"具体是什么意思，指的是什么现象，就需要根据文章的上下文义去确定。"气"的多义性造成阅读理解容易出现歧义，语言的发展会自动纠正这一缺点，这是汉语由古代以单音节词为主，逐渐演变为以双音节词为主的原因。天、地、云、雨变成双音节词天气、地气、云气、雨气，比在语言中单独用"气"让阅读的人揣摩是什么意义，其词义表达就更为准确。语言学中把"气"由表示各种现象的实词，演化为一个实词后面的标识，称为词缀。比如"天气"就是天这种现象，而无需猜测是别的现象，或者是指天的本体结构。"气"演变为词缀放在实词的后面，它与前面的名词结合构成双音节词，用以强调前面的名词是现象，或者是这个名词显于外的功能属性，而不是强调它的形态结构。《灵枢·五音五味》曰："士人有伤于阴，阴气绝而不起，阴不用，然其须不去，其故何也？"句子中单独用"阴"为名词，指阴器，即男人的生殖器。在名词"阴"的后面加上词缀"气"构成双音节词，则用以强调前面名词"阴"的功能，或者说是显于外的特点而不是"阴"的形态结构。男人生殖器受损伤，生殖功能丧失而不能勃起，失去了其性交、生殖功能，叫"阴气绝而不起"。

　　"气"的这个用法和《伤寒论》中"家"的用法基本相同，都是词缀。"家"在汉语中可以做词缀，如奴家、洒家、女儿家、作家等，在《伤寒论》中有湿家、胃家、黄家等，这里的"家"不再是实词"家庭"的含义，而是和前面的词根结合构成某一类人。"气"作为词缀比"家"的应用还要广泛，比如风气、习气、喜气、怒气、脾气、热气、冷气、阳气、阴气、浪气、天气、雨气、洋气、土气等，不能把古代汉语中特别是中医经典著作中大量出现的"气"当作实词，解释为人体内运动不息的精微物质。如果简单地当作实词去解释，会得出非常荒谬的结论，如营气、卫气、肝气、喜气、怒气，解释为具有营养的精微物质、具有护卫功能的精微物质、肝的精微物质、欢喜的精微物质、愤怒的精微物质，如果有人问到底是什么物质，则立即理屈词穷。

三、天气的分类

　　《素问·六节藏象论》：五日谓之候，三候谓之气，六气谓之时，四时谓之岁，而各从其主治焉。五运相袭，而皆治之，终期之日，周而复始，时立气布，如环无端，候亦同法。故曰：不知年之所加，气之盛衰，虚实之所起，不可以为工矣。

　　分类是为了更好地揭示事物的特点与属性，对事物分类的层级越细，说明对该事物认识得越深入。古人对一年四时气候变化的分析比较细致，最小的单位是五天为一个气候观察点叫候，三候十五天，气候有明显的改变，一个月约三十天两个节气，三个月共六个节气谓之时；四时构成一年。四时各有其主要气候特征，春时主气是温，夏时主气是热，秋时主气是凉，冬时主气是寒。五行合四方，随着春夏秋冬的变化而轮转，从这个角度看又叫五运。春东方木应风，夏南方火应热，长夏西南方土应湿，秋西方金应燥，冬北方水应寒。春木风气、夏火热气、长夏土湿气、秋金燥气、冬水寒气相互承袭，分别主一时之气，就五行随四时而动言叫五运，一个周期结束为一岁，周而复始。立春、立夏、立秋、立冬，四时之气确立之后，则春敷布温气，夏敷布热气，长夏敷布湿气，秋敷布燥气，冬敷布寒气，周而复始，如环无端。所以医家不知道当前加临的是何气，气是太过还是不及，太过为盛，不及为虚，就不知道虚实产生的原因，也就无从施行补泻之治，无法做一个合格的医生。

（一）年、四时

1. 年 中华文化的诞生地主要在黄河流域，北方农业以谷物为主，一年一熟。《说文解字·禾部》曰："年，谷熟也。"甲骨文中"年"像一个人背负成熟的禾，表示庄稼成熟。由于谷禾一般一岁一熟，又用作纪时的名词，所以年与岁在日期数量上就有相同周期。《尔雅·释天》曰："载，岁也。夏曰岁，商曰祀，周曰年，唐虞曰载。"纪年的名称，不同朝代有不同的称谓。夏代叫岁，商代叫祀，周代叫年，唐虞即唐尧与虞舜，史籍中记载生活在中原地区的上古邦国部落。年、岁、祀、载作为纪年称谓的原因，晋代郭璞注："岁，取岁星行一次；祀，取四时一终；年，取禾一熟；载，取物终更始。"宋代邢昺疏："年者，禾熟之名。每岁一熟，故以为岁名。"

2. 四时 商周时期，一年分为春秋二时，在早期文献中，一个春秋，就意味着一年。《庄子·逍遥游》曰："蟪蛄不知春秋。"意思是蟪蛄的生命短促不到一年，知春而不知秋。随着社会的发展，对一年四时气候特征的认识进一步深入，把一年分四个气候特征段，即在春秋二气的基础上又分出冬夏，所谓四时。只是开始时的四时顺序不是"春夏秋冬"，而是"春秋冬夏"，反映在当时和后来的著述中，如《礼记·孔子闲居》曰："天有四时，春秋冬夏。"《黄帝内经》记载四时，也常用这种表示法，如《素问·八正神明论》曰："四时者，所以分春秋冬夏之气所在，以时调之也。"西周中期之后，四时之称就规范为春夏秋冬了。

（1）春 用作记录一年四时的起始之气。《说文解字·艸部》曰："春，推也。"许慎用"推"揭示春的意义，今天的人很难理解，但是作为当时杰出文字训诂学家的许慎对此解释是有根据的。古人认为春从冬天过来，冬天阴寒隆盛，但是盛寒之下孕育着阳热，随着时间的推进，阳热之气逐渐增强，大寒之后春气到了，春风拂动，万物萌生，古人认为这是春阳之气推动的结果。清代桂馥《说文义证》曰："冬至阳动于下，推阴而上之，故大寒于上；夏至阴动于下，推阳而上之，故大热于上……阴阳相推，使物精华。"桂馥引《五经通义》来佐证春的含义，指出冬至是阴气隆盛的时期，但是阴极而反，盛阴之下生一阳，所以说阳动于下。阳动推阴，到了立春而春天降临。春阳推而使气动，冰雪解冻，万物萌生，生机勃勃，这是春天之象，故春天主东，东得义于"动"。《公羊传·隐公元年》曰："春者何？岁之始也。"《尚书大传·卷一》曰："东方者，何也？动方也，物之动也。物之动何以谓之春？春，出也，物之出也，故谓东方春也。"

（2）夏 有大义，《广雅·释诂上》曰："夏，大也。"夏用作四时的第二个时段名，取义于阳热之气极大。《尔雅·释天》曰："夏为朱明。"晋代郭璞注："气赤而光明。"夏天之气炎赤而明亮。

（3）秋 秋天之名，取义于天气萧瑟，万物落叶收藏，所以秋的功能是收。《说文解字·禾部》曰："秋，禾谷熟也。"清代段玉裁注："其时万物皆老而莫贵于禾谷，故从禾。"汉代蔡邕《月令章句》曰："百谷各以其初生为春，熟为秋。"

（4）冬　得义于终了之终。万物经过春生、夏长、秋收之后，逐渐进入凛冽的寒冬，人与万物都要匿藏以避严寒，积蓄能量以待新的生长周期到来。《说文解字·夂部》曰："冬，四时尽也。"《释名·释天》曰："冬，终也，物终成也。"

（二）十二月

古人把一年分为春、夏、秋、冬四季，也叫四气，《素问·四气调神大论》就是论述春夏秋冬四时养生保健之理的文章。后来又进一步把四时的每一季节分成孟、仲、季三个阶段，春天分孟春、仲春、季春；夏天分孟夏、仲夏、季夏；秋天分孟秋、仲秋、季秋；冬天分孟冬、仲冬、季冬，这样正好是一个太阳年十二个气候段，形成了后来的十二月。对一年四时十二个月气候段的划分，一个重要的来源是古人对星象的观察。古人很早就开始探索宇宙的奥秘，通过对夜空中北斗七星的观察，发现北斗七星斗柄旋转指向与季节变换有着密切的关系，所谓斗转星移。北斗七星由天枢、天璇、天玑、天权、玉衡、开阳、摇光七颗星星组成，其形状如古代有柄的斗，故名北斗。北斗七星是北半球的重要星象，北斗七星循环旋转，北半球相应地域的自然节律也在渐变，因此成为上古人们判断时节变化的依据。同时把星空分为东南西北四个区域，每个方位包括七个星宿，四方共二十八个星宿。

北方的星宿叫玄武，北斗的斗柄指向正北方的危、虚、女三宿为子，为冬至。《淮南子·天文》曰："斗指子，则冬至。"在四时之中，这是阴寒最盛的时期。但是阴极而反，其后阳气会逐渐增强，《淮南子·天文》曰："阳生于子，故十一月日冬至，鹊始架巢，人气钟首。"阳气从最寒的十一月冬至开始产生，喜鹊鸟开始筑巢，阴气聚集于头。古人把冬至看作节气的起点，《史记·律书》曰："气始于冬至，周而复生。"冬至日白天最短，其后白天会一天比一天长，古人叫"冬至一阳生。"

南方的星域叫朱雀，斗柄旋转到正南方张、星、柳三宿为午，《吕氏春秋·音律》曰："日长至。"东汉高诱注："夏至日，日极长，故曰日长至。"从冬至开始，白天一天比一天长，到了夏至到达极点。《淮南子·天文》曰："阴生于午，故五月为小刑，荠、麦、亭历枯。"阳盛极而阴生，故阴生于夏至午，五月已经有轻微的肃杀之气，荠、麦、葶苈等作物开始枯黄。《淮南子·时则》曰："日长至，阴阳争，死生分。"夏至日到来，是阴阳交争的时节。夏至之后阳气一天天减少，白天逐渐变短，阴寒之气逐渐隆盛，万物不收藏则有肃杀之虞，《素问·阴阳应象大论》曰："阳生阴长，阳杀阴藏。"阳气生升，则阴物长成；阳气衰杀，则阴物匿藏，所以说阳为生气，阴为死气。

东方的星域叫苍龙，斗柄旋转到正东方心、房、氐三个星宿为卯，春分。《淮南子·天文》曰："子午、卯酉为二绳。"意思是说，把冬至与夏至用虚线连起来，把春分与秋分用虚线连起来，形成两条互相垂直的线绳，冬至日最短，夏至日最长，而春分、秋分这两日白天与夜晚完全相同，昼夜平分，古代称"日夜分"。

西边的星域叫白虎，斗柄旋转到正西方毕、昴、胃三个星宿，为酉，秋分。董仲舒

《春秋繁露·阴阳出入上下》曰："秋分者，阴阳相半也，故昼夜均而寒暑平。"意思是，秋分是冬夏阴阳各一半之处，也是昼夜长短相同的时期。

冬至日短，夏至日长，春分与秋分昼夜均，寒暑平。二分、二至确立之后，十二地支与十二月、二十八星宿的关系就比较容易确定了。冬至为子，斗柄左旋至玄武的牛、斗为丑；斗柄旋转到苍龙的箕、尾为寅，立春，春天自此开始；斗柄指向正东为卯，春分；斗柄指向苍龙域的亢、角为辰；斗柄指向朱雀域的轸、翼为巳，立夏，夏天自此开始；斗柄指向正南为午；斗柄指向朱雀域的鬼、井为未；斗柄指向白虎域的参、觜为申，立秋，秋天自此开始；斗柄指向正西为酉，秋分；斗柄指向白虎域的娄、奎为戌；斗柄指向玄武域的壁、室为亥，立冬，冬天自此开始。

古人把北斗斗柄所指的一个循环分为十二个时域，分别以十二地支来标记为一年。至于以哪一辰为一年的首月，由于古代的历法比较乱，则有所不同。春秋战国时期有过三种不同的历法制度，即所谓夏历、殷历、周历，三者主要的区别在于岁首的不同，也即正月的月建不同，所以叫做"三正"。夏历建寅，殷历建丑，周历建子。公元前104年（元封七年），经司马迁等人提议，汉武帝下令改定历法，并责成邓平、唐都、落下闳等人议造《汉历》，汉武帝元封七年五月，改年号为太初（即为太初元年），并颁布实施这套《汉历》，后人把太初年颁布的历法叫《太初历》。《太初历》以建寅之月为岁首，其后大约二千年间，都是以斗指寅为正月，就是正月建寅，二月建卯，三月建辰，四月建巳，五月建午，六月建未，七月建申，八月建酉，九月建戌，十月建亥，十一月建子，十二月建丑，然后回到它起始的地方。

古人还把每月分为两段，月首叫"节"，月中叫"气"，这样就将一个太阳年划分为季（时）、月、节、气、候。一年四季（时）十二个月，每月分为"节"与"气"，"节"为月之始，"气"为月中，"气"的最后一日为月之终。把每月的第一天叫朔，最后一天叫晦，十五日叫望。一般情况下是十五日为一气，五日为一候。后来出现了更为简明的正月、二月、三月、四月这样的序数纪月。同时，在先秦时期，人们还给每个月取了特定的名称。《尔雅·释天》载："正月为陬、二月为如，三月为寎，四月为余，五月为皋，六月为且，七月为相，八月为壮，九月为玄，十月为阳，十一月为辜，十二月为涂。"

（三）二十四节气

二十四节气是应农业生产的需要，对一年四时十二月气候特征的细分。节的本义指竹节，引申为事物的节点，关节。月初叫节，月中叫气，后来形成双音节词"节气"。古人把四时气候的变化与农作物种植的规律结合起来，总结出了二十四节气。北斗七星循环旋转，斗柄顺时针旋转一圈为一周期，谓之一"岁"。《淮南子·天文》曰："而升（斗）日行一度，十五日为一节，以生二十四时之变。斗指子，则冬至。"天域360度，北斗七星的斗柄每日行一度，十五天为一个节气，斗柄旋转一圈共二十四个节气为一周。斗指子为冬至日，这里的子是十二地支。

古人根据季节更替与气候变化的规律，把一年365天分为立春、雨水等二十四个节气，用二十四节气来反映四季、气温、降雨、物候等多方面的变化规律，对指导农业生产的发展，起到了巨大的作用。明代马莳在注《黄帝内经素问》的时候，参考《礼记·月令》《吕氏春秋》，把十二月二十四节气所反映的物候变化补充如下。

正月孟春立春节，初五日东风解冻，次五日蛰眠的动物开始出来活动，后五日水变暖鱼游动上浮。雨水气，初五日獭祭鱼，次五日鸿雁自南而北来，后五日草木萌动。

二月仲春惊蛰节，初五日桃花开，次五日黄鹂鸣，后五日鹰化为鸠。鸠就是布谷鸟，民间俗称斑鸠子。仲春之月，天气变暖，鹰蜕掉身上浓密的羽毛，犹如布谷鸟。春分气，初五日燕子从过冬的地方飞回来，次五日春雷响，芍药荣茂，后五日出现闪电。

三月季春清明节，初五日桐开花，次五日田鼠化为鴽，牡丹开花，后五日开始见彩虹。谷雨气，初五日浮萍开始生长，次五日鸣鸠拂动其羽毛，后五日戴胜鸟降落在桑枝上。

四月孟夏立夏节，初五日蝼蝈鸣，东汉学者郑玄注："蝼蝈，蛙也。"青蛙开始鸣叫。次五日蚯蚓从泥土中爬出，后五日王瓜生。小满气，初五日苦菜吐穗开花，次五日越冬生长的小草枯死，后五日麦子收获的季节到来。

五月仲夏芒种节，初五日螳螂孵出，次五日杜鹃鸟开始鸣叫，后五日百舌鸟不再发声。夏至气，初五日鹿开始脱角，次五日蜩蝉开始鸣叫，后五日半夏开始生长。

六月季夏小暑节，初五日炎热的风气到来，次五日蟋蟀躲在墙壁，后五日幼鹰开始学习飞行。大暑气，初五日腐草生卵化为飞萤，次五日土壤湿润溽蒸，后五日大风暴雨时常来临。

七月孟秋立秋节，初五日燥凉的秋风到，次五日白露凝而成霜，后五日寒蝉鸣凄切。处暑气，初五日鹰捕猎鸟类以养膘，次五日天地开始肃杀之气，后五日禾谷成熟，陆续归仓。

八月仲秋白露节，初五日凉风至，鸿雁南飞，次五日燕子南归，后五日群鸟把美食都贮藏起来以过冬。秋分气，初五日雷声停止，次五日蛰虫躲进洞穴，后五日降水减少，湖泊干涸。

九月季秋寒露节，初五日鸿雁如宾自北而来，次五日雀入海水变为蛤，后五日菊开出黄花。霜降气，初五日豺开始捕杀野兽，次五日草木凋落，后五日冬眠的蛰虫都藏伏起来。

十月孟冬立冬节，初五日水开始结冰，次五日大地开始上冻，后五日雉入淮水为蜃。小雪气，初五日彩虹不再出现，次五日天气上腾，地气下降，后五日天地闭塞，冰雪凌冽。

十一月仲冬大雪节，初五日寒鸟不再鸣叫，次五日老虎开始交配，后五日马荔草开始生长。冬至气，初五日冬眠的蚯蚓缠结在一起，次五日麋鹿脱角，后五日地下的泉水开始流动。

十二月季冬小寒节，初五日大雁北飞，次五日鹊开始筑巢，后五日雉鸟开始鸣叫。大寒气，初五日鸡开始孵卵，次五日鹰隼疾飞，后五日水泽凝冰厚而坚。

古人为了方便记诵，把二十四节气编成歌诀：春雨惊春清谷天，夏满芒夏暑相连；

秋处露秋寒霜降，冬雪雪冬小大寒。每月两节不变更，最多相差一两天；上半年来六廿一，下半年是八廿三。

上半年的每个月两个节气，前一个节气在六号左右，后一个在二十一号左右。下半年的每个月两个节气，前一个在八号左右，后一个在二十三号左右。它们前后相差1~2天。

天为阳，阳化气，气有六：风、热、暑、湿、燥、寒。天阳气是人与万物生长的基础，天气乖戾，又是造成各种疾病的病因。四时、十二月、六气、二十四节气是我们观察自然气候是正常还是异常的依据。人的五脏六腑、三阴三阳与五行六气相应，其变与常显现于两手六脉，据此可以诊病的阴阳表里虚实。所以张仲景在《伤寒论·伤寒例》中列"四时八节二十四气七十二候决病法"：

立春正月节斗指艮，雨水正月中指寅；惊蛰二月节指甲，春分二月中指卯；清明三月节指乙，谷雨三月中指辰；立夏四月节指巽，小满四月中指巳；芒种五月节指丙，夏至五月中指午；小暑六月节指丁，大暑六月中指未；立秋七月节指坤，处暑七月中指申；白露八月节指庚，秋分八月中指酉；寒露九月节指辛，霜降九月中指戌；立冬十月节指乾，小雪十月中指亥；大雪十一月节指壬，冬至十一月中指子；小寒十二月节指癸，大寒十二月中指丑。

二十四气，节有十二，中气有十二，五日为一候，气亦同，合有七十二候，决病生死。此须洞解之也。

……夫欲候知四时正气为病，及时行疫气之法，皆当按斗历占之。九月霜降节后，宜渐寒，向冬大寒，至正月雨水节后，宜解也，所以谓之雨水者，以冰雪解而为雨水故也。至惊蛰二月节后，气渐和暖，向夏大热，至秋便凉。从霜降以后，至春分以前，凡有触冒霜露，体中寒即病者谓之伤寒也。九月十月，寒气尚微，为病则轻。十一月十二月，寒冽已严，为病则重。正月二月，寒渐将解，为病亦轻。此以冬时不调，适有伤寒之人，即为病也。其冬有非节之暖者，名为冬温。冬温之毒，与伤寒大异，冬温复有先后，更相重沓，亦有轻重，为治不同，证如后章。从立春节后，其中无暴大寒，又不冰雪，而有人壮热为病者，此属春时阳气，发于冬时伏寒，变为温病。从春分以后，至秋分节前，天有暴寒者，皆为时行寒疫也。三月四月，或有暴寒，其时阳气尚弱，为寒所折，病热犹轻。五月六月，阳气已盛，为寒所折，病热则重。七月八月，阳气已衰，为寒所折，病热亦微。其病与温及暑病相似，但治有殊耳。

十五日得一气，于四时之中，一时有六气，四六名为二十四气。然气候亦有应至仍不至，或有未应至而至者，或有至而太过者，皆成病气也。但天地动静，阴阳鼓击者，各正一气耳。

四、六气的概念与功能

二十四节气是古人在生产、生活中长期观察、总结出的气候变化规律，它包含了天文、历法、气温、降雨、降雪、物候、农事等方面，为中华民族的生存和发展作出了重要贡献。五日为气候变化的观察点，十五日为一个节气，四个节气六十日为一个典型的气候特征，十二个节气六个月一百八十日有余构成春夏，再十二个节气六个月一百八十日有余构成秋冬。而每四个节气六十日两个月构成的明显气候特点，古人往往用一个字来揭示，这就是六气之说的由来。《素问·阴阳应象大论》曰："天有四时五行，以生长收藏，以生寒暑燥湿风。"天有四时六气，以生寒暑燥湿风，其功能是生长化收藏，故风生木，热暑生火，湿生土，燥生金，寒生水。天为阳，一年的气候可以分为春夏秋冬四个季节。春夏气候变化的特征是风、暑；秋冬气候变化的特征是湿、燥、寒。由于古人习惯以五行对应天气，五行有五，故天气也多以五个来列举。再加上古人把医学文章也当文学作品去写，因而不像今天的科技论文那样严谨。比如文章中秋冬是三个气候特征：湿、燥、寒，非常符合酷夏之后秋冬的气候特征，而春夏只列了风、暑两个气候特征，中间缺乏气候的过渡，从冬寒之后的风（温）突然变为酷暑，显然非常突兀，不符合黄河流域气候的变化规律。实际上，这是古人因习惯而省略了一个气候特征，《素问·天元纪大论》曰："厥阴之上，风气主之；少阴之上，热气主之。"春夏的气候特征用三阴三阳来揭示的话，第一个气候特征是厥阴风，厥阴风之后的气候特征是少阴热，少阴热之后的气候特征是少阳暑。归纳起来，古人对气候的认识，从春秋两个节气，发展为十二个月二十四个节气。中医理论引进节候变化的理论，摒弃了用于指导生产生活的二十四节气，而吸取了对人类疾病有重要影响的四时六气之说：风（温）、热、暑、湿、燥、寒。

1. 风　本义是指空气的流动，《广雅·释言》曰："风，气也。"气，现象。风是指空气流动给人以或快或慢或热或寒或燥或湿的感觉，比如疾风、烈风、寒风等；从风来的方向来分还可以分为东风、西风、北风、南风。宋代戴侗《六书故·动物四》曰："天地八方之气吹嘘鼓动者命之曰风。"天地之间四面八方吹嘘鼓动而流动不休的气叫风。西汉刘向《说苑·敬慎》曰："树欲静乎风不定，子欲养乎亲不待。"《素问·六微旨大论》曰："迟速往复，风所由生。"空气的流动或快或慢，或往或复，这是风这种现象产生的原因。流动的空气都叫风，让人感觉热的叫热风，感觉寒的叫寒风，感觉暖的叫暖风，感觉燥的叫燥风，等等。作为一年中起始之气，代表初春气候特征的风指温风，古人习惯上把温风简称为风。《说文解字·虫部》曰："风，八方风也。"风的繁体字从虫，凡声。温和的春风吹动，虫子与蛰伏的动物开始苏醒出来活动，说明在造字的殷商时期，古人已经把春天的温风称为风。晋代皇甫谧《针灸甲乙经·四时贼风邪气大论》曰："黄帝问曰：有人于此，并行并立，其年之长少等也，衣之厚薄均也，卒然遇烈风疾雨，或病或不病，或皆死，其故何也？岐伯对曰：春温风，夏阳风，秋凉风，冬寒风。凡此四时之风者，其所病各不同形。"阳风即热风，凉风即燥风，也叫清风。《素问·至真要大论》曰："故阳之动，始于温，盛于暑；阴之动，始于清，盛于寒。"一年之中，阳热之气始于初春的温，盛于夏日的暑；阴寒之气始于秋天的凉，盛于冬天的寒。这些说明，古人把一年中初始的气候特征叫温风，简称风。

温　暖和，不冷不热，其功能是生，即能让万物发芽萌生。三国魏张揖《广雅·释诂三》曰："温，暖也。"东汉王充《论衡·寒温》曰："近水则寒，近火则温。"《素问·阴阳应象大论》曰："风胜则动"，风太过会出现摧折、动摇、眩晕之类的灾病。

2. 热 较温而言，给人的感觉温度要高，有烫手、烧灼的感觉。热、暑的功能是长，即温热的气候能让万物繁茂生长。东汉刘熙《释名·释天》曰："热，蒸也，如火所烧蒸也。"热指温度高，跟"冷"相对。《素问·阴阳应象大论》曰："热胜则肿"，热太过会产生疮肿之类的疾病。在临床中，一般是暑热同治。

3. 暑 炎热，也叫酷暑。《说文解字·日部》曰："暑，热也。"《正字通·日部》曰："暑，夏日气热也。"《伤寒论·辨痓湿暍脉证第四》曰："太阳中热者，暍是也。"热的极致就是中暑，暍就是中暑。暑热严重会造成灼伤之类的病害，《淮南子·人间训》曰："冬日则寒冻，夏日则暑伤。"

4. 湿 潮湿，雨水多。暑热太盛则干结，得雨湿则能使土滋润，万物得以繁茂生长，所以湿的功能是化，即长养四时八方的万物。《说文解字·水部》曰："湿，幽湿也。"《广韵·缉韵》曰："湿，水露也。"湿太过则泥泞不能种植谷物。《素问·阴阳应象大论》曰："湿胜则濡泻。"人体内湿气太盛则造成泄泻之类的疾病。

5. 燥 干燥，燥的功能是使万物成熟，按时收藏。《说文解字·火部》曰："燥，干也。"《周易·乾卦》曰："同声相应，同气相求。水流湿，火就燥。"但是作为中医病因"六淫"之一的燥还有寒凉之义。《素问·至真要大论》曰："清气大来，燥之胜也。"清气即清气，寒凉之气。寒凉之气大来，是燥邪太盛的表现。《灵枢·百病始生》曰："夫百病之始生也，皆生于风雨寒暑，清湿喜怒。"清湿，即清凉。《素问·五脏生成论》曰："腰痛，足清，头痛。"王冰注："清，亦冷也。"《说文解字·冫部》曰："清，寒也。"《素问·阴阳应象大论》曰："燥胜则干"，燥气太盛则干涩。

6. 寒 冷寒，《说文解字·宀部》曰："寒，冻也。"段玉裁注："冻当作冷。"《尚书·洪范》曰："曰燠，曰寒。"唐代孔颖达疏："寒是冷之极。"阴始于凉而盛于寒。《素问·阴阳应象大论》曰"寒伤形""寒胜则浮"。寒为阴邪，寒邪太过伤害人的形体，形体肌肉冻伤出现浮肿。

第二节 从少太阴阳到三阴三阳

一、阴阳的概念

阴、阳与气是中医经典著作中出现频率最高的几个词，也是中医理论的基本概念。前面从训诂的角度界定了"气"的概念，现在，我们界定阴阳的概念。阴、阳与气一样，是中医理论的最基本概念，如果对概念的内涵与外延界定不一致，大家就无法共同讨论一个问题。比较有利的是，在《黄帝内经》中给阴阳下了定义，《灵枢·阴阳系日月》曰："且夫阴阳者，有名而无形，故数之可十，离之可百，散之可千，推之可万，此之谓也。"该句以常见的判断句形式，指出了"阴阳"的特点以及能够"数之可十，离之可百，散之可千，推之可万"的原因。

"阴阳"这一类词的特点是"有名而无形"。语言中的名词一般是有名有形，有名有实，名副其实（形），但是也有一些词离开了特定的环境，只有名而没有具体的形或者实体，比如表里、上下、左右等。以表里来说，单独地说表或者里，我们只知道是物体的外部和内部，但是，是什么物体的外部、内部并不清楚。如果我们说杯子的表里，立即有了具体的内涵，也就是说名副其实了。东汉刘熙《释名·释言语》曰："名，明也。名实事使分明也。"名，名字。名字是用来表明事物的实体，从而使事物之间能够相互区分，形或者实就是与名相对应的实体。《庄子·逍遥游》曰："名者，实之宾也。"唐代成玄英疏："实便是内、主；名便是外、是宾。"成玄英的意思是，"实"是事物的本体，像家庭的主人；"名"是事物的外在符号，像家庭来的宾客。形、实与名相符叫名副其实，反之则是名不副实。《黄帝内经》指出"阴阳"这类词的特点"有名而无形"，是说它有名称但没有具体的形质，由于"名"和"形"不能对应，形与名不相符，就叫"有名而无形"。形、名不相符的概念为什么能够"数之可十，离之可百，散之可千，推之可万"呢？这是因为语言中有一类词并不是用来表示事物的概念，而是用来给事物属性分类，如表里、上下、左右等。这些给事物属性分类的词，脱离了具体的语言环境，只有其"名"而无其"实"，只有在具体的语言环境中告诉为什么事物分类，它的名与实（形）才相符合。如"表"，外之称，但具体是什么东西的外部，在什么地方，则无形可见，是不可知的，只有在具体的语言环境中，才能知道指的是什么地方。事物是无限多的，所以对事物的内外、表里的分类也是无限的。阴阳可以为无数的事物分类，而事物是无穷无尽的，因而可以"数之可十，离之可百，散之可千，推之可万"。如果单独说阴阳，则只有阴阳这个"名"，而没有与之相应的"形"或者"实"，也就是名不副实，更不可能有什么阴阳理论与学说。如果告诉了是为什么事物分类，则立即有了具体的内容，也就是名副其实。用阴阳为事物属性分类，深入到中医理论的各个方面。

《素问·金匮真言论》：夫言人之阴阳，则外为阳，内为阴。言人身之阴阳，则背为阳，腹为阴。言人身之脏腑中阴阳，则脏者为阴，腑者为阳。肝、心、脾、肺、肾五脏皆为阴，胆、胃、大肠、小肠、膀胱、三焦六腑皆为阳。

如果将人的身体分阴阳，那么阴阳就有具体的意义，即肌表为阳，内里为阴；如果将人身体的前后分阴阳，那么阴阳的意义也具体了，就是背为阳，腹为阴；如果将脏腑分阴阳，就是脏为阴，腑为阳。由于阴阳是对事物属性的二分法，因而阴阳中还可以分阴阳，理论上是大到无外，小到无内。比如昼夜阴阳，昼为阳夜为阴，但"阴中有阴，阳中有阳。平旦至日中，天之阳，阳中之阳也；日中至黄昏，天之阳，阳中之阴也；合夜至鸡鸣，天之阴，阴中之阴也；鸡鸣至平旦，天之阴，阴中之阳也"。所以说，阴阳这一类为事物属性分类的词，在没有指明为什么事物分类的情况下，只是有"阴阳"其名，而没有"阴阳"之实，即所谓"有名而无形（实）"，更不可能有什么阴阳理论与学说。明代张介宾在《景岳全书·传忠录》中指出："凡诊病施治，必须先审阴阳，乃为医道之纲领。阴阳无谬，治焉有差？医道虽繁，而可以一言蔽之者，曰阴阳而已。故证有阴阳，脉有阴阳，药有阴阳。以证而言，则表为阳，里为阴；热为阳，寒为阴；上为阳，下为阴；气为阳，血为阴；动为阳，静为阴；多言者为阳，无声者为阴；喜明者为阳，欲暗者为阴。阳微者不能呼，阴微者不能吸；阳病者不能俯，阴病者不能仰。

以脉而言，则浮大滑数之类，皆阳也；沉微细涩之类，皆阴也。以药而言，则升散者为阳，敛降者为阴；辛热者为阳，苦寒者为阴；行气分者为阳，行血分者为阴；性动而走者为阳，性静而守者为阴。此皆医中之大法。"天与地、五脏与六腑、气与血等等属性相反的，都可以用阴阳来分类，所以张介宾指出"医道虽繁，而可以一言蔽之者，曰阴阳而已"，他旨在说明，中医理论的核心，都可以用阴阳分类并揭示。

我们阅读中医经典著作，对于阴阳、表里、上下这一类分类词语，需要把分类的词放在特定的语言环境中确定其意义，不能用阴暗、寒冷、雌性或者明亮、燥热之类的分类意义去解释中医经典中的"阴阳"，更没有特别高深的所谓阴阳学说。比如，《灵枢·营卫生会》曰："卫气行于阴二十五度，行于阳亦二十五度，分为昼夜，故气至阳而起，至阴而止。"杨上善注："以下言卫气之行也。度，周也。阴者，五脏也。阳者，三阳脉也……气，卫气也。阳，日阳也。阴，夜阴也。"人的卫气在白天与晚上运行的区域不同，杨上善明确指出"卫气行于阴"是行于五脏，"行于阳"指卫气行于三阳经；后面一句"气至阳而起"是指人的卫气到了天亮就活跃，到了夜晚就相对静止。阴、阳在句中分别指五脏，三阳经；白天、晚上。所以，中医经典著作中的阴、阳具体表示什么意思，只能根据上下文义来确定。

二、三阴三阳：从寒热的多少到功能的强弱

阴阳是为事物属性分类的词，对事物分类的层级越多，则表示对事物的属性与特点认识得越深入。就春夏秋冬四时来说，古人最初根据春夏与秋冬天气寒热的不同，分春夏热升浮为阳，秋冬寒沉降为阴。因为春与夏的阳热程度，秋与冬的阴寒程度并不相同，所以根据四时气温变化的程度对春夏阳与秋冬阴再按阴阳来分类。分类的方法是根据四时气候寒热的程度，用少、太分阴阳。从春夏阳热的程度看，春温夏热；秋冬阴寒的程度上看，秋凉冬寒，所以《素问·至真要大论》曰："故阳之动，始于温，盛于暑；阴之动，始于清，盛于寒。"四时的阳气升从温开始，盛于暑，则春天之温为少阳，少读"shǎo"，即阳热不多；夏天为太阳，即阳热极盛。秋冬阴气降从秋天的清凉开始，盛于寒，则秋天之清凉为少阴，即阴寒不多；冬天的寒为太阴，即阴寒极盛。东汉董仲舒《春秋繁露·官制象天》曰："天地之理，分一岁之变为四时，四时亦天之四选已，是故春者，少阳之选也，夏者，太阳之选也，秋者，少阴之选也，冬者，太阴之选也，四选之中，各有孟仲季。"自然界有四时，每一时或一季有三个月，分别用孟、仲、季来纪，十二个月相接续终一岁。而一年气候的变化，分为春夏秋冬四时，春天是少阳，夏天是太阳，秋天是少阴，冬天是太阴。

中医理论在发展完善的过程中，大量吸收了当时哲学、天文、历法、数术等学科的知识与术语，并赋予了新的内涵，用来阐述人的生理、病因、病机并据此指导临床实践。中医理论引入了四时气候寒热不同的少、太阴阳之后，增加了厥阴、阳明两个概念，根据天人相应的思想，将三阴三阳纪六气与人的脏腑结合起来，创造出揭示脏腑功能强弱的三阴三阳新概念，这样，三阴三阳由对四时气候寒热阴阳的分类，演变为中医理论中对脏腑功能强弱的分类与揭示。

《素问·至真要大论》以君臣问答的方式，回答了中医理论为什么把四时的少、太阴阳扩展为三阴三阳，曰："帝曰：愿闻阴阳之三也，何谓？岐伯曰：气有多少，异用也。"黄帝问，把二分的少、太阴阳分而为三，是根据什么呢？岐伯说：是根据气的多少不同，功用的不同。春夏秋冬四时之气明显不等，突出的表现是寒热不同，也就是所谓"阴阳之气，各有多少"。春夏为阳，春暖、夏热；秋冬为阴，秋凉、冬寒。但是在冬寒春暖之间，华夏民族所居的长江、黄河流域的气候特点，并不是由严寒直接转为春暖，秋冬也不是由夏天的酷暑直接转为秋凉，除了纯阳的夏天与纯阴的冬天，春秋都是阴阳转换的季节。春天阳热逐渐上升，而从阴的角度看就是阴寒逐渐衰竭；秋天阳热逐渐衰竭，而阴寒逐渐增强。原来的少阳、太阳、少阴、太阴四个概念不能准确地揭示四时气候的演变规律，于是演变出厥阴、阳明两个概念，形成了三阴与三阳。阳明与太阴为纯阳与纯阴，太阳与厥阴则用以表示春天的阳热逐渐增强与阴寒的逐渐衰竭，或者说厥阴与太阳都处于半热半寒的半表半里状态；少阴与少阳则用来揭示秋天的阴寒逐渐增强与阳热的逐渐衰减，或者说少阴、少阳处于半热半寒的半表半里状态。更为重要的是，中医理论引入三阴三阳的概念之后，虽然还有部分春夏秋冬，少、太阴阳的寒热内容，但是主要用来揭示脏腑功能的强弱，特别是配合手足之后。由于《黄帝内经》是中医理论的论文集，现存《素问》《灵枢》的 162 篇文章并不是同一个人、同一时期写成，有的内容逐渐完善的痕迹很明显，我们从《素问·脉解》到《素问》的七篇大论可以看出其逐渐完善的轨迹。

中医理论给三阴三阳赋予了全新的内涵，把三阴三阳六气与人的脏腑结合起来，从而构成天地人，天人相应的五运六气理论体系。过渡阶段体现在《素问·脉解》中。

（一）正月寅：太（大）阳

《素问·脉解》曰："太阳所谓肿腰脽痛者，正月太阳寅，寅太阳也。"正月叫"太阳"，用地支纪月为寅。十一月冬至一阳生，十二月二阳生，正月三阳生，三阳开泰，立春节至，春天来临。《黄帝内经太素·经脉病解》作"正月大阳寅"。"大阳"后来多写作太阳。太，即"大"。古文中大、太通用。三国曹魏时期张揖《广雅·释诂一》曰："太，大也。"清代学者段玉裁《说文解字·水部》曰："后世凡言大而以为形容未尽则作太。"段玉裁的意思是，在早期，大小之大与极、狠之义都写作"大"，后来为了准确记录语言，就把"大"的极、狠意义另造了"太"来书写，但是在相当长的过渡时期，大、太通用，在具体的语言环境中，"大"是表示大小的意义还是极、狠之义，需要根据具体的语言环境去判定。在出土的古医书中，后代太阳、太阴多写作大阳、大阴，如《马王堆汉墓帛书·阴阳十一脉灸经甲本》中的"大阴脉"即太阴脉。古人以十二地支纪月，正月为寅，二月为卯，这一时期天气阳热之气的多少用"大阳"或者"太阳"来形容，说明这一时期的"阳"像每天早上日出的太阳虽然比较大了，但是不像六月天的太阳或者每天中午的太阳那样炽烈烤人。三阴三阳与人体经络结合，"太阳"包括手太阳与足太阳经。膀胱足太阳与肾足少阴相表里，小肠手太阳与心手少阴相表里。心火在上，肾水在下，手足相接。腰椎、耳鸣、聋等都是太阳经疾病。《灵枢·经脉》曰：小肠手太阳之脉，"是动则病嗌痛颔肿，不可以顾，肩似拔，臑似折。是主液所生病者，耳聋目黄颊肿，颈颔肩臑肘臂外后廉痛"。太阳用来说明膀胱足太阳、心小肠手太阳生阳的功能如早上的太阳，虽然比较大了，但是还不够强。

（二）三月辰：厥阴

《素问·脉解》曰："厥阴所谓癫疝，妇人少腹肿者，厥阴者辰也。"辰为三月，阳升则阴降，所以三月四月阴寒衰竭为厥阴。这里厥阴表示气候的特点已经居于次要地位，主要用于揭示手足厥阴的功能，手厥阴心包络，足厥阴肝，它们都处于半表半里阴阳之间。癫疝、少腹肿都是肝足厥阴经之病；居于半表半里则易病寒热往来，阴阳相搏则嗌干。

（三）五月午：阳明

《素问·脉解》曰："阳明所谓洒洒振寒者，阳明者午也，五月盛阳之阴也。"杨上善注："阳明，三阳之长也。午为五月，阳之盛。在于广明，故曰阳明。"太阳、阳明，两阳合明为阳明，其月为五月午、六月未，是一年中最酷热的季节，为纯阳，或者阳中之阳。但是，这里的阳明重点在于揭示脏腑的功能。五脏六腑皆禀气于胃，胃生阳的功能最强，如五月、六月的天气，用三阴三阳表示叫阳明。在手是大肠手阳明，在足是胃足阳明，其生阳的功能在六腑中最强。洒洒振寒、恶人与火、闻木音则惕然而惊、独闭户塞牖而处、登高而歌、弃衣而走等都是阳明经之症。

（四）七月申：少阴

《素问·脉解》曰："少阴所谓腰痛者，少阴者，肾也，七月万物阳气皆伤，故腰痛也。"杨上善注："七月秋气始至，故曰少阴。"七月申，秋凉之气已经开始，但是由于刚从盛夏转变而来，阴寒之气还不严重，所以把七月八月叫少阴。秋三月阳气逐渐衰竭，伴随而来的是阴寒之气逐渐增强。但是，在三阴三阳概念被中医理论引进之后，自然界的寒热已经不是重点了，而是脏腑的功能。在手为心手少阴经，在足为肾足少阴经，少阴用以揭示心、肾的功能。心、肾生阴的功能不及太阴肺与太阴脾，心藏脉、肾藏精，没有脾的生化、肺的推动则是无源之水，无本之木。目眈眈无所见、如人将捕之、恶闻食臭、面黑如地色等都是肾足少阴之经是动之病，与天气的寒热关系已经不大了。

（五）九月戌：少阳

秋天与春天是寒热阴阳的转换时期，阴寒逐渐增强则阳热逐渐减少，阳热衰减曰少阳。《素问·脉解》曰："少阳所谓心胁痛者，言少阳戌也，戌者心之所表也，九月阳气尽而阴气盛，故心胁痛也。"杨上善注："戌为九月，九月阳少，故曰少阳也。戌少阳脉散络心包，故为心之所表。"秋三月比夏三月阳明的阳热之气少，所以把九月十月叫少阳。合于人的脏腑，在手为三焦手少阳经，在足为胆足少阳经。胸胁支满疼痛，是心包手厥阴脉的是动病。

（六）十一月子：太阴

《素问·脉解》曰："太阴者子也，十一月万物气皆藏于中"。十一月子、十二月丑，就自然界寒热阴阳来说，阴寒之气最隆盛，太阴就是极阴极寒。五月六月阳明为纯阳，十一月十二月太阴为纯阴。在手为肺手太阴经，在足为脾足太阴经。阳明胃生阳的功能最强，太阴脾生阴的功能最强。病胀、食则呕、得后与气则快然而衰，是脾足太阴脉的是动病。

从上面的分析可以看出，在中国传统思想文化中，少阳指春天刚从冬天阴寒过来，阳热之气还不多，到了五月六月，阳热达到极盛，叫太阳，太是极、狠之义。相应的，秋天从夏天过来阴寒不盛曰少阴，十一月十二月阴寒隆盛叫太阴。中医理论在少阳、太阳、少阴、太阴的基础上，一是增加了阳明与厥阴，扩展为三阴三阳。把春天的阳热还不盛叫太阳，在早期也写作大阳，而与之相对的是阴寒之气逐渐衰竭叫厥阴，揭示了春天寒热阴阳此消彼长的转换过程。把夏天酷热的纯阳之际叫阳明。秋天阴寒不盛叫少阴，与少阴的阴寒逐渐增强相反，阳热逐渐衰竭叫少阳，突出了秋天阳衰阴长的转换过程。十一月十二月是一年中阴寒最盛的季节叫太阴。二是把三阴三阳与十二月对应的脏腑结合起来，比如正月寅（二月卯）太（大）阳、三月辰（四月巳）厥阴、五月午（六月未）阳明、七月申（八月酉）少阴、九月戌（十月亥）少阳、十一月子（十二月丑）太阴。到了《素问》七篇大论则完成了最后的演变，三阴三阳主要用于揭示脏腑功能的强弱及脏腑之气在人体的走向，从而形成了六气－三阳经－六腑，五行－三阴经－五脏这样的脏腑表里与天地相合的五运六气理论体系。自然气候寒热变化的少太阴阳到中医理论的三阴三阳转变，通过图表可以清晰地看出期间的变化过程（图1－1）。

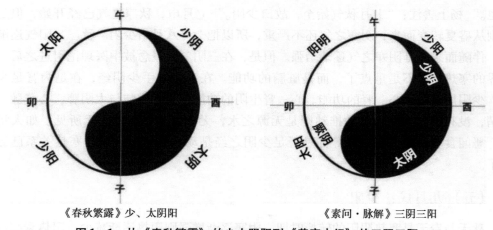

《春秋繁露》少、太阴阳　　　　　　　　《素问·脉解》三阴三阳

图1－1　从《春秋繁露》的少太阴阳到《黄帝内经》的三阴三阳

三、三阴三阳纪六气

学习、研究中医经典著作要有时间观念，《黄帝内经》不是一个人在一个时期写成

的，它的理论体系总结和吸收了不同历史时期的理论与经验而逐渐完善成熟。中医理论引进揭示春夏秋冬四时寒热程度的少阳、太阳、少阴、太阴，并进一步扩展为三阴三阳，并以此揭示脏腑的功能与病因、病位，概括来说经历了三个阶段：一是四时气候的少太阴阳；二是《素问·脉解》中对应十二月的三阴三阳；三是《素问·至真要大论》中把三阴三阳与六气相合，六气生五行，五行合五脏，从而把人的五脏六腑与天地之气完全结合起来，形成天地人一体，天人相应的五运六气理论体系。

《素问·至真要大论》：厥阴司天，其化以风；少阴司天，其化以热；太阴司天，其化以湿；少阳司天，其化以火；阳明司天，其化以燥；太阳司天，其化以寒。以所临脏位，命其病者也。

三阴三阳与六气结合起来，完全摒弃了对自然界四时气候寒热的分类。中医理论引进揭示四时气候寒热变化的少太阴阳并扩展为三阴三阳，用三阴三阳揭示脏腑的功能。把三阴三阳与六气结合起来，用来揭示六气与特定脏腑之间的特殊关系，也就是说，六气异常会造成灾病，影响特定的脏器，这样，三阴三阳就是病位的概念，比如太阳病，主要是太阳寒水侵犯手足太阳经所在区域而产生的系列症状与脉象，所谓"辨太阳病脉证"。外邪犯肌表不及时治疗则入腑，甚者入脏。医家从气所临的脏位，可以推知病因，所谓"以所临脏位，命其病"。

1. 厥阴化风　首先，厥阴提示肝足厥阴的功能强弱及其气所发的路径。其次，提示厥阴如正月寅、二月卯的气候特点及功能。就自然气候来说，这一时期从冬天阴寒隆盛过来，阴寒之气逐渐减少，阳热之气逐渐增强，或者说处于半表半里阶段，其气候特征是温，功能是生。厥，逆转，厥阴是阴寒逐渐逆转，阳热逐渐增强的季节，所以厥阴的另一面是少阳，属于纯阴的冬季与纯阳的夏季之间过渡时期，从阴阳表里的角度看，是半表半里。这时期的气候特征是风。风是六气的总称，其本义是指空气的流动，古人习惯上把温风简称为风，我们这里沿用旧说。四时气候的变化，由春天的温风开始，依次是风、热、暑、湿、燥、寒，周而复始，《伤寒论·伤寒例》曰："春气温和，夏气暑热，秋气清凉，冬气冰冽，此则四时正气之序也。"厥阴大致对应的是立春、雨水、惊蛰、春分六十日，天气不再是冰凝雪飘的寒风而是和暖的春风，在春雨的滋润下，万物开始复苏曰惊蛰，春风拂动，草木葱茏。正月二月的气候特征是厥阴风，风与木同气相求，风气太过与不及造成地木有虚实之变，在人体为肝胆有病，曰厥阴病。

2. 少阴化热　少阴揭示心手少阴功能的强弱及其气所发的路径；同时，提示少阴如春末夏初的三月辰、四月巳，阴已经不多了，气候特点是热，功能是长。春末夏初之际天气进一步暖和，阴寒之气进一步减少甚至衰竭，后面是纯阳的夏天。二十四节气是清明、谷雨、立夏、小满四个节气六十日，已经由乍暖还寒的初春，过渡到春风和煦，不热不冷，万物茂长的初夏时节，古人叫"少阴司天，其化以热。"通过揭示少阴与热的特殊关系，指出作为外邪的热风犯人有同气相求的特点，其病位主要在少阴，邪在少阴曰少阴病。

3. 太阴化湿　太阴揭示脾足太阴的功能强弱及其气所发的路径；同时，还揭示其功能如四时的七月申、八月酉，气候特征是湿，功能是化，生阴的功能最强，万物在湿热的气候滋润下，快速生长成熟，以备秋冬的收藏。二十四节气是立秋、处暑、白露、秋分四个节气六十日。通过揭示太阴与湿的特殊关系，指出湿邪犯人其病位主要在太阴，曰太阴病。

4. 少阳化火　少阳揭示三焦手少阳的功能强弱及其气所发的路径；同时，提示其功能如自然界五月午、六月未的暑气，功能是长。节气是芒种、夏至、小暑、大暑六十余日，是四时之中暑热最盛的季节。通过揭示少阳与暑气的特殊关系，指出暑邪犯人其病位主要在少阳，曰少阳病。

5. 阳明化燥　阳明揭示大肠手阳明的功能强弱及其气所发的路径；同时，提示阳明生阳的功能最强。胃足阳明生气血营卫，为五脏六腑之海，手阳明经次之。大肠手阳明对应四时的九月戌、十月亥，节气为寒露、霜降、立冬、小雪四个节气六十日，气候特点是寒气逐渐到来，天气清凉，万物肃杀，功能是收。通过揭示阳明与燥的特殊关系，指出燥邪犯人其主要病位在阳明，燥邪之病为阳明病。

6. 太阳化寒　太阳揭示膀胱足太阳的功能强弱及其气所发的路径，同时还揭示了其生阳的功能，如冬月的阳气，阳热衰微，阴寒隆盛。膀胱足太阳对应四时的十一月子、十二月丑，节气是大雪、冬至、小寒、大寒四个节气六十日。气候特征是寒，功能是藏。通过揭示太阳与寒的特殊关系，指出寒邪犯人其主要病位在太阳，寒邪之病为太阳病。

这样，一年中最显著的六个气候特征就与三阴三阳五脏六腑相合了，具体的是厥阴风（温）气、少阴热气、太阴湿气、少阳暑气、阳明燥气、太阳寒气，三阴三阳与六气结合并进一步与脏腑相合，不仅揭示了脏腑功能及其气运行的路径，同时也揭示了病因。

第三节　三阴三阳与脏腑

一、三阴三阳合脏腑

《素问·六节藏象论》：帝曰：善。余闻气合而有形，因变以正名。天地之运，阴阳之化，其于万物，孰少孰多，可得闻乎。岐伯曰：悉哉问也，天至广不可度，地至大不可量，大神灵问，请陈其方。草生五色，五色之变，不可胜视；草生五味，五味之美，不可胜极。嗜欲不同，各有所通。天食人以五气，地食人以五味。五气入鼻，藏于心肺，上使五色修明，音声能彰。五味入口，藏于肠胃，味有所藏，以养五气，气和而生，津液相成，神乃自生。

六气与三阴三阳合，旨在揭示脏腑的功能、脏腑所发之气的走向，以及六气与脏腑的特定关系。人生天地之间，六腑在表上应天之六气，五脏在里外合五行，人的生命通于天地。天阳在上，地阴在下，人在其中，人以天地之气生，靠顺应四时的规律而成长，人与万物的生命都与天地之气相应。

万物皆有形，需要阴阳之气相合才能成形；万物皆有其名称，是因为气变而形体长成，需要分别给予命名才能区别事物。万事万物都是由天之六气、地之五行所化而产生，但是，万物禀天地阴阳之气有多少的差异，阴阳和气生化不息，气的多少，能详尽地了解吗？岐伯说：天域广远不可测度，地域广阔不可丈量，关于天地阴阳变幻莫测的问题，请允许我陈述它的大略。青黄赤白黑，是五色之正，然而色有浅深间杂的不同，故五色之变不可胜视。酸辛甘苦咸，是五味之正，然而味有厚薄优劣之殊，故五味之美不可胜极。人的嗜欲不同，色味各有所通。气为阳，主天，故天养人以五气；味为阴，主地，故地养人以五味。五气入鼻，由喉而藏于心肺，以达五脏。心主血，荣华于面，心气充盈则五色修明；肺主气，发于声，肺气充盈则声音彰著。五味入口，由咽而藏于肠胃，胃藏五味以养五脏之气，化生津液以成精。精气充盈而神自生，人生之道，都在这里啊。

根据天人相应的思想，确定了人的生气通于天地之后，需要进一步确定五脏六腑与天地何气相通。

《素问·四气调神大论》：逆春气，则少阳不生，肝气内变。逆夏气，则太阳不长，心气内洞。逆秋气，则太阴不收，肺气焦满。逆冬气，则少阴不藏，肾气独沉。

在天为风，在地为木，风生木，胆足少阳上应六气风，肝足厥阴外合五行木，违逆春风生之气，则少阳之令不能生发，肝气被郁，内变而为病；在天为热，在地为火，热生火，小肠手太阳上应天气热，心手少阴外合五行火。违逆夏热长之气，则太阳不行其热令，而心虚内洞。在天为燥，在地为金，燥生金，大肠手阳明上应天气燥，肺手太阴外合五行金，违逆秋燥收敛之气，则太阴之令不收，肺气胀满；在天为寒，在地为水，寒生水，膀胱足太阳上应天气寒，肾足少阴外合五行水，违逆冬寒匿藏之气，则少阴沉藏之令不行，肾气独沉，膝胕沉重。这里肝、心、肺、肾与春、夏、秋、冬四时结合起来，到了《素问·脏气法时论》，四时增加了长夏，从而完成了春、夏、长夏、秋、冬与五脏六腑的完全相合。

《素问·脏气法时论》：肝主春，足厥阴、少阳主治……心主夏，手少阴、太阳主治……脾主长夏，足太阴、阳明主治……肺主秋，手太阴、阳明主治……肾主冬，足少阴、太阳主治。

肝主春，肝的生理与病理，用东方的春木来比象。肝足厥阴为里，法于地木，胆足少阳为表，通于春天的风气，所以说肝足厥阴、胆足少阳主治。心主夏，心的生理与病理，用南方的夏火来比象。心手少阴为里，法于地火，小肠手太阳为表，通于夏天的热气，故心手少阴、小肠手太阳主治。脾主长夏，脾的生理与病理，用西南方的长夏土来比象。脾足太阴为里，法于地土，胃足阳明为表，通于长夏的湿气，所以说脾足太阴、胃足阳明主治。肺主秋，肺的生理与病理，用西方的秋金来比象。肺手太阴为里，法于地金，大肠手阳明为表，通于秋天的燥气，所以说肺手太阴、大肠手阳明主治。肾主冬，肾的生理与病理，用北方的冬水来比象。肾足少阴为里，法于地水，膀胱足太阳为表，通于冬天的寒气，所以说肾足少阴、膀胱足太阳主治。天地之气以同气相求的原则下临地气，人的五脏六腑三阴三阳与天地之气相应，用六气揭示病因，三阴三阳揭示病位，五运六气的理论构架就形成了（表1-1）。

表1-1 五脏六腑与天地之气

	年											
	春						秋					
四时	春			夏			秋			冬		
四象	东方青龙			南方朱雀			西方白虎			北方玄武		
序数纪月	正月	二月	三月	四月	五月	六月	七月	八月	九月	十月	十一月	十二月
十二地支	寅	卯	辰	巳	午	未	申	酉	戌	亥	子	丑
十天干	艮	甲	乙	巽	丙	丁	坤	庚	辛	乾	壬	癸
二十八宿	箕尾	心房氐	亢角	轸翼	张星柳	鬼井	参觜	毕昴胃	娄奎	壁、室	危虚女	牛斗
六气六腑	胆足少阳－温		小肠手太阳－热		三焦手少阳－暑		胃足阳明－湿		大肠手阳明－燥		膀胱足太阳－寒	
五行五脏	肝足厥阴－木		心手少阴－君火		心包手厥阴－相火		脾足太阴－土		肺手太阴－金		肾足少阴－水	
二十四节气	立春雨水	惊蛰春分	清明谷雨	立夏小满	芒种夏至	小暑大暑	立秋处暑	白露秋分	寒露霜降	立冬小雪	大雪冬至	小寒大寒
四季纪月	孟春	仲春	季春	孟夏	仲夏	季夏	孟秋	仲秋	季秋	孟冬	仲冬	季冬

二、三阴三阳与脏腑的分合

(一) 阴阳离合

阴阳离合最初论述的是春夏阳与秋冬阴的分合，在中医理论中主要是论述五脏三阴经与六腑三阳经的分合。离合的概念，源自四时寒热之气的转变。在古人看来，最大的阴阳是天地阴阳，天为阳，但是四时之气并不相同，春暖夏热，秋凉冬寒。分类是为了进一步揭示事物的特点，用一个阳字来为天气分类不免笼统而不深入，所以古人最早用春秋阴阳来分类，后来又细分为春少阳、夏太阳、秋少阴、冬太阴二阴二阳。中医理论在二十四节气的启发下，对影响疾病的外因天气用三阴三阳分类，分别是厥阴风、少阴热、太阴湿、少阳暑、阳明燥、太阳寒。二十四节气对一年中四时气候的变化分得非常细致科学，立春、立夏、立秋、立冬标志四时气候的确立，春分、秋分是冬阴与夏阳的分离点。《伤寒论·伤寒例》曰："斯则冬夏二至，阴阳合也；春秋二分，阴阳离也。"成无己注："阳生于子，阴生于午，是阴阳相接，故曰合。阳退于酉，阴退于卯，是阴阳相背，故曰离。"秋冬的阴寒之气至春分而衰竭，故春三月为厥阴，所谓阴退于二月卯；春夏的阳热之气到秋分而衰减，故秋三月为少阳，所谓阳退于八月酉，春分、秋分是阴阳分离之时。"合"与"离"相反，在二十四节气中主要体现在冬至和夏至两个节气。五月午夏至，是一年中天气最炽热的时期，但是盛极而衰，所以五月盛阳之下已经生了一分阴寒之气，六月生了二分阴寒之气，七月生了三分阴寒之气，七月以后的秋天叫少阴。阳热中生阴寒，是阳热与阴寒的转换时期，所以夏至是阳热与阴寒合，古人叫"阴生于午"；阴历十一月子是一年中最寒的时期，但是盛寒之下生一分阳热，十二月丑生二分阳热，正月寅生三分阳热。其后则为阳，所以冬至是阴与阳合，古人叫"阳生于子"。用三阴三阳来表示寒热阴阳离合的话，春分厥阴是阴与阳分离的阶段；秋分少阳是阳与阴分离的阶段；夏至阳明是阳与阴合的阶段；冬至太阴是阴与阳合的阶段。

（二）脏腑、三阴三阳的离合

中医理论把人放在天、地、人大环境中，以天人相应、天人合一为理论基础，用天地之理来阐述人的生理、病理。三阴三阳与六气相合，用以揭示六气与人的关系，六气能生物也能害物；天六气与人的六腑合，用以揭示病邪所犯的病位，而六腑与五脏相表里，这就是六气的标、本与中见。六气犯人为致病之本，所犯的六腑三阳经为标，而与六腑相表里的五脏为中见。《素问·太阴阳明论》曰："故犯贼风虚邪者，阳受之；食饮不节，起居不时者，阴受之。阳受之则入六腑，阴受之则入五脏。入六腑则身热不时卧，上为喘呼。食饮不节，起居不时者，阴受之；阴受之则入五脏；入五脏则膜满闭塞，下为飧泄，久为肠澼。"六气乖戾则为邪，六邪犯人先犯人体肌表所在的三阳经区域；邪入三阳，气门闭则身热，阳盛不得眠，呼吸喘粗，不及时治疗的话就会迁延入六腑，甚至入五脏。人以五味长养五脏四肢百骸，但是五味太过，七情忧伤，阴阳男女失宜则伤三阴。五味七情为致病之本，三阴经属五脏为病之标，与五脏相表里的六腑则为中见。饮食五味、七情忧伤为阴邪，阴邪犯人先犯三阴经。三阴脉受邪迁延不治入五脏，甚者入六腑。所以邪入五脏三阴经则阴寒内盛，不和于阳，病胀满闭塞，在下为大便泄泻，病久则产生痢疾。

《灵枢·百病始生》曰："气有定舍，因处为名。"六气、五行犯人都有特定的部位，比如风多犯肝胆，热多犯心小肠，湿多犯脾胃，这是气有定舍。为疾病命名的原则是，以所犯的部位命名，比如寒气犯太阳经，叫太阳病。太阳之上，寒气主之，而太阳寒下临的脏位是北方的水，合于人则是肾与膀胱，所以寒邪犯膀胱足太阳，足太阳与手太阳为兄弟，邪犯太阳产生的病症命名为太阳病。太阳既是病位，主要在太阳经所在的背部，如"太阳中风""太阳伤寒"；又是病因，其邪为冬、春的寒风。

六气生五行，人与天地相应，六腑气走三阳经在表上应天气，五脏气走三阴经在里外应五行，这样人体的五脏六腑就与三阴三阳、六气、五行结合起来了，结合的原则是什么？

《黄帝内经太素·阴阳合》：帝曰：愿闻三阴三阳之离合也。岐伯曰：圣人南面而立，前曰广明，后曰太冲，太冲之地，名曰少阴，少阴之上，名曰太阳，太阳根起于至阴，结于命门，名曰阴中之阳。中身而上，名曰广明，广明之下，名曰太阴，太阴之前，名曰阳明，阳明根起于厉兑，结于颡大，名曰阴中之阳。厥阴之表，名曰少阳，少阳根起于窍阴，结于窗笼，名曰阴中之少阳。是故三阳之离合也，太阳为关，阳明为阖，少阳为枢。三经者，不得相失，搏而勿传，命曰一阳。

帝曰：愿闻三阴。岐伯曰：外者为阳，内者为阴，然则中为阴，其冲在下者，名曰太阴，太阴根起于隐白，结于太仓，名曰阴中之阴。太阴之后，名曰少阴。少阴根起于涌泉，结于廉泉，名曰少阴。少阴之前，名曰厥阴，厥阴根起于大敦，结于玉英，阴之绝阳，名曰阴之绝阴。是故三阴之离合也，太阴为关，厥阴为阖，少阴为枢。三经者不得相失也。搏而勿沉，名曰一阴。阴阳钟钟也，传为一周，气里形表而为相成也。

以圣人面南而坐为出发点，观察人体五脏六腑的阴阳属性。圣人面向南方站立，人胸前最明亮之处叫广明，后方背部是太冲脉，太冲部位的经脉是少阴，在少阴经的上、表部位是行于人体背部的太阳经，太阳经根起于至阴穴，上行聚于目之睛明穴，络肾属膀胱，叫膀胱足太阳之脉，为阴中之阳。广明即阳明，阳明起于足趾厉兑穴上行，结于额部的头维穴，下膈属胃络脾，叫胃足阳明之脉，为阴中之阳。厥阴的上、表也就是人体的两侧是少阳，少阳根起于足窍阴穴，上行聚于耳之窗笼穴，其脉络肝属胆，叫胆足少阳之脉，为阴中之少阳。把三阴三阳分别与五脏六腑相合之后，古人又用门的三个部位来阐释脏腑的生理功能，就有了关、阖、枢之说。膀胱为州都之官，主藏津液。膀胱足太阳脉在表，内合肾足少阴，主津液与毛孔，从四时阴阳气的转换来说，太阳为春天阳气的开始，如门的关键，也就是门栓，所谓"太阳为关"；胃主纳水谷，为五脏六腑之大源。胃足阳明脉与脾足太阴脉相合，主水谷津液的生成与输布，从四时之气来看，阳明五月最为阳热，为纯阳之时，胃生阳气的功能如五月六月的天气，为人提供温热与活力，其功能如门的门面，所谓"阳明为阖"；胆足少阳脉与肝足厥阴脉相合，主筋，像网络那样维系人体的骨骼，从四时之气的转换来说，少阳是秋天阳气衰竭，冬寒阴气亢盛的转折点，其后是纯阴的冬季，用门的门栓、门面、转轴来比喻的话，其功能就像门的转轴，所谓"少阳为枢"。太阳、阳明、少阳三阳经在外各守其职，不能丧失其功能。六腑之气发三阳经，聚于肌表而不浮越外泄，共同发挥阳气卫外固护的功能。

关于三阴经的分合情况：外为阳内为阴，在里的经脉称为阴经，冲脉之上是太阴，太阴根起于足大趾之端的隐白穴，聚于太仓穴，上至舌根，其脉属脾络胃，叫脾足太阴之脉，为阴中之阴。太阴的后面是少阴，少阴根起于足部的涌泉穴，上行聚于舌根部的廉泉穴，其脉贯脊属肾络膀胱，名曰肾足少阴之脉，为阴中之少阴。少阴的前侧叫厥阴，厥阴根起于足部的大敦穴，上行聚于玉英穴，其脉夹胃属肝络胆，名曰肝足厥阴之脉。少阴、太阴两阴交尽，其后阴气逆转叫厥阴。三阴的功能还用门的门栓、门面、门轴来比喻的话，脾胃为仓廪之官，主腐熟水谷，化生津液，所以脾足太阴脉主水谷之气，输纳于中而不失；从四时之气来看，土居中央灌溉四旁，化津液而养四肢百骸，是人身营养与功能的生化之源，如门之栓，所谓"太阴为关"。肝为将军之官，主藏血，魂之舍，肝足厥阴脉主守神气出入，贮藏血液而长养身体，如春天生长万物，其功能如大门的门扇，所谓"厥阴为阖"。肾与膀胱相表里，肾足少阴脉主行津液，从四时之气的转换来看，太阳为冬春之间的过渡时期，其功能如门的转轴，所谓"少阴为枢"。太阴、厥阴、少阴三阴经各守其职，不能丧失其功能。五脏之气发三阴经，气聚于里而不偏沉，共同发挥阴成形的功能。阴气出五脏行脉内，其功能是营。营气运行于经络之内，如河渠之水那样滋养五脏六腑、四肢百骸以长成人的一身，这就是所谓五脏之气在里、在内营形。六腑阳卫之气在脉外，行于人的四肢肌肤护卫于外，就是所谓六腑之气在表、在外温煦固护。营血阴气，六腑阳气二者相辅相成，共营一身。

五脏之气走三阴经出营血阴气，六腑之气走三阳经出卫阳之气。手三阴经从胸走手合手三阳经：胃纳水谷化津液，津液之清者入中焦，中焦如沤，泌津液为营血入手太阴肺经，肺手太阴外出在手合大肠手阳明，这是肺与大肠表里合；心手少阴从胸走手，在手与小肠手太阳合，从手上头，这是心与小肠表里相合；心包手厥阴外出在手与三焦手少阳合，这是心包与三焦表里相合。手三阳经上头与足三阳经合：膀胱足太阳在头合小肠手太阳后下足与肾足少阴合，由足入胸腹，这是膀胱与肾表里相合；胃足阳明在头与大肠手阳明相合之后下足，在足与脾足太阴合，由足入胸腹，这是胃与脾表里相合；胆足少阳在头与三焦手少阳相合之后，下行至足，在足与肝足厥阴合，由足入胸腹，这是胆与肝表里相合。

足经从头至足，再由足入胸腹，经行人体的主要区域，经脉长，气血盛，故经典多以足经论述，但是言足经，实际上包含了手经。古人对脏腑表里、手足等关系还用家庭的人际关系来比况说明。脏腑表里关系，古人又称为兄妹，比如肝与胆，胆在外为阳为刚为兄，肝在内为阴为柔为妹。五脏之间的生克关系，古人把克者为夫，被克者为妻，把克制关系称为夫妻关系，由于有明显的封建社会的痕迹，今天已经不用这个概念，但是在阅读古代医家著作的时候还是需要知道。还有母子，司天之气的左间右间分别为母与子，生我者为母，母能令子虚，我生者为子，子能令母实。

《灵枢·本输》：肺合大肠，大肠者，传道之府。心合小肠，小肠者，受盛之府。肝合胆，胆者，中精之府。脾合胃，胃者，五谷之府。肾合膀胱，膀胱者，津液之府也。少阴属肾，肾上连肺，故将两脏。三焦者，中渎之府也，水道出焉，属膀胱，是孤之府也，是六腑之所与合者。

肺与大肠相合，大肠是传输糟粕的器官；心与小肠相合，小肠是受盛胃之浊物的器官；肝与胆相合，胆是居中受精汁的器官；脾与胃相合，胃是受纳腐熟水谷的器官；肾与膀胱相合，膀胱是贮藏津液的器官。手少阳三焦与膀胱共腑，肾又上连肺，所以说膀胱合肺、肾两脏；由于下焦包括膀胱，也可以说膀胱为津液之府，上合肾与心包两脏。这里说三焦是孤之府，没有与三焦相合的脏，其实，早期经脉只有11条，没有心包手厥阴经，三焦没有相合的脏，后来经络发展为12条，三焦与心包合（表1-2）。

表1-2 阴阳离合

六气	风	热	湿	暑	燥	寒
阴阳	厥阴	少阴	太阴	少阳	阳明	太阳
手经出	厥阴（心包）	少阴（心）出于中冲	太阴（肺）出于少商	少阳（三焦）出于关冲	阳明（大肠）出于商阳	太阳（小肠）出于少泽
足经起	厥阴（肝）根起于大敦	少阴（肾）根起于涌泉	太阴（脾）根起于隐白	少阳（胆）根起于窍阴	阳明（胃）根起于厉兑	太阳（膀胱）根起于至阴
结	结于玉英	结于廉泉	结于太仓	结于窗笼	结于颃大	结于命门
功能	阖	枢	关	枢	阖	关
数	一阴	二阴	三阴	一阳	二阳	三阳

（三）阴阳离合与《伤寒论》

中医理论引进三阴三阳之后，丰富了三阴三阳概念的内涵，主要用于揭示五脏六腑功能的强弱，以及脏腑气所发的路径。五脏三阴经通过别走与六腑相连络，六腑三阳经通过别走与五脏相连络，也就是说，通过五脏六腑三阴三阳经的离合，构成五脏六腑气血阴阳表里相沟通的体系，犹如天地之气升降沟通交流。五脏六腑的功能也就是气血的多少并不相同，这样用三阴三阳命名的时候先分手足经，手经的功能弱于足经，其气所发的经络长度也短于足经，而用有限的六个三阴三阳之名揭示五脏六腑十二个器官，习惯上采取气血更多的足经，也就是说，我们习惯上说的三阴三阳都是足经，即膀胱足太阳、胃足阳明、胆足少阳、脾足太阴、肾足少阴、肝足厥阴。张仲景《伤寒论》的六经辨证就是辨太阳病脉证并治、辨阳明病脉证并治、辨少阳病脉证并治、辨太阴病脉证并治、辨少阴病脉证并治、辨厥阴病脉证并治。张仲景的《伤寒论》是《黄帝内经》理论体系的临床实践，并没有什么超越当时理论指导的新的理论体系，后世多认为《伤寒论》主要是治疗足经，而没有涉及治疗手经的内容，实际上是对《伤寒论》的误解，是知其一而不知其二。手足相连，外邪犯人体，自然不会只犯足经而不犯与之相通的手经，古人言足知道手，言表知道里，不能知一而不知二。清代医家周学海在《读医随笔·手足经——读〈伤寒论〉杂记》中指出："三阴三阳者，阳经为阳，阴经为阴，此以外言之也；五脏为阴，六腑为阳，此以内言之也。在外者，又以寒伤营，在脉中者为阴；风伤卫，在脉外者为阳。在内者，六腑又以胃为阳，大肠为阴，膀胱为阳，小肠为阴，胆为更阴也；五脏又以肺为阳，心、脾为阴，肝、肾为至阴也。《内经》以脾为至阴。三阳亦有里证，三阴亦有表证。在表者，无论阴阳，多在足经见证，在里则手足俱有矣。阳明承气，攻大肠（手）非攻胃（足）也，岂有燥屎而在胃耶？太阳抵当，攻小肠（手）非攻膀胱（足）也；膀胱（足）果有蓄血，当如血淋，而小便不利矣，何得小便利而反大便黑耶？且其证兼见昏昧、谵妄如狂者，心证也；心与小肠（手）脉络相通，故气相通也。"阳明证有腹满，有燥结，腹部胀满在胃足阳明，燥结在大肠手阳明，不能说燥屎在胃部，手足为兄弟，古人说阳明胃，可以指其兄弟阳明大肠。《伤寒论·辨阳明病脉证并治法》曰："汗出谵语者，以有燥屎在胃中，此为风也，须下之，过经乃可下之。下之若早，语言必乱，以表虚里实故也。下之则愈，宜大承气汤。"汗出过多则伤津液，津液枯少不能润肠，大便燥结于大肠而不能顺利下行排出，宜用寒凉润燥之药下之，但是，风寒之邪犯三阳的时候，邪气没有入六腑则不能下太早，邪在表宜汗而不宜下，只有表阳虚，邪入里，大便燥结，表虚里实，胃虚热甚，津液枯竭，火热扰神，言语错乱，这时候才能用苦寒药下法祛除燥屎。胃是纳水谷的器官，张仲景承气汤下的燥屎，只能是大肠手阳明经的，而不是足经的。

三、三阴三阳与江河湖海

《灵枢·经水》：此人之所以参天地而应阴阳也，不可不察。足太阳外合于清水，内属膀胱，而通水道焉。足少阳外合于渭水，内属于胆。足阳明外合于海水，内属于胃。足太阴外合于湖水，内属于脾。足少阴外合于汝水，内属于肾。足厥阴外合于渑水，内属于肝。手太阳外合于淮水，内属于小肠，而水道出焉。手少阳外合于漯水，内属于三焦。手阳明外合于江水，内属于大肠。手太阴外合于河水，内属于肺。手少阴外合于济水，内属于心。手心主外合于漳水，内属于心包。凡此五脏六腑十二经水者，外有源泉而内有所禀，此皆内外相贯，如环无端，人经亦然。

三阴三阳源自二阴二阳的少太阴阳，本来是说明一年四季天气寒热阴阳的多少不等，中医理论引进之后，把少太阴阳扩展为三阴三阳，用来揭示五脏六腑功能的强弱，同时通过经络揭示其脏腑之气所发的路径，与六气结合起来，说明邪气来源与病邪所在的病位。五脏六腑功能的强弱除了用三阴三阳气之多少来比况之外，还用江河湖海的大小及容纳水的多少来比况。

中医理论阐释五脏六腑的功能，采用的是取类比象的方法，用中华大地上河流湖海的大小深浅，来比况说明五脏六腑十二经脉功能的强弱。江河湖海有大小浅深的不同，而人的五脏六腑功能有强弱之别，表现在气血上就是多血多气还是少血少气等情况。足太阳经外合清水，内属于六腑膀胱。足少阳经外合渭水，内属于六腑胆。足阳明经外合海水，内属于六腑胃。足太阴经外合湖水，内属于五脏脾。足少阴经外合汝水，内属于五脏肾。足厥阴经外合渑水，内属于五脏肝。手太阳经外合淮水，内属于六腑小肠，水液藉此而畅通。手少阳经外合漯水，内属于六腑三焦。手阳明经外合江水，内属于六腑大肠。手太阴经外合河水，内属于五脏肺。手少阴经外合济水，内属于五脏心。手厥阴经外合漳水，内属于心包络。以上五脏三阴脉、六腑三阳脉共十二经脉，合于自然界的十二水。十二水有源头、有注入，人体内的十二经脉也是如此。足三阴脉从足趾起，即外有源头；上行络腑属脏，就像水流入海，即内有所禀承。手三阴脉从胸走手，合于手三阳脉。手三阳脉从手而起，即外有源头；上行络脏属腑，即内有所禀承。手三阳脉上头合足三阳脉，足三阳脉从头下足，合于足三阴脉，外内相贯，如环无端。

不论是用四时阴阳之气不等的三阴三阳，还是以江河大小来比况，都是用来说明五脏六腑功能的强弱。

《黄帝内经太素·任脉》：夫人之常数，太阳常多血少气，少阳常多气少血，阳明常多血气，厥阴常多气少血，少阴常多血少气，太阴常多血气，此天之常数也。

人之所有者，血与气尔。五脏出营血阴气，营血行脉内，自三阴经由内而外；六腑发阳气，阳气主要行于三阳经之外的肌肤腠理，头面四末。其气血的多少，都有一定的规律。手足太阳常多血少气，手足少阳常多气少血，手足阳明常多血气，手足厥阴常多气少血，手足少阴常多血少气，手足太阴常多血多气，这是脏腑经络气血多少的基本特点（表1-3）。

表1-3 五脏六腑功能与江河湖海

阴阳	太阳	阳明	少阳	太阴	少阴	厥阴
手	小肠手太阳	大肠手阳明	三焦手少阳	肺手太阴	心手少阴	心包手厥阴
河流	淮水	江水	漯水	河水	济水	漳水
足	膀胱足太阳	胃足阳明	胆足少阳	脾足太阴	肾足少阴	肝足厥阴
河流	清水	海水	渭水	湖水	汝水	渑水
气血	多血少气	多血多气	多气少血	多血多气	多血少气	多气少血

第二章 五 行 ▷▷▷▷

第一节 木与肝

一、从将军之官到木脏

五脏的脏得名于"藏"，《说文解字·艸部》曰："藏，匿也。"人的五脏藏于胸腹之内而不可见，故曰脏。脏腑的腑早期写作"府"，府的本义是藏文书与财物的地方，《说文解字·广部》曰："府，文书藏也。"《玉篇·广部》曰："府，聚也，藏货也。"人的大肠、小肠、膀胱、胃、胆、三焦聚于人的腹腔之内谓之六腑。

五脏六腑是人体最重要的组织器官，中外医学都需要据此阐述人的生理、病理，并据此提出诊断治疗的原则。中国先民最早对肝功能的认识，因无信实的资料可考，已不得而知，但是从肝的得名可以窥知一二。肝为形声字，从肉（月）干声，从肉（月）只能说明肝与肌肉有关，肝所表示的具体意义需要从声音追溯。语言的本质是以音载义，文字只是记录语言的书写符号，肝从"干"得声，需要从"干"的早期意义追溯。在甲骨文中，"干"像有枝丫的羊角形棍棒，古人以狩猎为生，"干"是先民狩猎的武器，也是防御的盾牌，它的早期意义还保留在成语中如"大动干戈"。干、戈往往与战争有关，这样"干"逐渐衍生出捍卫、冒犯、发怒之类的意义。

古人在长期和疾病作斗争中逐渐发现，怒和人体的肝有关，人受外界的刺激出现应激反应，血液上冲，勃然大怒，有杀伐等暴力行为，所以中医理论认为肝藏血，其情志为怒，怒则血上冲，而将军之怒后果最为严重，也表现得最为突出。《素问·灵兰秘典论》曰："肝者，将军之官，谋虑出焉。"这是用中国古人最熟悉的官僚制度中官员的职能来说明肝的功能，是古人早期对肝功能的初步认识。心为君主之官，君王有相国，有将军，人体五脏中的肝就像一个国家的将军，将军需要运筹帷幄之中，决胜千里之外。肝藏血，营血充足能滋养身体，精血充足则精神旺盛，思维敏捷，故古人认为谋虑出于肝。

对肝功能的认识如果只停留在藏血、主怒，或者将军主谋虑这些最基本的认识上，是不能据此指导临床实践的，随着医疗经验的积累与丰富，古人引进当时广泛流行的五行理论，依据五行的特性及其相互之间的关系，来阐述肝的生理、病理、病因、病机并用以指导临床治疗。从训诂的角度看，五行作为名词，是对地上之物的分类；作为动词，则表示五行所主的四方随着四时气候的变化而更替，又叫五运。《尔雅·释诂下》曰："运，行也。"《周易·系辞上》曰："日月运行，一寒一暑。"这里的"运行"就是同义词复用。现代医学建立在解剖与结构分析的基础上，《黄帝内经》中讲述人体的五脏六腑等器官以及经脉、骨骼，也是古人建立在基本的人体解剖分析基础上形成的认识，如《灵枢·经水》曰："若夫八尺之士，皮肉在此，外可度量切循而得之，其死可解剖而视之，其脏之坚脆，腑之大小，谷之多少，脉之长短，血之清浊，气之多少，十二经之多血少气，与其少血多气，与其皆多血气，与其皆少血气，皆有大数。"但是，在当时的历史条件下，精细的解剖分析并不能促进医学的显著进步，古人因而采用比象的方法，用五行的特性与太过、不及来说明脏器的生理与病理。《说文解字·肉部》曰："肝，木脏也。"木，代表了土地上生长的草木植物。《尚书·洪范》曰："木曰曲直，曲直作酸。"在春风的吹拂下，土地上能生长出各种各样或曲或直的植物，草木就是其代表。草木的味道是酸的，春风拂动，草木逐渐生长，春天开花结果，秋冬落叶深藏，这是草木的正常生理特点。如果疯长或者长得缓慢，甚至不长，不能开花结果，这是病理现象。疯长为太过为实，不长为不及为虚。中医理论引进五行学说，是采用取类比象的方法，用五行的正常、太过与不及来阐释脏器的生理病理。中华文明的诞生地主要在黄河、长江流域，这里四季分明，春天多刮东风，春风拂煦，草木萌生，夏季天气温热，草木茂长，秋时西风萧瑟，万物落叶成熟，冬天北风凛冽，万物深藏以待春天的来临，四时气候的更替周而复始。

二、肝生于左

"肝生于左"对今天的人来说不好懂，如果换个说法，即"木生于春"就比较好理解了。古人面南而居，左东右西，每一天都从东方日出开始，每一年都从左东的春天开始。寒去春来，春风拂煦，草木生长，这就是木生于春。古人用五行的木来取类比象说明肝的生理和病理。对于草木来说，春天来了开始萌生，如果四时之气调和，完成生、长、化、收、藏的过程是其生理现象，如果出现猛长或者不生长就是太过与不及。中医理论用五行木的特性来说明肝的生理，肝功能正常则能遂行其藏血长养身体的生理功能；肝功能过亢如草木那样疯长，或者肝藏血条达功能太弱如草木那样不生长是病理现象。在当时的历史条件下，单纯通过对形体结构的解剖并不能促进医学的显著进步。中国古人抛弃对形而下的身体结构的解剖，转而研究脏器显现于外的正常征象与病理情况下的异常征象，然后寻找解决异常征象的方法。《素问·六节藏象论》曰："藏象何如？"唐代王冰注："象，谓所见于外可阅者也。"五脏的象，是显现于肌肤，人们可以观察到的征象。肝的象可以用五行木的属性来揭示，春天的显著气候特点是风，代表性的地上植物是草木，春风和煦，万物开始繁茂生长。肝藏血，精血充盈，阳气适宜，就能像春天草木那样长养身体。《素问·刺禁论》曰："脏有要害，不可不察！肝生于左，肺藏于右，心部于表，肾治于里，脾为之使，胃为之市。"王冰注："肝象木，旺于春，春阳发生，故生于左也。"肝的功能取象于树木，草木在春天开始生长，因为春天阳气升于左东。草木生长于东左的春天，对于人来说就是"肝生于左"。肝的功能是藏血，没有夜晚的静养休息蓄积精血，到了白天生阳的功能就不足，劳作没有精力，犹如自然界的草木冬天蓄积不足，则春夏供长的功能就不足，不足为虚。人的肝藏血以长养身体，如果长养太过与不及，都是病理现象，医生观察肝显现于外的象，太过以酸收之，不及以辛散之，纠正肝的偏亢与不及，使人得以健康生长。"肺藏于右"就是金降于秋，用秋金来取类比象说明肺的功能。自然界秋天的气候特点是燥凉，功能是收，以备其后寒冬之际的深藏。心合于南方夏火，夏日阳光普照，万物蕃秀，所以心的功能如夏日的太阳在上，温煦全身血脉以使生命得以成长。肾合北方冬，其气寒，下应水，生成生殖之精与骨髓、脑髓等精汁，为阴中之少阴。脾合长夏湿，其功能如街市中转运流通商品的使者，胃的功能如街市容纳各种货物。从上面的分析可以看出，肝左、肺右、心表、肾里、脾使、胃市，左、右、表、里、使、市都不是五脏位置的概念，而是对前面脏器功能的比况说明，即对五脏功能的阐述。

三、足厥阴、足少阳之经

（一）胆足少阳甲木风，正月寅

以天干纪五行，木为甲乙，合于五脏，胆为甲木，肝为乙木。肝与胆相表里，胆在外为阳，上应天气风，为阳升的开始。天地阴阳，阳主生，风生木，热生火，湿生土，燥生金，寒生水。温风拂动草木萌生，所以正月寅，上应风，贼风邪气犯人，先犯三阳，风邪犯人先犯甲木胆，后犯乙木肝。其脉微弦而浮为胆平，微急而浮为胆病。《素问·至真要大论》曰："诸呕吐酸，暴注下迫，皆属于热。"各种呕吐酸水，急剧下痢，病的关键在胆足少阳经。

张元素《医学启源》：胆者，中清之腑也，号曰将军，决断出焉。能喜怒刚柔，与肝为表里也，足少阳是其经也。虚则伤寒，恐畏头眩，不能独卧；实则伤热，惊悸，精神不守，卧起不定，玄水发，其根在胆。又肝咳不已，则传邪入胆，呕青汁也。又胆有水，则从头肿至足也。胆病则善太息，口苦，吐宿汁，心中戚戚恐，如人将捕之，咽中介介然数唾。又睡卧则胁下痛，口苦，多太息。邪气客于胆则梦斗讼，脉在左关上浮而得之者，是其部也。胆实热则精神不守。胆热则多肿，胆冷则多眠。又左关上脉阳微者，胆虚；阳数者，胆实。阳虚者胆绝也。已上皆虚实寒热，生死脉证之法也。

《脉诀》：左关，肝与胆脉之所生也。先以轻手得之，是胆属表；后以重手取之，是肝属里也。肝合筋，肝脉循经而行。持脉指法，如十二菽之重，按至筋平，脉道如筝弦者为弦；脉道迢迢者为长。此弦长，乃肝家不病之状也。肝脉本部在筋，若出筋上，见于皮肤血脉之间者，是其浮也；入于筋下，见于骨上，是其沉也。

《灵枢·经脉》：胆足少阳之脉，起于目锐眦，上抵头角，下耳后，循颈行手少阳之前，至肩上，却交出手少阳之后，入缺盆……是动则病：口苦，善太息，心胁痛不能转侧，甚则面微有尘，体无膏泽，足外反热，是为阳厥。是主骨所生病者，头痛颌痛，目锐眦痛，缺盆中肿痛，腋下肿，马刀侠瘿，汗出振寒，疟，胸胁肋髀膝外至胫绝骨外踝前及诸节皆痛，小指次指不用。为此诸病，盛则泻之，虚则补之，热则疾之，寒则留之，陷下则灸之，不盛不虚，以经取之。盛者人迎大一倍于寸口，虚者人迎反小于寸口也。

胆足少阳之脉，起于目锐眦，上行至额角，转至耳后，循颈部行手少阳之前至肩上，交叉到手少阳经的后面，入缺盆，通行胆之血气，络肝属胆。足少阳之本在窍阴之间，标在窗笼之前。其脉异动则病：口苦，时常叹息，心胁疼痛不能转动，严重的面色灰暗，皮肤枯涩没有光泽，足外侧发热，这是阳厥。主骨所生诸病：头痛，额角下颌痛，目锐眦痛，缺盆中肿痛，腋下肿，腋下或颈旁生瘰疬，汗出振寒，疟疾，胸胁肋髀膝外至胫骨、绝骨、外踝前及各个关节皆疼痛，小指、次指不能运动。这些病证，热盛冲肤，闭而不通者，则刺之摇大其穴，疾出针以泻之。寒痹等在分肉间，留针经久，待热气聚集而补之。脉无血气，陷于下则灸之。不实不虚，以本经取之。平人脉动，人迎、寸口上下齐动若拉动着的绳子，盛的则人迎大一倍于寸口，虚的则人迎反小于寸口。

胆足少阳脉气所发六输：胆出于窍阴，窍阴穴在足小趾、次趾之端，为井；流于侠溪，侠溪穴在小趾、次趾之间，为荥；注于临泣，临泣穴在上行一寸半凹陷之中，为输；过于丘墟，丘墟穴在外踝下陷之处，为原；行于阳辅，阳辅穴在外踝之上，辅骨之前，绝骨之端，为经；入于阳陵泉，阳陵泉穴在膝外凹陷之中，为合。

（二）肝足厥阴乙木酸，体筋，二月卯，左关弦

以天干纪五行，木为甲乙，甲阳乙阴，肝为乙木，合四时的二月卯。其经旺于春，为万物之始生。《素问·至真要大论》曰："诸风掉眩，皆属于肝。"风气通于肝木，风木太过出现人头震颤目晕眩等症状，病在肝。"诸暴强直，皆属于风。"各种僵直不能屈伸，病的关键在肝足厥阴经。

严用和《严氏济生方·肝胆虚实论治》：夫肝者，足厥阴之经，位居东方，属乎甲乙木，开窍于目，候于左胁，其政变动，病发惊骇，藏魂养筋者是也，与足少阳胆之经相为表里。谋虑过制，喜怒不节，疲劳之极，扰乱其经，因其虚实，由是寒热见焉。方其虚也，虚则生寒，寒苦胁下坚胀，时作寒热，腹满不食，悒悒不乐，如人将捕，眼生黑花，视物不明，口苦头痛，关节不利，筋脉挛缩，爪甲干枯，喜怒悲恐，不得太息，诊其脉沉细而滑者，皆虚寒之候也；及其实也，实则生热，热者心下坚满，两胁下痛，痛引小腹，令人喜怒，气逆，头晕，眦赤悒悒，先寒后热，颈直背强，筋急不得屈伸，诊其脉浮大而数者，皆实热之候也。脉来弦而长，乃不病之脉。脉来弦而涩，或急而益劲如新张弓弦，或脉至中外急急如循刀刃，啧啧然如按琴瑟弦者，此皆肝死矣。治之之法，当分虚实冷热而调之，以平为期。

《灵枢·经脉》：肝足厥阴之脉，起于大指丛毛之际，上循足跗上廉，去内踝一寸，上踝八寸，交出太阴之后，上腘内廉，循股阴入毛中，环阴器，抵小腹，夹胃属肝络胆……是动则病：腰痛不可以俯仰，丈夫㿗疝，妇人少腹肿，甚则嗌干，面尘脱色。是主肝所生病者，胸满，呕逆，飧泄，狐疝，遗溺，闭癃。

肝足厥阴之脉，通行肝的血气，属肝络胆，起于足大指丛毛之上，沿着足背部上行

至内踝前一寸，至踝上八寸，交出于足太阴经的后面，上走腘内侧，沿着大腿内侧入阴毛中左右交叉环绕阴器，向上抵达少腹，夹行于胃的两旁，连属肝，以络连于其腑胆足少阳。肝足厥阴脉异动则病：腰痛不可以俯仰，男子患㿉疝，妇人患少腹部肿，腰痛，严重的会出现咽喉发干，面色如尘土，灰暗无光泽。主肝所生的各种病症：胸中烦闷，腹泻呕吐，完谷不化，狐疝，遗溺，小便不通。

肝足厥阴脉气所发五输穴：肝气出大敦，大敦穴在足大趾之端三毛之中，为井；然后流注到行间，行间穴在足大趾次趾之间，为荥；灌注于太冲，太冲穴在行间穴上二寸凹陷之中，为输；然后输注到中封，中封穴在内踝前一寸半凹陷之中，逆则气郁滞，气和则通，摇足而取穴，为经；汇入于曲泉，曲泉穴在内辅骨的下面，大筋的上面，屈膝取此穴，为合。

四、《素问·脏气法时论》肝病论治

（一）肝的平脉与虚实

《素问·玉机真脏论》：春脉如弦，何如而弦？岐伯对曰：春脉者肝也，东方木也，万物之所以始生也，故其气来，软弱轻虚而滑，端直以长，故曰弦，反此者病。帝曰：何如而反。岐伯曰：其气来实而强，此谓太过，病在外；其气来不实而微，此谓不及，病在中。帝曰：春脉太过与不及，其病皆何如？岐伯曰：太过则令人善忘，忽忽眩冒而巅疾；其不及，则令人胸痛引背，下则两胁胠满。帝曰：善。

人的脉应于天地之气，春气生发，万物萌生，肝气旺于春，所以春肝脉来如草木初出，其脉现于指下若琴弦之调品，弦不大缓，不大急，不大虚，不大实，不涩不曲。肝气也是如此，在寸口显现出濡润、柔弱、软小、浮虚、轻滑、端直之象谓之弦，不呈现出此脉象则为病。什么样的情况是相反呢？春肝脉来坚实劲直，是为有余，邪在胆足少阳，故曰在外。春肝脉非常微弱，此为不足，邪在肝足厥阴，故曰在中。那么，春肝脉的太过与不及，表现出的病状是怎样的呢？肝足厥阴之脉会于头，贯膈布胁肋，肝气实血气上冲，令人精神恍惚，容易发怒。肝气虚不及，则使人胸部疼痛牵连背部，往下会出现两侧胁肋胀满。

《素问·调经论》：血有余不足奈何？岐伯曰：血有余则怒，不足则恐。血气未并，五脏安定，孙络外溢，则经有留血。帝曰：补泻奈何？岐伯曰：血有余，则泻其盛经出其血。不足，则视其虚经，内针其脉中，久留而视；脉大，疾出其针，无令血泄。帝曰：刺留血，奈何？岐伯曰：视其血络，刺出其血，无令恶血得入于经，以成其疾。

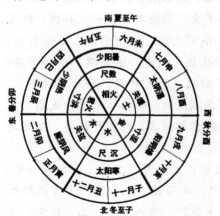

图2-1 五脏脉位图

血有余与不足有哪些表现呢？《灵枢·本神》曰："肝气虚则恐，实则怒。"肝藏血，血舍魂，主于筋，人卧床的时候血归于肝。肝血充盈则筋得以滋养，魂志安；血不足则肝气虚，神无所养则恐。肝气有余为实，实则怒。如果血与气还没有发生严重的偏聚，五脏生理功能正常，只是孙络中有血液外溢的现象，则知其大经之内有留止之血。肝血有余与不足的补泻原则：肝血有余，则泻其有余之盛经出其血；肝血不足，则视其不足之虚经，针刺其脉中并留针候气，待到针下感觉有比较强的经气到来，就迅速出针，不要使其出血。针刺治疗瘀血，当视其在外之血络而针刺使其出血，不要让滞留的恶血入于大经，从而造成别的疾病。

孙思邈《备急千金要方·肝脏脉论》：春肝木旺，其脉弦细而长曰平。反得沉濡而滑者，是肾之乘肝，母之归子，为虚邪，虽病易治；反得浮大而洪者，是心之乘肝，子之乘母，为实邪，虽病自愈；反得微涩而短者，是肺之乘肝，金之克木，为贼邪，大逆，十死不治；反得大而缓者，是脾之乘肝，土之凌木，为微邪，虽病即瘥。

肝取象于木，春天气候温和，草木开始生长，人与天地同气，春肝脉位在左关，其脉象如春天初生的草木，弦细而长是平脉常脉。知常才能达变，如果在左手关位诊得肾部的脉象沉濡而滑的话，是肾犯肝。肾主冬，在春肝关位的后面，从后来的是虚邪。肾为肝之母，母气居子位不退，造成子气虚，所以说母能令子虚，即使有病也容易治疗。洪是心手少阴君火的平脉，如果左关肝位诊得浮大而洪的话，是心犯肝。心主夏，在春肝位的前面，从前来的是实邪。心为肝之子，子气提前来到母位是未至而至，所以说子能令母实。实邪即使是生病，也可能会自愈。肺主秋，其脉涩，在左手关位诊得肺秋脉微涩而短之象，这是肺金犯肝木，从己所不胜来的是贼邪，贼邪为大逆，多凶险。长夏脾脉缓，如果左关肝位诊得脾脉之象，是脾气犯肝，土反凌侮木，土不胜木为微邪，即使有病也容易痊愈。

（二）肝病的苦欲补泻

《素问·脏气法时论》中有关肝病及其补泻的论述如下：

肝主春，足厥阴、少阳主治，其日甲乙。肝苦急，急食甘以缓之。

病在肝，愈于夏，夏不愈，甚于秋，秋不死，持于冬，起于春，禁当风。肝病者，愈在丙丁，丙丁不愈，加于庚辛，庚辛不死，持于壬癸，起于甲乙。肝病者，平旦慧，下晡甚，夜半静。肝欲散，急食辛以散之，用辛补之，酸泻之。

肝病者，两胁下痛引少腹，令人善怒；虚则目𥄎𥄎无所见，耳无所闻，善恐，如人将捕之。取其经，厥阴与少阳。气逆，则头痛，耳聋不聪，颊肿，取血者。

肝色青，宜食甘，粳米、牛肉、枣、葵皆甘。

肝主春，即肝的生理与病理，用东方的春木来比象。东方春风下应肝木，木、火、土、金、水交替主时，比如木旺于春曰贵，败于秋曰贱。肝外合东方春木，其经足厥阴，其腑胆足少阳。一年之际，阳始于木春，阴始于金秋。以十天干纪五行，三阳在前，厥阴与少阳相表里，所以胆足少阳为甲木，肝足厥阴为乙木，故曰其日甲乙。阳甲阴乙，其后的四个脏器皆以六腑为干支之先。春天草木有哪些显著的特征呢？野火烧不尽，春风吹又生。万物勃发，草木葱茏，但万物的生长有太过与不及之虞。过则急实，宜酸收其过；不足则缓虚，宜辛散之药助其条达，疏通其气以茂长。肝苦急，意思是肝最忌讳气急亢盛。肝气以和为平，在志为怒，怒则气急。六朝时期的医家全元起注："肝苦急，其气有余。"肝气太过，肝阳上亢，使人性躁善怒。气急就需要舒缓，五味中甘味能够舒缓气急，肝苦于气急太过的话，需要急忙用甘味之药缓和，使肝气得以从容。

肝气法四时，合于地之五行木，上应天之风气，风温之气的功能是生。肝畏寒而喜温，病在肝，到了夏时温热季节容易痊愈，如果夏天不愈，到了秋金主时，金克木就会病情加重。秋天不死，持续到冬天的话，病情会相对稳定，到了春天木旺之时，病情会好转。肝病患者，禁吹寒风。用十干来纪的话，肝病患者当愈于丙丁夏日；丙丁不愈，到了庚辛秋金主时则加重，庚辛不死的话，则延续到壬癸冬寒时期，到了春天甲乙肝木主时则病情会好转。肝病在一天中的好坏情况是，患者早上平旦（5～6时）应春木，精神清爽，下晡（15～16时）以应秋金，金来克木，肝病就会严重，到了夜半（23～24时）则二阳生，应在壬癸，水来生木，故当静。

肝的功能异常表现在两个方面，一是苦急，就是过亢，如草木那样疯长；一是欲散，就是肝郁不及，如草木那样不长。肝欲散，散是散发，升发，就是肝希望正常地生长。发散、舒长是肝本性的需要，是一种生理状态的需求。肝在五行属木，具有木的升发条达而恶抑郁的特性。如果肝木不能升散条达，也就是说像庄稼那样该长不长，是其功能不足，不足为虚，虚而不足则补之。辛味药具有发散的功效，能使肝木恢复其生长条达的功能，所以肝虚不足急忙以辛味之药补之。相反，春天草木也有生长太过的问题，对应到人的肝功能，有不足也有过亢，过亢为有余，有余则泻之。酸味具有收敛的作用，与肝发散的特性相反，所以泻肝，正如吴昆说："肝木喜条达而恶抑郁，散之则条达，故食辛以散之……顺其性为补，反其性为泻，肝木喜辛散而恶酸收，故辛为补而酸为泻也。"

肝气实，两胁下疼痛牵引小腹，让人容易发怒；肝藏血，血舍魂，肝血虚则不能养于目，两眼昏花看不清东西，耳朵听不清声音。肝气虚则养长的功能不能四布而善恐，好像有人要逮捕他，常常有惊骇之状。针刺治疗的话，取肝足厥阴经的中封穴，胆足少阳经的阳辅穴。胆足少阳脉的支脉从耳后入耳中，出走耳前至目锐眦后，肝气逆于上则上实，故头痛、耳聋、颊肿，当取足厥阴、足少阳之经而刺出其血。

东方甲乙木，其色青，肝属木，故色亦青；肝苦急，惟甘能缓之，故宜食甘，凡粳米、牛肉、枣、葵皆甘，皆可食。

第二节　火与心

一、从君主之官到火脏

《说文解字·心部》曰："心，人心，土脏，在身之中，象形。博士说以为火脏。"心是五脏中唯一的象形字，说明先民对心的认识是建立在解剖观察的基础上。清代学者王筠解释说："心于五脏独象形，尊心也。其字盖本作৬，中心象形，犹恐不足显著之也，故外兼象心包络。"甲骨文心字两旁各有标记，王筠认为是表示心的外部有包络之义。许慎所谓博士说，是指汉代研究今文经学的博士学说。心字象形，说明早期先民认识到了心的形状，但是后人不能像肝、脾、肺、肾一样，从字形结构上分析先民对该脏器功能的认识。到了《黄帝内经》时期，则采用人们所习知的帝王官员的官职来比况说明五脏的功能。《素问·灵兰秘典论》曰："心者，君主之官，神明出焉。"在中国古代社会的官员结构中，君主是最大的官员，把心的功能比喻为一国的国君，说明心在人体脏器中的重要性，具体来说，就是"神"与"明"从心这个器官出。

神指人的精神意识活动。神出焉，就是人的精神活动从心这个器官出，或者说是由心这个器官主管。这个认识与现代医学对心的功能认识不一样，我们看看古人这样认识的逻辑。中医经典认为五脏皆有神。《灵枢·经水》曰："五脏者，合神气魂魄而藏之。"《灵枢·本神》曰："肝藏血，血舍魂……脾藏营，营舍意……心藏脉，脉舍神……肺藏气，气舍魄……肾藏精，精舍志。"魂、神、意、魄、志都属于精神活动范畴，分别住舍于血、脉、肉、气、精之上，但是并没有明确地说，心是思维器官，只不过把心比况为君主，官最大，很自然，心脉所舍的神功能也最大，最重要。神志正常的话可以让人及时地适应四时寒温气候的变化，节制人的暴喜暴怒，神有所失，人就不正常了。

用君主之官来比喻心的功能，只能说明心这个器官的重要性，作为系统的医学理论，需要对五脏的生理与病理进行详细全面的阐释，简单地以帝王官员来比喻并不能达到这个目的，也不能据此指导临床实践，因而在秦汉之际，随着临床经验的丰富，中医理论引进了五行学说，用五行火的特性说明心的生理与病理。火有什么特点，能揭示心的生理与病理呢？《尚书·洪范》曰："火曰炎上。"火的特点是一直微微燃烧，蒸腾向上，不能熄灭。火对人类的进步起了非常大的作用，古人有燧人氏钻木取火，有了火就可以吃到熟食，驱赶寒冷，抵御禽兽。火熄灭了人类会重新陷入黑暗，茹毛饮血。心为君主之官，心脏的功能就像先民的火种那样重要。火焰微微燃烧不息，是火的正常功能；火焰暴烈，烧灼万物，或者火焰炽烈令物焦枯，是火的太过；与火焰暴烈相反的现象是火苗微微欲绝，不能给万物以所需的热量与温热动力，生物不能长，是火的不及。中国的传统文化要求"致中和"，太过与不及不能生长万物，还会带来灾害。

古人很早就认识到，心是脏器中最重要的器官，它需要源源不断地为人身提供动力，心火太亢烈则容易灼伤津液，这是病象；火苗微弱欲绝，则不足以温煦肌肤，也是病象；只有冉冉不息之火可以让生命不息，这才是心的正常之象。在五运六气理论中，心的功能像三月四月的气候特征热，三四月的天气既不暴烈灼烧，也不凉风萧瑟。

二、君火以明，相火以位

心为君主之官，主神明，以明为职责，心不能轻易受邪，外邪犯心，皆由其外经心包络承受，所以把心合五行的火叫君火，上应少阴热气，心包络合五行的火叫相火，上应少阳暑气。心与三阴三阳相配之后，心包手厥阴相火与其腑三焦手少阳暑气配以南方之位，心手少阴君火不主时，这样五行五脏与六气六腑才能六六相合，所谓"君火以明，相火以位"。把五行的火分而为二，与以下几个因素有关：

一是心不受邪。心为君主之官，君主不受邪，如果心轻易受邪，很快生命危殆，就如一有危险立即发生在君王身上，那么这个国家就很容易危亡。《灵枢·邪客》曰："心者，五脏六腑之大主也，精神之所舍也，其脏坚固，邪弗能容也，容之则心伤，心伤则神去，神去则死矣。故诸邪之在于心者，皆在于心之包络。"心是五脏六腑的大主，主藏神，神志所舍，心脏坚固，贼邪不能伤害它，如果贼邪侵犯了心，则心伤神亡，神亡则人死。所以心脏不能轻易受邪，各种贼邪犯心者，都先犯心的外经心包络手厥阴脉。

二是心主神，君神不能轻易昏聩，需要"明"。《素问·痿论》曰："心主身之血脉。"心的功能是主管人一身血脉的运行。心藏脉，脉舍神，脉是血液汇聚的地方，精血充足则体健神旺，神思敏捷。心统领周身血气的运行，主管四肢百骸的活动，为五脏六腑之大主，其职如同一国的君主。明，从日从月，有了日与月，就有了光亮。既然把心比喻为一国之君，而君王的作用最大，君昏于上则国乱于下，天下大乱，百姓遭殃。对于五脏来说，心是最重要的器官，今天人是不是死亡了，监测的标准是心脏是否停止了跳动。《素问·灵兰秘典论》曰："主不明则十二官危。"心脏如果不能发挥它"明"的功能的话，则五脏六腑十二器官就有灾病。

三是五行五脏与六气六腑相配的矛盾。《素问·天元纪大论》曰："君火以明，相火以位，五六相合而七百二十气为一纪，凡三十岁；千四百四十气，凡六十岁而为一周，不及太过，斯皆见矣。"中国古人在长期的生活实践中对一年四时气候的变化观察得非常细致准确，把五日作为一个气候观察点，十五日为一个较明显的气候变化点，一年共二十四个大的气候变化点，两个月六十日为一个最显著的气候特征，从春天开始分别是：风（温）、热、暑、湿、燥、寒。六气异常会对人体造成伤害，而且不同季节的气候伤害人体的部位和脏器是有所侧重的，这样就出现了五行五脏与六气六腑相配的问题。春天三月四月的气候特征是"热"，最适宜万物的生长，人的心也需要恒定地运行，不能神志混乱，忽热忽冷，所以古人把心火一分为二，心君以明为职责，不主四时四方，不像四时之气那样容易出现太过与不及，忽而暴烈，忽而暗淡，而是冉冉不休，长期恒定地为生命提供动能。邪气犯心由心包络来承受，心外的心包络如国君的相国，代替君王行职责合南方火，这样五运与六气就完美地结合起来，可以直接从名称上提示六气对特定脏器伤害的病因、病位等。

三、手少阴、手太阳之经

（一）小肠手太阳丙火热，三月辰

小肠为受盛之官，以天干纪五行，火为丙丁，小肠在外合天气热，是为丙火。《素问·至真要大论》曰："诸转反戾，水液浑浊，皆属于热。"各种转筋、反折、小便浑浊，病的关键在小肠手太阳经。

张元素《医学启源》：小肠实则伤热，伤热则口疮生；虚则伤寒，伤寒则泄脓血，或泄黑水，其根在小肠也。小肠寒则下肿，重有热久不出，则渐生痔；有积则夕发热而旦止，病气发则使人腰下重，食则窘迫而便难，是其候也。小肠胀则小腹䐜胀，引腰而痛厥；邪入小肠，则梦聚井邑中，或咽痛颔肿，不可回首，肩似拔，臑似折也。又曰：心者，主也，神之舍也，其脏固密，而不易伤，伤则神去，神去则心死矣。故人心多不病，病即死不可治，惟小肠受病多。又左寸口阳绝者，则无小肠脉，六日死。有热邪则小便赤涩，实则口生疮，身热往来，心中烦闷，身重。小肠主于舌之官也，和则能言，而机关利健，善别其味也。虚则左寸口脉浮而微，软弱不禁按，病惊惧狂无所守，心下空空然不能言语者。此小肠虚实寒热，生死逆顺脉证之法。

《脉诀》：左寸，小肠心脉之所出也，先以轻手得之，是小肠属表；后以重手得之，是心属里。心合血脉，心脉循血脉而行，持脉指法，如六菽之重，按至血脉而得者为浮；稍稍加力，脉道粗大者为大；又稍稍加力，脉道润软者为散。此乃浮大而散，心家不病脉之状也。心脉本部，在于血脉，若出于血脉之上，见于皮肤之间，是其浮也；入于血脉之下，见于筋骨之分，是其沉也。

《灵枢·经脉》：小肠手太阳之脉，起于小指之端，循手外侧上腕，出踝中，直上循臂骨下廉，出肘内侧两骨之间，上循臑外后廉，出肩解，绕肩胛，交肩上，入缺盆络心，循咽下膈，抵胃属小肠；其支者，从缺盆循颈上颊，至目锐眦，却入耳中；其支者，别颊，上𬱟，抵鼻，至目内眦，斜络于颧。是动则病：嗌痛颔肿，不可以顾，肩似拔，臑似折。是主液所生病者，耳聋目黄颊肿，颈颔肩臑肘臂外后廉痛。

小肠手太阳之脉，起于手小指之端，循手外侧上至腕，过腕后小指侧高骨，沿着臂骨的下缘，上循臑外后侧，出肩后骨缝，绕行肩胛，相交于肩上，入缺盆，络心，循咽下膈抵胃，连属小肠；它的支脉，从缺盆循颈上颊，至目锐眦，转入耳中，斜络于颧，通小肠血气，络心属小肠。手太阳之本，在外踝之后，标在命门之上三寸。其脉口异动则病：咽喉疼痛，颔部肿，头项难以转侧，肩痛似拔，臂痛似折。主液所生诸病：耳聋目黄颊肿，颈颔肩臑肘臂外后侧疼痛。

小肠手太阳脉气所发六输：小肠手太阳出于少泽，少泽穴在小指之端，为井；流于前谷，前谷穴在手小指本节之前凹陷之中，为荥；注于后溪，后溪穴在本节之后，为输；过于完骨，完骨穴在手外侧腕骨之前，为原；行于阳谷，阳谷穴在兑骨的下陷之中，为经；入于小海，小海穴在肘内大骨之外，离肘端半寸凹陷之中，伸臂而得之，为合。

（二）心手少阴丁火苦，体脉，四月巳，左寸洪

太阳为丙火，上合天气热；少阴为丁火，其味苦，其色赤，内应五脏心。心为君主之官，其体为脉，脉舍神，旺于夏。《素问·至真要大论》曰："诸热瞀瘛，皆属于火。"热气通于心君火，热火太过造成昏闷、抽搐等病症，病的关键在心。"诸禁鼓栗，如丧神守，皆属于火。"各种口噤、鼓颔颤抖、神不守舍，病的关键在心手少阴经。

严用和《严氏济生方·心小肠虚实论治》：夫心者，手少阴之经，位居南方，属乎

丙丁火，为形之君。外应于舌，主宰一身，统摄诸脏血脉，灌溉溪谷，内润五脏，外卫腠理，与手太阳小肠之经相为表里。若忧愁思虑伤之，因其虚实，由是寒热见矣。方其虚也，虚则生寒，寒则血脉虚少，时多恐畏，情绪不乐，心暴痛，时唾清涎，心膈胀闷，好忘多惊，梦寐飞扬，精神离散，其脉浮而虚者，是虚寒之候也；及其实也，实则生热，热则心神烦乱，面赤身热，口舌生疮，咽燥头痛，喜笑恐悸，手心烦热，汗出衄血，其脉洪实者，是实热之候也。诊其脉浮大而散，是不病之脉，反得浮涩而短，或前曲后居，如操带钩，此皆心死矣。治之之法，热则清之，寒则温之，又当审其所由焉。

《灵枢·经脉》：心手少阴之脉，起于心中，出属心系，下膈络小肠；其支者，从心系上夹咽，系目系；其直者，复从心系却上肺，下出腋下，下循臑内后廉，行太阴心主之后，下肘内，循臂内后廉，抵掌后锐骨之端，入掌内后廉，循小指之内出其端。是动则病：嗌干心痛，渴而欲饮，是为臂厥。是主心所生病者，目黄胁痛，臑臂内后廉痛厥，掌中热痛。

《灵枢·邪客》：黄帝曰：手少阴之脉独无腧，何也？岐伯曰：少阴，心脉也。心者，五脏六腑之大主也，精神之所舍也，其脏坚固，邪弗能客也，客之则心伤，心伤则神去，神去则死矣。故诸邪之在于心者，皆在于心之包络。包络者，心主之脉也，故独无腧焉。黄帝曰：少阴独无腧者，不病乎？岐伯曰：其外经病而脏不病，故独取其经于掌后锐骨之端。

心手少阴之脉，起于心中，再从心中出，连属于心系，下膈膜连络小肠。心手少阴的支脉，从心系上夹咽喉，系于目系；其直行的脉络，再从心系向上行至肺，横出腋下，沿着臂内侧的后缘，行于手太阴和手厥阴的后面，下行至肘内，沿着臂内侧后缘到达掌后锐骨，沿小指内侧至尖端，与小肠手太阳相接。其脉口异动则病：咽喉干燥，心痛，渴而欲饮水，为手臂经气厥逆之病。主心所生诸病症：眼睛发黄，心胁疼痛，手臂内侧后缘疼痛，逆冷，或掌心热。

心手少阴之脉唯独没有五输穴是因为少阴是心脉，心为五脏六腑的大主，统管全身血脉，精神之舍，其脏坚固，邪气不能轻易侵犯。邪气直接犯少阴则心伤，心伤则神去，神去则亡。所以各类犯心的贼风邪气先犯其外经心包络。心主手厥阴心包络之脉主于时，各种侵犯心的邪气，都先犯心包络。心手少阴之脉唯独没有五输穴，难道不生病吗？岐伯说：五脏居于内而经络行于外，行于外的手厥阴之脉犯病而藏于内的心脏不犯病，所以在治疗的时候，只需要取它的本经掌后锐骨之端的神门穴。其余经脉的出入曲折，运行的缓急，都与手太阴、手厥阴二脉循行的情况相似。病在心经，当取心主本经的腧穴，根据经气的虚实缓急而取治，盛而实者泻之，衰而虚者补之，这样邪气得以消除，真气得以巩固。

四、手厥阴、手少阳之经

（一）三焦手少阳暑，父气，五月午

三焦手少阳在外，合五月午，上应南方暑气。三焦为诸气之源，为父。《素问·灵

兰秘典论》曰:"三焦者,决渎之官,水道出焉。"上焦不行其政则水泛高原,中焦不行其政则水液滞留中脘,下焦不行其政则水乱二便。三焦气正常,则脉络通而水道利,所以说三焦是通利水道之官,水液的升降出入取决于三焦。《素问·至真要大论》曰:"诸逆冲上,皆属于火。"各种气逆上冲胸膈,火气上炎,病的关键在三焦手少阳。"诸痿喘呕,皆属于上。"上焦行气,心肺主之,肺痿、喘促、呕逆等病症,病的关键在上焦。"诸厥固泄,皆属于下。"下焦行水液,肝肾主之,所以气逆寒厥,失于固泄,病的关键在下焦。

张元素《医学启源》:三焦者,人之三元之气也,号曰中清之腑。总领五脏六腑,荣卫经络,内外左右上下之气也。三焦通,则上下内外左右皆通也。其于灌体周身,和内调外,荣养左右,宣通上下,莫大于此也……又上焦实热,则额汗出而身无汗,能食而气不利,舌干、口焦、咽闭之类,腹胀肋胁痛。寒则不入食,吐酸水,胸背引痛,嗌干,津不纳也。实则食已而还出,膨膨然不乐。虚则不能制下,遗溺,头面肿也。中焦实热,则下上不通,腹胀而喘,下气不上,上气不下,关格不利也。寒则下利不止,饮食不消,中满。虚则肠鸣膨膨也。下焦实热,则小便不通,大便亦难,苦重痛也;虚寒则大小便泄下不止。三焦之气和则内外和,逆则内外逆也。故云三焦者,人之三元之气。此三焦虚实寒热,生死逆顺之法。

《脉诀》:右尺三焦、命门脉之所出,先以轻手得之,是三焦属表;后以重手得之,是命门属里。上焦热,凉膈散、泻心汤;中焦热,调胃承气汤、泻脾散;下焦热,大承气汤、三才封髓丹。气分热,柴胡饮子、白虎汤;血分热,桃仁承气汤、清凉饮子;通治其热之气,三黄丸、黄连解毒汤也。

《灵枢·营卫生会》:黄帝曰:愿闻营卫之所行,皆何道从来?岐伯答曰:营出于中焦,卫出于上焦。黄帝曰:愿闻三焦之所出。岐伯答曰:上焦出于胃上口,并咽以上,贯膈而布胸中,走腋,循太阴之分而行,还至阳明,上至舌,下足阳明,常与营俱行于阳二十五度,行于阴亦二十五度,一周也,故五十度而复大会于手太阴矣……愿闻中焦之所出。岐伯答曰:中焦亦并胃中,出上焦之后,此所受气者,泌糟粕,蒸津液,化其精微,上注于肺脉,乃化而为血,以奉生身,莫贵于此,故独得行于经隧,命曰营气……黄帝曰:愿闻下焦之所出。岐伯答曰:下焦者,别回肠,注于膀胱而渗入焉。故水谷者,常并居于胃中,成糟粕,而俱下于大肠,而成下焦,渗而俱下,济泌别汁,循下焦而渗入膀胱焉。……黄帝曰:善。余闻上焦如雾,中焦如沤,下焦如渎,此之谓也。

三焦的"焦"当为"膲"。《集韵·宵韵》曰:"膲,三膲无形之府。通作焦。"《脉经·三膲手少阳经病证》曰:"三膲病者,腹胀气满,小腹尤坚,不得小便。"膲的本义是虚空而不板结的肌肉。《淮南子·天文》曰:"月者阴之宗也,是以月虚而鱼脑减,月死而蠃蜕膲。"东汉高诱注:"膲,肉不满。"月亏的时候螺与河蚌肉空虚而不结实。《黄帝内经》明确指出了三焦的位置:上焦在胃上口,中焦在胃中口,下焦在脐下大肠、小肠、膀胱处。唐代杨上善注:"夫三焦者,上焦在胃上口,主纳而不出,其理在膻中;中焦在胃中口,不上不下,主腐熟水谷,其理在脐旁;下焦在脐下,当膀胱上口，主分别清浊，主出而不纳，其理在脐下一寸。故营出中焦者，出胃中口也；卫出上焦者，出胃上口也。"杨上善明确指出了上焦、中焦、下焦的位置与功能。《难经·三十一难》曰："三焦者，水谷之道路，气之所终始也。上焦者，在心下，下膈，在胃上口，主纳而不出。其治在膻中，玉堂下一寸六分，直两乳间陷者是。中焦者，在胃中脘，不上不下，主腐熟水谷，其治在脐旁。下焦者，当膀胱上口，主分别清浊，主出而不纳，以传导也，其治在脐下一寸。"唐代杨玄操注："焦，元也。天有三元之气，所以生成万物，人法天地，所以亦有三元之气以养身形，三焦皆有其位而无正脏。"《难经》指出了三焦的具体位置及功能，杨玄操认为三焦没有像胃、大小肠、膀胱那样独立的形体结构，所谓"无正脏"。三焦在人体中有名，有其所在之处，只不过没有其独立的形体结构，而是胃上口、胃中口、脐下的虚空肌肉淋巴组织，是它们的参与，解决了饮食水谷入胃之后，水谷津液如何才能生成营血与卫气，并分别运行于脉内脉外，完成升清的功能，糟粕水液如何通过二便排出的问题，实现降浊的功能。没有三焦，中医理论就不能解释饮食水谷之后精微是如何成为血液进入脉内，糟粕是如何下行通过二便排出的问题。

　　《素问·调经论》曰："人之所有者，血与气耳。"人所有的，最根本的是营血与卫气。那么营气、卫气是从何而生成的呢？岐伯指出：营气出自中焦，卫气出自上焦。《灵枢》原作"卫出于下焦"，当为"卫出于上焦"。唐代杨上善《黄帝内经太素·营卫气别》作"卫出于上焦"；唐代孙思邈《备急千金要方·三焦脉论》云"荣出中焦，卫出上焦"；《灵枢·营卫生会》云"上焦如雾，中焦如沤，下焦如渎"。渎是沟渠，膀胱等下焦如沟渠行水液。卫气又曰浮气，悍气，性热而躁动不居，不像营血那样在经脉内流动，故清代张志聪注"下当作上"。上焦在胃上口，功能是主纳而不出，其理在膻中。所谓卫气出上焦，是指卫气从胃上口开始生成。上焦泌水谷津液而使其如雾露之溉，以滋养全身。中焦在胃中口，位置不上不下，主腐熟水谷，其理在脐旁。所谓营血出中焦，就是营血从胃中口开始生成。中焦泌水谷津液，变化成红色的营血注入肺手太阴经流注全身。黄帝说：想听听三焦之气所出，亦即营血、卫气、溲液的来源及运行通道。岐伯说：上焦之气即卫气，卫气出自胃的上口，连咽上贯膈，布胸中，夜晚阴尽白天开始的时候由内而外，走腋，循肺脉手太阴的路径上行于头，合足阳明然后下行至足太阴等。卫气行经脉之外，与营血阴气俱行于白天二十五度，行于夜晚二十五度，为一个周始，故五十度于平旦复会于肺手太阴经之寸口。中焦之气的生成，与上焦一样出自胃纳水谷所化的津液，其津液之清者上升，入上焦化而为卫气；津液进入胃中口的中焦之后，经过泌糟粕，蒸腾津液，化津液的精微注于肺手太阴之脉，使其变化成红色的血液在经脉内流注以长养全身，所以，没有什么比营血更宝贵，它得以独行于经脉之内以营养身体，就其功能来说叫营气。下焦在脐下膀胱的上口，主分别清浊。胃纳水谷生津液，其浊者下行。糟粕入大肠，水液经过分别清浊，清者蒸腾上升，浊者循下焦而渗入膀胱。三焦的功能概括来说，上焦如雾，把水谷津液蒸腾如雾露之状，弥漫于肌肤腠理，功能是温煦肌肤，抵御病邪；中焦如沤，沤腐水谷津液使其变为营血，功能是营养身体；下焦如沟渠，使糟粕、水液等分流而行。胃纳水谷生津液，三焦生成人生命活动中最重要的营血阴气与卫外的阳气，以及滋润身体的水液，犹如天气生万物，故曰父气，曰命门。

《灵枢·经脉》：三焦手少阳之脉，起于小指次指之端，上出两指之间，循手表腕，出臂外两骨之间，上贯肘，循臑外上肩，而交出足少阳之后，入缺盆，布膻中，散络心包，下膈，循属三焦……是动则病：耳聋浑浑焞焞，嗌肿喉痹。是主气所生病者，汗出，目锐眦痛，颊痛，耳后肩臑肘臂外皆痛，小指次指不用。

三焦手少阳之脉，起于手小指次指之端，上行出小指与无名指中间，沿着手与腕的背面，出前臂外侧两骨中间，上穿肘，沿着上臂外侧上肩，交出足少阳后面，入缺盆，布于两乳中间的膻中，络心包下膈遍属三焦，通行三焦之血气。手少阳之本，在小指、次指之间上二寸，标在耳后上角下外眦。其脉口异动则病：耳聋浑浑焞焞，喉咙肿，喉痹。主气所生诸病：汗出，目锐眦痛，颊痛，耳后、肩、臑、肘臂外侧皆痛，小指次指不能运动。

三焦手少阳脉气所发六输：三焦手少阳出于关冲，关冲穴在手小指次指之端，为井；流于液门，液门穴在小指之间，为荥；注于中渚，中渚穴在本节之后，为输；过于阳池，阳池穴在腕上凹陷之中，为原；行于支沟，支沟穴在腕上三寸两骨间凹陷之中，为经；入于天井，天井穴在肘外大骨之上凹陷之中，为合。

（二）心包络手厥阴相火苦，母气，六月未，右尺数

心包手厥阴与三焦手少阳相表里，三焦在外合天之暑气应五月，心包在内合地气相火，应六月，其脉应右手尺，脉象应暑气洪数，名曰命门，言三焦之气为生命之门。《洁古老人注王叔和脉诀》曰："命门还与肾脉同，用心仔细须寻趁。"张元素父子注："未午相火之位，其气热，乃三之主气也。《脉法》曰'夫命门与肾脉同者'，谓其所受病同于膀胱一腑，其各受病也，当用心辨水火之异。何以别之？如外证小便清利及脉沉而迟，是其气寒，属肾水；如小便赤涩，脉沉数，是其气热，属命门火。故所受者同，所主者异。夫所受者同，乃命门与肾同归膀胱一腑也。所主者异，谓有寒热之别，一归于寒水，一归于相火也。叔和谓有水火寒热之异，故令持诊之时，当用心审察之。"《素问·至真要大论》曰："诸痛痒疮，皆属于心。"暑气通于心包络相火，暑热太过造成火疮痛痒等病症，病的关键在心包络手厥阴经。

《灵枢·经脉》：心主手厥阴心包络之脉，起于胸中，出属心包络，下膈，历络三膲……是动则病：手心热，臂肘挛急，腋肿，甚则胸胁支满，心中憺憺大动，面赤目黄，喜笑不休。是主脉所生病者，烦心心痛，掌中热。

心主手厥阴之脉，起于胸中，出属心包，下膈，依次络连三焦，通行心包之气血。心主手厥阴心之本，在掌后两筋之间二寸中，标在腋下三寸。其脉异动则病：手心发热，肘部挛急，腋部肿，甚至胸胁胀满，心悸不宁，面赤目黄，喜笑不休。心主手厥阴脉所生诸病：烦心心痛，掌中发热。

心主手厥阴脉气所发五输：心出中冲，中冲穴在手中指之端，为井；流于劳宫，劳宫穴在掌中中指本节中间，为荥；注于大陵，大陵穴在掌后腕与臂两骨之间的凹陷中，

为输；行于间使，间使穴在掌后三寸之中两筋之间，本经有病则有反应，无病的时候则无反应，为经；入于曲泽，曲泽穴在肘内侧下凹陷中，屈肘取此穴，为合。

五、《素问·脏气法时论》心病论治

(一) 心的平脉与虚实

《素问·玉机真脏论》：夏脉如钩，何如而钩？岐伯曰：夏脉者心也，南方火也，万物之所以盛长也，故其气来盛去衰，故曰钩，反此者病。帝曰：何如而反？岐伯曰：其气来盛去亦盛，此谓太过，病在外；其气来不盛去反盛，此谓不及，病在中。帝曰：夏脉太过与不及，其病皆何如？岐伯曰：太过则令人身热而肤痛，为浸淫；其不及，则令人烦心，上见咳唾，下为气泄。

夏心脉的脉象如何？太过与不及的脉象及其病症是怎样的？夏脉如钩，取象于夏天万物茂盛生长之象。夏天阳气盛，万物茁壮生长，结出果实，果实下垂如钩，故曰如钩，心的平脉也是如此。夏脉应心，合于南方火，其脉内出于心，从心走手，外出时脉气充盛而返回的时候衰迟，其象如钩，如果不符合这种脉象，就是病脉。比如其脉来盛去也盛，这是太过，邪在三焦手少阳、小肠手太阳，所以说在外；如果其脉气来的时候不盛，去的时候反而充盛有余，这是阴气盛实，病在心，所以说病在里。夏脉太过与不及，发生的病变是怎样的？夏脉太过，则阳有余病在外，令人身体发热，皮肤疼痛，热邪浸淫成疮；不及则火衰病在内，表现于上部则心气不足而烦心，邪气侵肺而咳唾，在下部表现为气不固而屎气下泄。

孙思邈《备急千金要方·心脏脉论》：夏心火旺，其脉浮大而散一作洪，曰平，反得弦细而长者，是肝之乘心，母之归子，为虚邪，虽病易治；反得大而缓者，是脾之乘心，子之乘母，为实邪，虽病自愈；反得沉濡而滑者，是肾之乘心，水之克火，为贼邪，大逆，十死不治；反得微涩而短者，是肺之乘心，金之凌火，为微邪，虽病即瘥。

心取象于夏火，火热气外浮，故于左手寸部诊得其脉浮大而散为平，如果于左寸诊得关部肝弦细而长之象，是心气虚，肝气犯心，肝为心之母，其位在心火之前，从前位来的是虚邪，即使有病也容易治愈。大而缓是脾的平脉，于左寸诊得脾脉，是脾气犯心，脾土为心火之母，其位在夏心之前，从前位来的为实邪，即气未至而至，即使生病也易愈。如果在心的脉口诊得肾脉沉濡而滑之象，是肾水克制心火，邪从己所不胜来为贼邪，贼邪大逆，病凶险。涩而短是肺秋的脉象，于左寸见之是肺金反侮心火，从己所胜来的是微邪，即使有病也容易痊愈。

《灵枢·本神》：心藏脉，脉舍神，心气虚则悲，实则笑不休。

《素问·调经论》：帝曰：神有余不足何如？岐伯曰：神有余则笑不休，神不足则悲。血气未并，五脏安定，邪客于形，洒淅起于毫毛，未入于经络也，故命曰神之微。帝曰：补泻奈何？岐伯曰：神有余，则泻其小络之血，出血勿之深斥，无中其大经，神气乃平。神不足者，视其虚络，按而致之，刺而利之，无出其血，无泄其气，以通其经，神气乃平。

心神有余和不足的表现及治疗：心神有余则喜笑不停，心神不足则常忧愁。心藏神，神志安和则百体调适，腠理固密，邪气不犯。如果忘神任情，哀乐妄作，喜怒动形，则腠理开泄，邪气竞相侵入，出现各种疾病。人身不过表里，气血不过虚实，表实者里必虚，里实者表必虚，这是邪犯人体的正常表现。外邪犯人，自皮毛而入经络腠理，如果气血没有偏聚，五脏生理功能正常，邪气刚犯于毫毛，这是心神病的微邪。有余则泻之，神有余刺其小络出血，不要深刺，不要伤大经，神气就能恢复平和。不足则补之，视其虚络所在，按而使其气至，针刺之而利其气，不要出血，不要泻阳气，疏通了经络，心神就平和了。

（二）心病的苦欲补泻

《素问·脏气法时论》中有关心病及其补泻的论述如下：

心主夏，手少阴、太阳主治，其日丙丁。心苦缓，急食酸以收之。

病在心，愈在长夏，长夏不愈，甚于冬，冬不死，持于春，起于夏，禁温食热衣。心病者，愈在戊己，戊己不愈，加于壬癸，壬癸不死，持于甲乙，起于丙丁。心病者，日中慧，夜半甚，平旦静。心欲软，急食咸以软之，用咸补之，甘泻之。

心病者，胸中痛，胁支满，胁下痛，膺背肩胛间痛，两臂内痛；虚则胸腹大，胁下与腰相引而痛，取其经，少阴、太阳舌下血者。其变病，刺郄中血者。

心色赤，宜食酸，小豆、犬肉、李、韭皆酸。

心主夏，即心与小肠的生理与病理用夏火来比象。心手少阴与小肠手太阳相表里，合于春末夏初三月四月的清明、谷雨、立夏、小满四个节气，气候特征是热，不主于时，为少阴君火二之气。芒种、夏至、小暑、大暑五月六月的四个节气，气候特征是酷暑，合于南方火，天人相应，三焦手少阳在表上应暑气，心包手厥阴外合南方相火。心为君主之官不受邪，邪犯心脏先犯其外经心包络，所以心包手厥阴的功能如国君的相国，代替君王行使职权并受邪，简称少阳相火，按顺序排列为三之气。君火、相火之病，以火热为共同特征，故其治多相同。以十天干来纪的话丙丁为火，太阳在外为阳属丙火，少阴在内为阴属丁火，所以说心的日期是丙丁。心藏神，其志喜，喜太过则气缓散而心虚神散，故心苦于缓散的话，味酸之药能收敛，宜急食酸味药以收敛之。

少阳相火法南方夏暑气，火热之病在正常情况下，天气转凉了就会轻一些，所以心系的疾病在长夏容易痊愈，如果到了长夏土湿之气行令的时节还不好，到了冬水寒气主时就会加重。如果冬天不死，春天就会出现平稳的相持状态；春木生火，到了夏天病情就会好转。火气通于心，需要注意不要食用温热的东西，也不要穿太厚的衣服。如果用天干来解释这个过程，就是心火有病，当在长夏戊己病愈，戊己不愈，到了壬癸冬寒就会加重，壬癸冬寒不死就会在甲乙春木季节进入相持平稳的阶段，到了夏火丙丁就会好转。就一天来说，心病在日中（11～12时）清爽，到了半夜（23～24时）病情加重，到了平旦（5～6时）天亮就又会稳定下来。

先民的生活靠火苗不熄灭来维系，所以火的正常现象是微微上炎，燃烧不熄。心的功能取象于火，微微之火，无过烈之害而能给生命带来不息的动力，此所谓"少火生气"；邪气破坏了这个状态，就会出现太过与不及。不及，心火虚衰，如火星燃，奄奄欲熄；太过，如熊熊烈火烧毁万物，对于人来说，就是"壮火食气"，在这种状态下需要回归心的正常功能，这就是所谓心"欲软"。五行五脏的补泻，遂其性曰补，逆其性曰泻。木曰条达，木不及而不能条达生长，是其不及，以辛散之，助其生长条达之性曰补；木疯长曰太过，以酸收敛之而逆其性曰泻。心欲软：火爆烈与火欲熄灭皆非心所欲。火烈太过烧灼万物，咸从水化，水咸浸润，能软火烈之坚结，故急食咸以软之，使心恢复其软的特性，也就是使心火恢复微微上炎，燃烧不息的状态，故曰以咸补之。相反，心苦缓，是言心为缓而不速所苦，其表现一是心气缓散，不能行其明与神的功能，需要用酸收之；二是心火不足，不能行其炎上功能。心喜软而恶缓，甘为土之味，反其性而缓之，故为泻。《素问·至真要大论》曰："火位之主，其泻以甘，其补以咸。"

心手少阴经邪气实，则病胸中疼痛，胁肋支满，胁下疼痛。心与小肠相表里，小肠手太阳之脉，自臂臑上绕肩胛，交肩上。心虚则气逆不行，病胸腹大，胁下与腰相引作痛。治疗则取手少阴之经穴灵道，掌后一寸五分，针三分，灸三壮。再取小肠手太阳之经穴阳谷，手外侧腕中，锐骨下陷中，针三分，留三呼，灸三壮。心开窍于舌，刺舌下廉泉出血以泻其实。如果病情有变化，不只前证而已，又当取手少阴的阴郄穴，刺其出血。

南方丙丁火，其色赤，心属火，故色也赤；心苦缓，酸味能收之，故宜食酸，凡小豆、犬肉、李、韭皆酸，皆可食。

第三节　土与脾

一、从仓廪之官到土脏

先民最初对脾胃功能的认识，需要从脾字本身去探究。脾为形声字从肉，从肉只能说明脾与肌肉有关，没有揭示出脾得名的原因，脾的声符"卑"才是脾得名的原因。在甲骨文和金文中，"卑"像女仆的一只手拿着大扇子服侍主人。《说文解字·ナ部》曰："卑，贱也。执事者。""卑"指身份低下；"执事者"指干活的人。所以，从卑得声的字有两个基本意义：一是低下，二是补益。因为有地位低下之人的帮助，引申出裨益、好处之义。地位卑贱的女仆曰婢，男仆曰俾，增益曰裨等等。

脾的得名，一是因为其在五脏中所处的位置在下部，所谓的位卑；二是脾的功能是帮助胃消化腐熟水谷，是胃纳水谷的裨益。许慎释脾为土脏，是用五行取类比象解释脾的功能，是说脾犹如土地长养万物。刘熙《释名·释形体》曰："脾，裨也。在胃下，裨助胃气，主化谷也。"脾的位置在下，主要的功能是帮助胃化谷，犹如男女婢仆帮助主人一样。脾胃为仓廪之官，化五谷之味以生津液，《素问·五脏别论》曰："胃者，水谷之海，六腑之大源也。"人的五脏六腑都从胃获得营养和功能，但是胃为仓廪之官，容纳腐熟水谷，其精微并不能直接化生为营养，需要脾帮助运化。《素问·太阴阳明论》曰："四肢皆禀气于胃，而不得至经，必因于脾，乃得禀也。"胃通过腐熟水谷营养人的四肢百骸，但是不能使水谷精华直接到达四肢百骸，需要借助于脾的运化，水谷津液才能到达四肢百骸。这里所说的，就是脾的裨补功能。

在《黄帝内经》中，早期是用帝王的职官来譬况说明脾的功能，《素问·灵兰秘典论》曰："脾胃者，仓廪之官，五味出焉。"仓廪，是古代贮藏米谷的仓库；脾胃，是人体容纳水谷的地方。《素问·刺禁论》曰："脾为之使，胃为之市。"胃主纳，脾主运，脾胃受纳水谷犹如仓廪之贮藏米谷，水谷经过脾胃的腐熟运化，各以其味长养五脏六腑。但是以官职来比况说明脾的功能，只是对其功能的部分认识，并不能全面解释脾的生理和病理并用来指导临床实践。秦汉之际，医家引进五行学说，用土的功能来比况解释脾的功能。《说文解字·肉部》曰："脾，土脏也。"《尚书·洪范》曰："土爰稼穑。"土地能种植庄稼，生长万物，这是土的正常功能，如果土地贫瘠干旱或者过于水湿泥泞则没有多少收获；或者土地过于肥沃，让庄稼超过时令地猛长，也不会有收获。庄稼能否正常地生长收获，还取决于另外一个因素，就是所对应时令的气候特点。湿气"未至而至"或者"至而不至"，简单地说早临或者不临都不能丰收。这是影响土地功能的三个关键因素：不及、太过与湿气。中医理论引进五行学说，是用土的正常特性以及太过水湿泥泞或者干燥不及来说明脾的生理、病理并用以指导临床实践。土居中央以养四方，土松软湿润能生养万物，过于干硬板结或者过于水湿泥泞都是病态，故脾苦湿。脾燥则不能化谷，过湿或者过燥都是病态。在《黄帝内经》中，肝心脾肺肾都是从五行的平、不及、太过与对应的六气这四个方面阐述其功能。五脏阴病治以阴味药为主，虚者补之，适其性；实者泻之，逆其性，如肝的辛补酸泻，六气所致的太过与不及，则以阳性的气药为主平之。

二、足太阴、足阳明之经

（一）胃足阳明戊土湿，七月申

以天干纪五行土为戊己，胃在外为阳上应六气湿，为戊土；脾在内为阴外合五行土，与胃相为表里，为己土。《素问·至真要大论》曰："诸躁狂越，皆属于火。"各种烦躁不宁，弃衣而跑，登高而歌，病的关键在胃足阳明经。

《素问·灵兰秘典论》：脾胃者，仓廪之官，五味出焉。

《灵枢·五味》：胃者，五脏六腑之海也，水谷皆入于胃，五脏六腑，皆禀气于胃。五味各走其所喜，谷味酸，先走肝，谷味苦，先走心，谷味甘，先走脾，谷味辛，先走肺，谷味咸，先走肾，谷气津液已行，营卫大通，乃化糟粕，以次传下。

《素问·五脏别论》：胃者，水谷之海，六腑之大源也。五味入口，藏于胃，以养五脏气，气口亦太阴也。是以五脏六腑之气味，皆出于胃，变见于气口。

胃受纳水谷，脾主运化，犹如仓廪贮藏谷物，故谓仓廪之官。五味入胃，由脾而布散精微，以长养身体，所以说，胃是五脏六腑的源泉。人饮食入胃，五脏六腑，四肢百骸都从饮食中获得营养与功能。五谷五味，各以气味入其脏，谷味酸，先入肝；谷味苦，先入心；谷味甘，先入脾；谷味辛，先入肺；谷味咸，先入肾。水谷津液清升浊降，营卫之气生成，糟粕由下焦排出。

人从饮食水谷中获得营养与功能，水谷注入人的胃部，生成营血、卫气与津液的渊源，故胃为水谷气血之海。海水蒸腾行于天下，胃纳水谷化津液，中焦泌津液为营血行于脉内以长养五脏，上焦泌津液如雾露之溉，布散在脉外的肌肤腠理，以温煦肌肤，抵御病邪，上焦气化所出之气为卫气。五脏六腑之气经肺手太阴之经由内而外，变现于两手的寸口，所以诊寸口可以知五脏虚实。《难经·六十一难》曰："切脉而知之者，诊其寸口，视其虚实，以知其病，病在何脏腑也。"切脉之所以能知道病情，是因为通过切按病人的脉口，可以判断指下六位之脉是否与其常脉相应，如果位与其常脉之象不合，比如左关位候肝，如果左关位出现左尺肾的沉脉，是邪从后位来为虚邪。左寸位夏心为在春春肝之前，从前位来的脉象为实邪，据此可知病在何脏，是虚邪还是实邪，邪从何来。

张元素《医学启源》：胃者脾之腑也，又名水谷之海，与脾为表里。胃者，人之根本，胃气壮，则五脏六腑皆壮也，足阳明是其经也。胃气绝，五日死。实则腹胀便难，肢节痛，不下食，呕逆不已。虚则肠鸣胀满，滑泄。寒则腹中痛，不能食冷物；热则面赤如醉人，四肢不收持，不得安眠，语狂目乱，便硬者是也。病甚则腹胁胀满，呕逆不食，当心痛，下上不通，恶闻香臭，嫌人语，振寒，善欠伸。胃中热则唇黑，热甚则登高而歌，弃衣而走，颠狂不定，汗出额上，衄衊不止。虚极则四肢肿满，胸中短气，谷不化，中满也。胃中风，则溏泄不已；胃不足，则多饥，不消食。病人鼻下平，则胃中病，渴者可治。胃脉搏坚而长，其色黄赤者，当病折髀。其脉弱而散者，病食痹。右关上浮而大者，虚也；浮而短涩者，实也；浮而微滑者，亦实也；浮而迟者，寒也；浮而数者，热也。此胃腑虚实寒热，生死逆顺脉证之法也。

《脉诀》：右关上，脾胃脉之所出也，先以轻手得之，是胃属表；后以重手得之，是脾属里。脾合肌肉，脾脉循肌肉而行，持脉指法，如九菽之重，按至肌肉，脉道如微风轻扬柳梢者为缓；又稍稍加力，脉道敦实者为大，此为缓大，脾家不病脉之状也。脾脉本部在肌肉，若出于肌肉之上，见于皮毛之间者，是其浮也；入于肌肉之下，见于筋骨之分者，是其沉也。

《灵枢·经脉》：胃足阳明之脉，起于鼻，交頞中，旁约太阳之脉……是动则病：洒洒振寒，善伸，数欠，颜黑，病至则恶人与火，闻木声则惕然而惊，心欲动，独闭户塞牖而处，甚则欲上高而歌，弃衣而走，贲响腹胀，是为骭厥。是主血所生病者，狂疟温淫汗出，衄衊，口喎唇胗，颈肿喉痹，大腹水肿，膝髌肿痛，循膺、乳、气街、股、伏兔、骭外廉、足跗上皆痛，中指不用。气盛则身以前皆热，其有余于胃，则消谷善饥，溺色黄。气不足，则身以前皆寒栗，胃中寒则胀满。

胃足阳明之脉，起于鼻，通行胃的血气，属胃络脾。足阳明之本在厉兑，标在人迎颊下，上夹颃颡。其脉口异动则病：洒洒振寒，数伸腰呵欠，脸色黑，病重则厌恶人与火，听到击木的声响就会惊骇，心跳不安，喜欢关门闭窗独居室内，病情严重的会登上高处而歌，脱掉衣服乱跑，肠鸣腹胀，这是骭厥。主血所生诸病：狂疟，温热汗出，衄衊，口喎唇生疱疹，颈肿喉痹，腹部外肿，膝髌肿痛，沿着胸、乳、气街、股、伏兔、足胫外侧、足背上皆痛，足中趾不能屈伸。足阳明脉气盛则身以前皆热，若气有余于胃，则消谷善饥、小便色黄。气不足则身以前皆寒栗，胃中寒则胀满。

胃足阳明脉气所发六输：胃出于厉兑，厉兑穴在足大趾内次指之端，为井；流于内庭，内庭穴在次指外侧凹陷之处，为荥；注于陷谷，陷谷穴在中指内侧上行二寸凹陷之中，为输；过于冲阳，冲阳穴在足背上五寸凹陷之中，为原；行于解溪，解溪穴在上冲阳之上一寸半凹陷之中，为经；入于下陵，下陵穴在膝下三寸，胻骨外缘的三里穴，为合。

（二）脾足太阴己土，体肌，八月酉，右关缓

太阴在天为湿，在地为土，在脏为脾。阳刚阴柔，脾之腑胃在外为阳，外应天气湿；脾在内为阴，应五行土，合于四时十二月的八月酉，土居中央，中央黄色，入通于脾，开窍于口，藏精于脾，故病在舌根，其味甘，其类土。胃为仓廪之官，容纳并腐熟水谷；脾为谏议之官，化水谷津液以长养四肢百骸，犹如谏议之官把卓见达于君王。脾藏营，营舍意，化津液以长养其余四脏，旺于长夏，其气布于四季，其脉大而缓曰平。《素问·至真要大论》曰："诸湿肿满，皆属于脾。"湿气通于脾土，湿土太过与不及造成身体肿大胀满等病症，病的关键在脾。"诸胀腹大，皆属于热。"各种湿热胀满腹大，病的关键在脾足太阴经。

严用和《严氏济生方·脾胃虚实论治》：夫脾（胃）者，足太阴之经，位居中央，属乎戊己土，主于中州，候身肌肉，与足阳明胃之经相为表里。表里温和，水谷易于腐熟，运化精微，灌溉诸经。若饮食不节，或伤生冷，或思虑过度，冲和失布，因其虚实，由是寒热见焉。方其虚也，虚则生寒，寒则四肢不举，食饮不化，喜噫吞酸，或食即呕吐，或卒食不下，腹痛肠鸣，时自溏泄，四肢沉重，常多思虑，不欲闻人声，梦见饮食不足，脉来沉细软弱者，皆虚寒之候也；及其实也，实则生热，热则心胸烦闷，唇焦口干，身热颊痛，体重腹胀，善饥善瘦，甚则舌根肿强，口内生疮，梦见歌乐，四肢怠堕，脉来紧实者，是实热之候也。况土旺四季各十八日，脉来常欲中缓而短，乃不病之脉也。如乌之喙，如鸟之啄，如屋之漏，如水之溜，此皆脾死矣。

《灵枢·经脉》：脾足太阴之脉，起于大指之端，循指内侧白肉际，过核骨后，上内踝前廉，上腨内，循胫骨后，交出厥阴之前，上膝股内前廉，入腹属脾络胃，上膈，夹咽，连舌本，散舌下；其支者，复从胃，别上膈，注心中。是动则病：舌本强，食则呕，胃脘痛，腹胀善噫，得后与气则快然如衰，身体皆重。是主脾所生病者，舌本痛，体不能动摇，食不下，烦心，心下急痛，溏、瘕、泄、水闭、黄疸，不能卧，强立，股膝内肿厥，足大指不用。

脾足太阴之脉，通行脾的血气，起于足大趾尖端的隐白，其脉循足大趾内侧白肉分界处，经过足大趾本节之后的核骨，上行至足内踝前方，再上行到小腿肚之内，沿着胫骨后方，交出足厥阴之前，向上循行到膝盖、大腿内侧的前缘，入腹内，属脾络胃，再上行横膈膜，夹行咽喉，连舌根，散于舌下；脾脉的支脉，再从胃分出，上行至膈膜，注于心中。足太阴脉的本在中封前上行四寸之中，标在背输与舌根。脾脉脉口异动则

病：舌僵硬不柔和，食后就会呕吐，胃脘疼痛，腹胀，喜欢嗳气，大便或者排气之后就感觉畅快，病情减弱，但身体仍觉滞重。主脾所生诸病：舌根疼痛，身体不能转摇，饮食不下，心烦，心下急痛，大便稀薄下痢，或者小便不通，黄疸，不能安卧，勉强站立时大腿、膝内肿痛，逆冷，足大趾不能动。

脾足太阴脉气所发五输：脾足太阴脉气出于隐白，隐白穴在足大趾之端内侧，为井；流注于大都，大都穴在本节之后的凹陷之中，为荥；注入太白，太白穴在本节后面的核骨之下，为输；经行到商丘，商丘穴在内踝下凹陷中，为经；进入到阴陵泉，阴陵泉穴在内辅骨之下的凹陷之中，伸足取之即得，为合。

三、《素问·脏气法时论》脾病论治

（一）脾的平脉与虚实

《素问·玉机真脏论》：帝曰：四时之序，逆从之变异也，然脾脉独何主？岐伯曰：脾脉者土也，孤脏以灌四傍者也。帝曰：然则脾善恶，可得见之乎。岐伯曰：善者不可得见，恶者可见。帝曰：恶者何如可见。岐伯曰：其来如水之流者，此谓太过，病在外；如鸟之喙者，此谓不及，病在中。帝曰：夫子言脾为孤脏，中央土以灌四傍，其太过与不及，其病皆何如？岐伯曰：太过，则令人四肢不举；其不及，则令人九窍不通，名曰重强。

四时平脉与太过不及之脉皆显现于外，春脉弦，夏脉钩，秋脉毛，冬脉石，那么脾脉是怎样的呢？岐伯说：脾脉是土脉，居于中央以津液浇灌四旁。土居中央不合四方，那么脾脏功能的善恶能够从脉口切诊知道吗？善，是指平和不病之脉；恶，是指病脉。岐伯说：脾脉的正常脉象不能通过切脉知道，因为脾脉以其他四脏的常脉为善，弦、钩、毛、石四时之脉显现的时候，皆为脾胃之气滋灌正常的表现，所以四脏脉平和正常，说明脾脉正常。那么，有病的脾脉是怎样呢？当诊得指下脉气如水的流动，是脾气太过，病在胃足阳明，故曰病在外。其脉气来的时候如鸟啄手指，为脾虚受病，病在内。脾不合于四时为孤脏，脾有病则不能为胃行气于四肢，所以四肢滞重不举；脾的功能不足，则不能输津液于四肢百骸，让人九窍不通，身体沉重强直。

孙思邈《备急千金要方·脾脏脉论》：脾旺之时，其脉大阿阿而缓曰平，反得浮大而洪者，是心之乘脾，母之归子，为虚邪，虽病易治；反得微涩而短者，是肺之乘脾，子之乘母，为实邪，虽病自愈；反得弦而长者，是肝之乘脾，木之克土，为贼邪，十死不治；反得沉濡而滑者，是肾之乘脾，水之凌土，为微邪，虽病即瘥。

土居中央，以其气养四方，脉应四时，人的脾如土，其脉以和缓为平。心脉浮洪，如果在右关脾位诊得浮大而洪之象，是心气犯脾。心火居夏，脾土居长夏，土为火之子，长夏节气已至而湿气不至，夏日的暑热之气依然不退，这是母气犯子，母在子的后面，从后来者为虚邪，虚邪易治。金为土之子，秋金在长夏土的前面，肺金的平脉涩，如果右关位诊得微涩而短，这是前位的秋金来犯，子气犯母，所谓未至而至，从前来的为实邪，即使有病，也容易治愈。弦为肝的平脉，右关诊得弦而长之象，是肝木克乘脾土，从己所不胜来的是贼邪，贼邪为大逆，多凶险。沉为冬肾的平脉，如果右关诊得沉濡而滑之象，是肾气犯脾，土克水，从己所胜来的邪气是微邪，即使有病也容易痊愈。

《灵枢·本神》：脾藏营，营舍意，脾气虚则四肢不用，五脏不安，实则腹胀泾溲不利。

脾助胃化津液以营养身体，其志为意。脾气虚运化水谷津液的功能不足，不能提供足够的营血以养四肢百骸，所以明显的表现是四肢软弱无力。脾为土脏以津液滋养四旁，脾虚化津液的功能太弱，不能滋养五脏则五脏不安。脾的功能太过，犹如土地水湿太多泥泞不堪而不能生养万物，所以脾气实则水湿停滞胀满，大小便不利。脾气的太过与不及皆为病态。

《素问·调经论》：帝曰：善。形有余不足奈何？岐伯曰：形有余则腹胀、泾溲不利，不足则四肢不用。血气未并，五脏安定，肌肉蠕动，命曰微风。帝曰：补泻奈何？岐伯曰：形有余则泻其阳经，不足则补其阳络。帝曰：刺微奈何？岐伯曰：取分肉间，无中其经，无伤其络，卫气得复，邪气乃索。

脾藏营，生肌肉，形有余脾气实则腹部胀满，大小便不通利；脾气虚则四肢滞重，举步无力。如果脏腑气与血没有偏聚，五脏功能正常，微邪侵犯不深，只是肌肉间微微蠕动如有虫行，这是脾虚畏风叫"微风"。虚者补之，实者泻之。形有余太过则泻其足阳明之经穴；形不足为虚，虚则补足阳明之络穴。针刺微风之病，刺其分肉之间而不要刺在经脉中，使卫气得以恢复，邪气就能消散。

（二）脾病的苦欲补泻

《素问·脏气法时论》中有关脾病及其补泻的论述如下：

脾主长夏，足太阴、阳明主治，其日戊己。脾苦湿，急食苦以燥之。

病在脾，愈在秋，秋不愈，甚于春，春不死，持于夏，起于长夏，禁温食饱食，湿地濡衣。脾病者，愈在庚辛，庚辛不愈，加于甲乙，甲乙不死，持于丙丁，起于戊己。脾病者，日昳慧，日出甚，下晡静。脾欲缓，急食甘以缓之，用苦泻之，甘补之。

脾病者，身重善肌肉痿，足不收，行善瘛，脚下痛；虚则腹满肠鸣，飧泄食不化，取其经，太阴、阳明、少阴血者。

脾色黄，宜食咸，大豆、豕肉、栗、藿皆咸。

脾主长夏，即脾与胃的生理与病理分别用土与长夏湿来比象。五月六月，少阳相火暑气主时，夏日昼长夜短，故曰长夏。《素问·金匮真言论》曰："春胜长夏，长夏胜冬。"按照王冰的注，"长"读 zhǎng，是因为土由火生，长在夏中，既长而旺，是生、长与收、藏的转折之际，功能是化，所以叫长夏。从胃的功能看，胃纳水谷生津液长养四肢百骸，五脏六腑皆受气于胃。与胃相表里的脾是阴脏中生阴功能最强的脏器，没有脾的运化，其他器官所需的营养和功能都无法获得，所以戊土纳谷，己土运化，脾生阴精的功能最强，故曰太阴。足经功能强于手经，故肺手太阴排于其后。

土的特点是什么呢？《尚书·洪范》曰："土曰稼穑，稼穑作甘。"土地的功能是耕种庄稼，但是，疏松干爽的土地才能遂行其稼穑的功能，泥泞的土地不能生长万物，故土恶湿，比象到脾的功能，就是脾不喜欢湿腻之物，湿腻容易造成脾胃运化不畅，胀满，是为太过。脾不能为胃行其津液，津液失去正常的运行敷布，停留而为水湿，成为水肿、痰饮，《素问·至真要大论》曰："诸湿肿满，皆属于脾。"水湿内停，阻遏阳气，影响脾的运化功能，故脾恶湿。苦味之药能下行，因为是火之味，还能燥湿，故急食苦以燥之。

脾恶湿，秋天气燥，有利于脾病的恢复。脾象长夏湿土，愈当在秋金之时。如果秋金时节不愈，到了春木，木克脾土则病重，如果春天不死，延续到夏火之时，会出现平稳的相持阶段，延续到长夏病情就会好转。需要注意的是不要食用温热的东西，也不要吃得过饱，不要住在潮湿的地方，也不要穿潮湿衣服。脾病在秋金庚辛时期容易痊愈，庚辛不愈到了春木甲乙就会加重，甲乙不死就会在夏日丙丁进入相持平稳的阶段，到了长夏戊己病情就可能好转。脾病在日昳（13～14 时）会比较清爽，日出（5～6 时）木旺的时候严重，下晡（15～16 时）即相当于四时的秋金之时，病情就会相对稳定。脾欲缓：缓，舒缓，柔和。脾取象土，土贵充和温厚，不干不燥不湿才能生长万物。脾土之性，不及与太过皆为病。欲缓，说明脾没有达到舒缓的要求，是谓不及。能恢复脾土舒缓的特性曰补，甘味之药具有缓和、柔缓的功效，能助脾恢复舒缓之性，所以脾功能不足应该用甘药来缓和它，遂脾缓之性曰补。脾恶湿，过分湿泥则不能发挥脾运化之功能，苦味之药具有下行、燥湿的功能，所以湿太过用苦味来燥之曰泻。《素问·至真要大论》曰："土位之主，其泻以苦，其补以甘。"张介宾指出："土之主气，四之气也，在秋分前六十日有奇，乃太阴湿土所主之时。土性湿，苦则反其性而燥之，故为泻。土欲缓，甘则顺其气而缓之，故为补。"

脾土生肌肉，故脾实者身重，多肌肉痿痹，足不收，行走的时候痉挛，抽搐。脾虚寒，不能运化水谷，脾精不能四布，则腹满，肠鸣飧泄，食不化。治疗方法，当取足太阴经的商丘穴，足阳明经的解溪穴，足少阴经的复溜穴，针刺出血以泻其有余。

中央戊己土，其色黄，脾亦属土，故色亦黄；土恶燥结，咸能软坚，故宜食咸。大豆、猪肉、栗、藿皆咸，皆可食。

第四节　金与肺

一、从相傅之官到金脏

先民最初对肺功能的认识，可以通过分析肺字造字时期的蕴意来探知。《说文解字·肉部》曰："肺，金脏也。从肉，市声。"肺是形声字，月旁也就是肉旁表示肺和肌肉有关，但并不能据此判断肺的功能和意义，肺造字的方式和肝、脾一样，得名于声音。肺的声符是"市"，《说文解字·市部》曰："市，韨也。上古衣蔽前而已，市以象之……从巾，象连带之形。"清代段玉裁注："郑注《礼》曰：古者佃渔而食之，衣其皮。先知蔽前，后知蔽后。后王易之以布帛，而独存其蔽前者，不忘本也。""韨"音"币"，是古代祭祀的时候遮蔽在衣裳前面的一种服饰。许慎用声训探源的方法，训释

"市"如封建社会贵族祭祀的时候遮蔽于衣前的服饰：韠、韍。"市"今音福，古音读如"蔽"，其本义为遮蔽于人体前阴处的皮帛。古人渔猎而生，食其肉，衣其皮。人类早期先遮盖住前阴部，后来才遮盖其他地方，社会发展了之后改穿布帛。就人体的生殖器官得名来说，女性最早遮盖住的部位曰"市"，古无轻唇音，市读如蔽，王力《同源字典》谓"市""蔽"同源字。男性最早遮盖住的部位曰阴，《释名·释形体》曰："阴，荫也，言所在荫翳也。"汉代刘熙解释说，阴字的意义得名于荫，指草木或者高山挡住阳光的地方。人最早遮盖住不见阳光的地方是前阴的部位，女性最早遮盖住的地方叫"蔽"，男性被遮盖住的生殖器叫"阴"。《史记·扁鹊仓公列传》曰："循其两股以至于阴，当尚温也。"顺着病人的大腿抚摸到"阴"也就是生殖器，体温应该还是温的。从"市"之字多与遮盖义有关，如芾、蔽。芾，是草木茂盛遮盖土地之义。《广雅·释诂一》曰："蔽，隐也。"肺得名于声符"市"的遮蔽义。人的肺在胸腔中左右各一，处于胸腔的上部如华盖，故古书中又用华盖指肺。肺居于上在心君之旁，像一个国家的相国，帮助国君处理国家大事。心为君，主血脉，肺在上主气，司呼吸，其主要功能是推动营卫之气像潮汐那样由内而外再由外而内，周流不休。

《素问·灵兰秘典论》曰："肺者，相傅之官，治节出焉。"肺所处的位置较高，主气司呼吸，推动营血之气如潮汐那样由内而外，再由外而内循环不休，主管玄府的开阖，抵御病邪，通调水道，如国君的相国，所以为相傅之官。傅，辅相，即帮助君王治理国家的人，治理国家的各项政策制度出自相傅，调理人体气血阴阳升降出入的功能出自肺。张介宾指出："肺与心皆居膈上，位高近君，犹之宰辅，故称相傅之官。肺主气，气调则营卫脏腑无所不治，故曰治节出焉。"

肺作为心君的辅助，功能如相国，这是对肺功能的简单认识，并不能完全揭示肺的生理和病理并以此指导临床实践。秦汉时期中医学引入了五行学说，用五行的特性来解释五脏的生理和病理。《说文解字·肉部》曰："肺，金脏也。"金有哪些特性可以揭示肺的生理与病理呢？《尚书·洪范》曰："金曰从革。"金的本义是各种颜色的金属，金属在火的熔炼下可以制成各种工具，具有变革的特性。"金曰从革"，意思是金属可以按照人的要求变成各种器具。革，变的意思。五行学说以金主秋，与金的变革意义联系起来。董仲舒《春秋繁露·五行之义》曰："木居东方而主春气，火居南方而主夏气，金居西方而主秋气，水居北方而主冬气。是故木主生而金主杀，火主暑而水主寒，使人必以其序，官人必以其能，天之数也。"木主东方春气，春天阳气上升草木萌生；金主西方秋气，秋天是季节变更之时，秋风萧瑟肃杀，一夜寒风一场霜，落叶飘零，草木凋枯，自然界的景象因此大变。金合西方秋气，与金的另外一个意义禁止、拘禁有关。秋天万物已经长成只待收获深藏，是衰杀之气的开始。班固《白虎通·五行》曰："金在西方。西方者，阴始起，万物禁止，金之为言，禁也。"秋天草木再生长的话，就会遇到秋霜冬雪的杀伐而死。金的杀伐、禁止义是金的基本意义。《说文解字·金部》许慎分析金的构造，从土，今声。张舜徽谓金有紧义，闭口曰噤，石头地谓之硧，"金从今声，即声见义矣"。金的变革、杀伐义体现在大量古代文献中，《淮南子·说山训》曰："砥石不利，而可以利金。"东汉高诱注："金谓刀剑之属。"金可以变为杀伐的工具刀剑，也可以变为拘禁的工具。《庄子·列御寇》曰："为外刑者，金与木也。"拘禁的刑具由金与木制成。秋天合五行金，是取金的变与禁止之义。阳始于春木，天以阳生阴长；阴始于秋金，地以阳杀阴藏。杀，凋落、衰减。黄巢《不第后赋菊》曰："待到秋来九月八，我花开后百花杀。"秋金是寒热阴阳之气变更之时，自此而后，阳和之气衰减，肃杀之气增强，万物收藏。中医理论引进五行学说，用金的这个特点来解释肺脏的生理和病理。四时之气春木生夏火长，顺天时之序则为平，违其时则为灾。

二、手太阴、手阳明之经

（一）大肠手阳明庚金燥，九月戌

以天干纪五行，金为庚辛，五行合五脏，大肠在外应四时十二月的九月戌，上应天之燥气，为庚金。《素问·灵兰秘典论》曰："大肠者，传导之官，变化出焉。"胃纳水谷化津液，其清者升而为营卫，浊者下降，浊之浊者入大肠变而为糟粕自后排出，浊之清者入小肠，小肠分清浊，水液由此而渗于前，糟粕由此而归于后，脾气化而上升，小肠化而下降，气化自此出。《素问·至真要大论》曰："诸病胕肿、疼酸、惊骇，皆属于火。"各种肌肉浮肿、酸疼、惊骇，病的关键在大肠手阳明经。

张元素《医学启源》：大肠者，肺之腑也，传导之司，号监仓之官。肺病久则传入大肠，手阳明是其经也。寒则泄，热则结，绝则利下不止而死。热极则便血。又风中大肠则下血。又实热则胀满而大便不通，虚寒则滑泄不止。大肠者，乍虚乍实，乍来乍去，寒则溏泄，热则后重，有积物则发寒栗而战，热则发渴如疟状。积冷不去则当脐痛，不能久立，痛已则泄白物是也。虚则喜满喘嗽，咽中如核妨矣。此乃大肠虚实寒热，生死逆顺脉证之法。

《脉诀》：右寸大肠肺脉之所出也，先以轻手得之，是大肠属表；后以重手得之，是肺属里。肺合皮毛，肺脉循皮毛而行，持脉指法，如三菽之重，按至皮毛而得之者为浮；稍稍加力，脉道不利为涩；又稍加力，脉道缩入关中，上半指不动，下半指微动者为短。此乃浮涩而短，肺不病之状也。肺脉本部出于皮毛之上，见于皮肤之表，是其浮也；入于血脉肌肉之分，是其沉也。

《灵枢·经脉》：大肠手阳明之脉，起于大指次指之端，循指上廉，出合谷两骨之间，上入两筋之中，循臂上廉，入肘外廉，上臑外前廉，上肩，出髃骨之前廉，上出于柱骨之会上，下入缺盆络肺，下膈属大肠；其支者，从缺盆上颈贯颊，入下齿中，还出夹口，交人中，左之右，右之左，上夹鼻孔。是动则病：齿痛颈肿。是主津所生病者，目黄口干，鼽衄，喉痹，肩前臑痛，大指次指痛不用。气有余则当脉所过者热肿，虚则寒栗不复。

大肠手阳明之脉，起于手大指次指之端，沿着食指的上缘，通过拇指、食指间的合谷穴，上入腕上两筋的凹陷处，沿着臂上方至肘外侧，上行至臂外侧前缘上肩部，出肩峰前缘，出大椎穴，向前入缺盆络肺，下膈属大肠，通行大肠血气。其支脉，从缺盆上行至颈部入下齿龈，回转绕至上唇，左右两脉交合于人中，左脉向右，右脉向左，上行夹于鼻孔两侧，与足阳明经相合。手阳明之本，在肘骨中，上至别阳，标在颊下合于钳上。其脉异动则病：牙齿疼痛，颈部肿大。主津所生诸病：目黄口干，鼽衄，喉痹，肩前及上臂疼痛，大指次指痛不能活动。气盛有余则此脉所过之处热肿，虚则寒栗不得平复。

大肠手阳明脉气所发六输：大肠手阳明出于商阳，商阳穴在大指次指之端，为井；流于二间，二间穴在本指节白肉际处，为荥；注于三间，三间穴在本指节手背凹陷处，为输；过于合谷，合谷穴在大指次指岐骨之间，为原；行于阳溪，阳溪穴在两筋之间凹陷之中，为经；入于曲池，曲池穴在肘外辅骨之中，屈肘取穴，为合。

（二）肺手太阴辛金辛，体皮毛，十月亥，右寸涩

肺外合五行金，金色白，其味辛，其经手太阴，与大肠手阳明相表里，应于四时的十月亥辛金，主皮毛。《素问·至真要大论》曰："诸气膹郁，皆属于肺。"燥气通于肺金，燥金太过造成喘咳气逆等病症，病的关键在肺。"诸病有声，鼓之如鼓，皆属于热。"各种鼻息声响如鼓，病的关键在肺手太阴经。

严用和《严氏济生方·肺大肠虚实论治》：夫肺者，手太阴之经，位居西方，属乎庚辛金，为五脏之华盖，其气象天，其候胸中之气，布清气于皮肤，其政凉，其令肃，其主魄，是肺之司化也，与手阳明大肠之经相为表里。贵无偏胜之患，或因叫呼，或过食煎煿，或饮酒过度，或饥饱失宜，因其虚实，由是寒热见焉。方其虚也，虚则生寒，寒则声嘶，语言用力，颤掉缓弱，少气不足，咽中干无津液，虚寒乏气，恐怖不乐，咳嗽及喘，鼻有清涕，皮毛焦枯，诊其脉沉缓者，是肺虚之候；及其实也，实则生热，热则胸膈满，鼻赤口张，饮水无度，上气咳逆，咽中不利，肩背生疮，尻、阴、股、膝、髀、腨、肘、足皆痛。脉来浮涩而短者，是不病之脉。

《灵枢·经脉》：肺手太阴之脉，起于中焦，下络大肠，还循胃口，上膈属肺，从肺系横出腋下，下循臑内，行少阴、心主之前，下肘中，循臂内上骨下廉，入寸口，上鱼，循鱼际，出大指之端；其支者，从腕后直出次指内廉，出其端。是动则病：肺胀满，膨膨而喘咳，缺盆中痛，甚则交两手而瞀，此为臂厥。是主肺所生病者，咳，上气喘喝，烦心胸满，臑臂内前廉痛厥，掌中热。气盛有余，则肩背痛，风寒，汗出中风，小便数而欠。气虚则肩背痛寒，少气不足以息，溺色变。

手三阴经从脏走手，肺手太阴之脉从肺受得中焦所化营血阴气，鼓动血气如潮汐周流不休，以营养五脏六腑，四肢百骸。肺脉从胸走手，合手阳明，手阳明上头合足阳明，足阳明下行至足合足太阴脾注心中。手太阴外合于黄河水，内属于肺；手阳明外合于长江水，内属于大肠。黄河与长江是河流中的最大者，以此来比喻肺的气血功能强大。足太阴外合于湖水，内属于脾；足阳明外合于海水，内属于胃。湖水与海水用来说明脾、胃的气血功能更为强大，多血多气。所以，五脏之中生阴功能最强大的是脾足太阴，其次是肺手太阴。肺手太阴对应的四时之气是从秋分之后，寒露、霜降、立冬、小雪四个节气，其显著的气候特点是燥凉。秋风萧瑟，草木凋零，万物开始深藏以躲避肃杀之气。肺手太阴之脉是五脏六腑通行气血的要道。经脉产生的地方称为"起"，所经

历的地方叫"出",也称"至"或者"注"。胃纳水谷生津液,中焦泌津液化而为营血,营血注肺手太阴之经入五脏周流全身,故气血从肺手太阴脉开始流注。肺叶的鼓动使全身百脉内的营血像潮汐那样波动,由内而外,再由外而内,五脏六腑因此都受脾胃所生营血的滋养。十二经脉以肺经为首,循序相传,终于肝足厥阴经而又传于肺经,终而复始,是为一周。肺手太阴之脉起于中焦,下络大肠,回绕沿着胃下口到胃上口,上贯膈膜,连属肺,从喉咙横走腋下,沿着上臂内侧下行,行于手少阴和手厥阴的前面,下至肘内,然后顺着前臂内侧经掌后高骨下缘,入寸口,上手鱼,沿着手鱼的边缘即鱼际出大拇指尖端的少商;它的支脉,从手腕后直出食指内侧间端,合于大肠手阳明脉。肺手太阴脉异常搏动则病:肺胀满,膨膨然喘咳,缺盆中痛,严重的话两手交叉按于胸部,头眩晕,视物模糊,这就是所谓的臂厥。主肺所生诸病:咳嗽,气逆喘促,呼吸有声,心中烦乱,胸部胀闷,臑臂内侧前缘疼痛逆冷,掌心发热。肺气盛有余则肩背疼痛,怕风寒,汗出,中风,小便频数,哈欠。肺气虚则肩背疼畏寒,少气不足以呼吸,以及小便黄赤等症。

《灵枢·本输》:凡刺之道,必通十二经脉之所终始,络脉之所别处,五输之所留止,六腑之所与合,四时之所出入,五脏之所溜处,阔数之度,浅深之状,高下所至。

肺出于少商,少商者,手大指端内侧也,为井(木);溜于鱼际,鱼际者,手鱼也,为荥;注于太渊,太渊,鱼后一寸陷者中也,为输;行于经渠,经渠,寸口中也,动而不居,为经;入于尺泽,尺泽,肘中之动脉也,为合,手太阴经也。

针刺之道,必须通晓十二经脉的终始:手三阴经,始之于胸,终于手指;手三阳经,始于手指,终之于头。足三阳经,始起于头,终之于足;足三阴经,始起于足,终之于腹。还必须知道十五络脉从脏腑正经别走相入,以及五脏五输各从井出,留止于合。五脏六经为里,六腑六经为表,表里相合。秋冬,阳气从皮外入至骨髓,阴气出至皮外;春夏,阴气从皮外入至骨髓,阳气出至皮外。脏腑出营卫二气,营行脉中,卫行脉外,流行于身。络脉为浅,经脉为深。经脉上行于头,下至于足等。脉出之处为井,肺脉从脏而起,出至大指之端的少商,少商穴在手大指的内侧,为井;流注入鱼际,鱼际穴在手鱼的边缘,为荥;灌注于太渊,太渊穴在手鱼后一寸的下陷之处,为输;经行于经渠,经渠穴在腕后寸口之中动而不停的地方,为经;汇入于尺泽,尺泽穴在肘中的动脉处,为合,这是肺手太阴的五输穴。

三、《素问·脏气法时论》肺病论治

(一)肺的平脉与虚实

《素问·玉机真脏论》:秋脉如浮,何如而浮?岐伯曰:秋脉者肺也,西方金也,万物之所以收成也,故其气来,轻虚以浮,来急去散,故曰浮,反此者病。帝曰:何如而反?岐伯曰:其气来毛而中央坚,两傍虚,此谓太过,病在外;其气来毛而微,此谓不及,病在中。帝曰:秋脉太过与不及,其病皆何如?岐伯曰:太过则令人逆气而背痛,愠愠然;其不及,则令人喘,呼吸少气而咳,上气见血,下闻病音。

　　肺合地气西方金，上应天之燥气，气有多少，多者为过，少者不及；地有五行，形有盛衰，盛为太过为实，衰为不及为虚，那么肺虚与实的症状是怎样的？《灵枢·本神》曰："肺藏气，气舍魄，肺气虚则鼻塞不利少气，实则喘喝胸盈仰息。"肺气虚则邪易犯，邪犯则鼻塞不通，呼吸有气无力；肺气实则呼吸喘粗有声，胸部胀满，仰面而喘。五脏的虚实，其象皆显现于肌表，其脉显现于寸口。那么，肺脉太过与不及之象如何？秋天是万物收成之季，所以平秋脉来，其气轻虚而浮，来得急，离的时候浮而散，故秋脉浮，反此者为病象。秋肺脉气来的时候浮软而中央坚硬两旁虚软的话，此为阳盛太过，病在大肠手阳明，故曰在外。诊肺秋脉气来的时候好像手按羽毛，毛中央微弱，这是肺气衰微，是气不及，病在肺手太阴，故曰在内。秋脉太过与不及的病状：太过让人气上逆，背部疼痛，郁闷而不舒畅。不及让人喘促，呼吸少气咳嗽，气上逆而出血，喘息中能听到肺中有声。

　　《素问·调经论》：气有余不足奈何？岐伯曰：气有余则喘咳上气，不足则息利少气。血气未并，五脏安定，皮肤微病，命日白气微泄。帝曰：补泻奈何？岐伯曰：气有余，则泻其经隧，无伤其经，无出其血，无泄其气。不足，则补其经隧，无出其气。帝曰：刺微奈何？岐伯曰：按摩勿释，出针视之，日我将深之，适人必革，精气自伏，邪气散乱，无所休息，气泄腠理，真气乃相得。

　　关于肺气的有余与不足，以及用针刺补泻之法，岐伯指出：肺气有余则喘咳气上逆，肺气虚不足，呼吸虽然畅通但是气息短少。如果脏腑气血还没有发生严重的偏聚，五脏的生理功能正常，只是在皮肤的一些小病，就是所说的"白气微泄"。肺主秋，主皮肤，秋色白，所以肺气又叫白气，肺秋的皮肤小病，曰微泄。肺气有余，审查其有余是在肺经何处而泻其经隧，不能刺伤经脉出血而泄其营气；肺气不足，审查其不足之在肺经何处而补其经隧，即使是卫气也不能外泄。那么，肺经的微邪如何针刺呢？先行按摩之法，使皮肤之气得以流通，然后出针给病人看并对病人说：我将深刺啊。这样使病人有恐惧的心理而精气内守，不与邪气相结。邪气散乱于浅表，没有它可以附着停留的地方，由腠理发泄于外，真气就恢复正常。

　　孙思邈《备急千金要方·肺脏脉论》：秋金肺旺，其脉微涩而短曰平。反得大而缓者，是脾之乘肺，母之归子，为虚邪，虽病易治；反得沉濡而滑者，是肾之乘肺，子之乘母，为实邪，虽病自愈；反得浮大而洪者，是心之乘肺，火之克金，为贼邪，大逆，十死不治；反得弦细而长者，是肝之乘肺，木之凌金，为微邪，虽病即瘥。

　　人与天地同气，脉与时相应，肺主秋，其脉微涩而短为平脉。缓为脾的平脉，脾土位在肺金之后，土为金之母，秋金之时而长夏的湿气不退，是为燥气该至而不至，从后来的为虚邪，即使生病也容易治疗。沉为肾的平脉，肾水位在肺金之前，水为金之子，秋金之时而冬寒之气大行，这是寒气不该至而至，从前来的为实邪，即使生病，也能够自愈。洪为夏心的脉象，秋金肺位诊得浮大而洪之象，是畏火刑金，为贼邪，大逆，多凶险。弦为肝的平脉，右寸秋肺位诊得弦细而长的春肝脉象，这是木反侮金，为微邪，即使生病也能痊愈。

（二）肺病的苦欲补泻

《素问·脏气法时论》中有关肺病及其补泻的论述如下：

肺主秋，手太阴、阳明主治，其日庚辛。肺苦气上逆，急食苦以泄之。

病在肺，愈在冬，冬不愈，甚于夏，夏不死，持于长夏，起于秋，禁寒饮食寒衣。肺病者，愈在壬癸，壬癸不愈，加于丙丁，丙丁不死，持于戊己，起于庚辛。肺病者，下晡慧，日中甚，夜半静。肺欲收，急食酸以收之，用酸补之，辛泻之。

肺病者，喘咳逆气，肩背痛，汗出，尻阴股膝髀腨胻足皆痛；虚则少气不能报息，耳聋嗌干，取其经，太阴、足太阳之外厥阴内血者。

肺色白，宜食苦，麦、羊肉、杏、薤皆苦。

肺主秋：肺与大肠相表里，大肠与肺的生理与病理分别取象于四时的秋燥及其同气相求的五行金。大肠手阳明在表上应燥气为庚金，肺手太阴在里外合五行金为辛金，春生夏长秋收冬藏，秋为收藏之际，天气逐渐转寒，秋风扫落叶，万物开始准备蛰伏过冬，其气候特点是干燥寒凉，古人曰收敛清肃，并用这个特点来解释肺的功能。天地同气，金的基本特点是变化、杀伐、拘禁。秋气宜降，如果该降而不降，燥气上逆于肺则咳逆、喘促，是为该变而不变为太过，苦性寒凉下降，故急食苦以泻之。

病在肺，冬水之时容易痊愈，如果冬天不愈，到了夏天火能克金就会加重，如果夏天不死，长夏土湿之际就会出现平稳的相持状态，秋天肺金旺时病就可以转愈。需要注意的是不要食用寒冷的东西，也不要穿得太过单薄。肺病的人，其病的轻重情况，用十干来表示的话，在冬水壬癸日容易痊愈，壬癸日不愈到了夏火丙丁日就会加重，丙丁日不死会在长夏湿土戊己之际进入相持平稳的阶段，到了秋金庚辛日病情就可能好转。就一天中肺病的轻重来说，在傍晚时会比较平稳，感觉良好。到了中午，病情会加重，到了半夜病情又会相对安静。肺与金秋相应，秋风萧瑟，草木摇落，气候呈现收敛肃杀的气象，因此，肺以收敛为其性。肺苦急，是说肺为气逆剧烈所苦，是肺气太过为实，苦性寒凉下降以泻之。肺欲收，说明肺的收敛功能不足，是为虚，虚则补之，酸味之药具有收敛的功能，帮助肺金恢复收敛肃降之性，故曰补；遂其性曰补，逆其性曰散，肺气宜聚不宜散，故酸收为补，辛散为泻。《素问·至真要大论》曰："金位之主，其泻以辛，其补以酸。"张介宾指出："金之主气，五之气也，在秋分后六十日有奇，乃阳明燥金所主之时。金性敛，辛则反其性而散之，故为泻。金欲收，酸则顺其气而收之，故为补。"

肺藏气，主喘息，其变动为咳，病则喘咳逆气。背为胸中之府，肩接近之，故肩背痛。肺主皮毛，病则疏泄而汗出。肺病连肾，气陷下部而母病及子，肾足少阴及其腑膀胱足太阳有病，故尻、阴、股、膝、髀、腨、胻、足皆痛。肺气虚则呼吸短促，不能接续。手太阴之络会于耳中，则耳聋嗌干。当取手太阴之经穴经渠，足少阴之经穴复溜，出其血则可。

西方庚辛金，其色白，肺亦属金，故色亦白；肺苦气上逆，苦能泄之，故宜食苦，凡麦、羊肉、杏、薤皆苦，皆可食。

第五节 水与肾

一、从作强之官到水脏

从语源的角度来分析，繁体肾字的构造提示了先民对肾功能的认识。《说文解字·肉部》曰："肾，水脏也。从肉（月），臤声。"繁体的肾字从肉（月），说明肾的意义类属和肉有关。臤是声符，表示读音。那么，"臤"表示什么意义呢？《说文解字·又部》曰："臤，坚也。从又，臣声。"段玉裁注："谓握之固也，故从又。""又"在古文字中像手，表示手的侧面形状及手的动作。"臤"字的构形所表达的意义，一般认为是指用手抓住臣仆或者战俘。《说文解字·臣部》曰："臣，牵也。事君也。"用绳子牵着俘虏，被牵的对象就叫臣。"臣"的"事君"义是后来的意义。从语源看，从"臤"得声的字多有坚硬、紧固、饱满之义，如坚，刚也。紧，缠丝急也，就是缠得紧固。所以有学者认为"臤"是会意字，由"臣"和"又"构成，在古文中"又"可以读为"有"。"臣"的来源一般是战争中俘获的战俘，古人为了防止战俘逃跑，方便管理，一般是刺瞎眼睛或者割掉睾丸，今天看来是比较残忍的行为，但是在那个年代是普遍现象。"臣"也像人睾丸之形，"臤"会意又（有）睾丸。人有睾丸可以产生精子，阴茎就能坚硬勃起，所以从"臤"的字多有坚硬义。和女性交合繁衍后代，这在古今都是大事，阴茎能不能坚硬勃起，关系到能不能繁衍后代。因此，中国古人较早地认识到，人的生殖功能依赖睾丸，割除了睾丸就不是正常的男人，不能生育，为宦者，所以睾丸有人的外肾之说。宋慈《洗冤集录·疑难杂说上》曰：查验因争斗致死，虽然二方的主事人分明，但尸上并无痕损而致气绝而死，"如此者，多是肾子或一个或两个缩上不见"。男子的肾子一个或两个缩上，就是指男性的睾丸内缩不见。卷五"受杖死"；"又有讯腿杖，而荆杖侵及外肾而死者，尤须细验"。"外肾"就是男人的睾丸。古人把阉割睾丸的男子称臣，或者称宦。臣或宦是家内的奴隶，以服侍主人，割除睾丸以方便内房或者后宫的管理，所以"臣"有臣服义，君臣之臣是后起义。繁体肾字从肉臤声，声中有义，是用声音提示肾与睾丸及人的生殖功能有关。

中医经典对肾功能的认识，继承了先人的思想。在《黄帝内经》中，早期对肾功能的认识是用习见的帝王官员的职能来比喻，《素问·灵兰秘典论》曰："肾者，作强之官，伎巧出焉。""作强"是言肾的功能。男为阳刚，阳化气，男性的肾功能正常，则强健有力，具体表现为骨骼坚强，能劳作，能施精繁衍后代；女为阴柔，阴成形，女性的肾功能正常，则柔美孕育，长于伎巧。伎，技能，艺伎。王冰注："强于作用，故曰作强；造化形容，故曰伎巧。在女则当其伎巧；在男则正曰作强。"意思是男人肾功能健全则精血充足，骨节坚强，阴茎勃起有性生活能力，能繁衍后代，还能从事劳作。这是先民最早对肾功能的认识：一是生精髓，能让人骨节坚强；二是生生殖之精，能行阳施化以繁衍后代。

无论是用训诂学的方法，从肾字的构造探知先人对肾功能的认识，还是《黄帝内经》中以帝王官员的大小来比喻说明肾脏的功能作用，这些都只是对肾功能的朴素认识，不能系统地阐释肾的生理、病理，更不能据此指导临床诊疗，所以，秦汉之际医家引进五行学说，用取类比象的方法，以五行水的特性来阐述肾的正常生理功能以及病理。《素问·上古天真论》曰："肾者主水，受五脏六腑之精而藏之，故五脏盛，乃能泻。"肾脏的功能取象于五行水，水合北方冬，万物冬藏以待春暖茂长，肾受纳五脏六腑的精华并贮藏起来，以生骨髓、脑髓、精液等精汁，所以五脏强盛精髓充盈，人能交合施精，长骨骼脑髓等。肾主水，是五行学说流行时期的认识。东汉许慎《说文解字·肉部》曰："肾，水脏也。"这是用五行水及其对应的气候特征寒来阐述肾的生理与病理，那么，水有什么特性呢？《尚书·洪范》曰："水曰润下……润下作咸。"《道德经·第八章》曰："上善若水。水善利万物而不争。"上善若水，水最基本的特点是默默无声地滋润土壤，让土能够生长草木万物，所以古人认为水利万物而不言是上善。这是水的正常功能特点，也就是后面所说水的"平"。水正常的功能是滋养万物，太过与不及则能害万物。水气横溢，泛滥成灾是水太过；水涸土裂，津液枯竭是水不及。太过与不及都是中医学研究的重点，古人据此提出纠正解决的方案。润下作咸，咸是盐之味，水气蒸发而盐留在土壤上面。盐的咸味能软坚，古人叫咸软。火亢盛灼烧则能使物体坚结，而咸能软之，润之，所以火热盛则坚结，坚结治以咸软。古人以五行的生克之理，阐述事物之间的联系，并以此寻找滋养身体与克制疾病的药食，与现代医学寻找克制消灭疾病的药物并没有本质的不同。东方的智慧并没有停止于五行，而是进一步考虑到了影响肾脏疾病的其他因素：自然界的寒气与人的精神因素。《素问·逆调论》曰："肾者，水脏，主津液。"肾的功能如水，生津液，水过于寒就会结冰，结冰则津液不化，生命停止。所以过于寒冷就需要深藏以避免寒邪的危害。《素问·六节藏象论》曰："肾者，主蛰，封藏之本，精之处也，其华在发，其充在骨，为阴中之少阴，通于冬气。"古人经过长期的观察总结，用冬天的寒气与五行水来譬况说明膀胱与肾的功能。肾藏精，肾既不能轻易泄泻也不能寒凝不化，应该像万物那样在冬天深藏以储蓄积累精华以奉春夏的生长。肾主蛰藏生精髓，是精汁汇聚的地方，它的荣华与否显现在毛发，其充养骨骼、长养身体、生阴的功能用三阴表示为少阴，弱于助胃化津液的脾太阴。由于少阴之名被君火占用，故在五运六气理论中以少阴的表膀胱足太阳来命名，简称太阳寒水。

二、足少阴、足太阳之经

（一）膀胱足太阳壬水寒，十一月子

天干纪五行水曰壬癸，膀胱在表为壬水，合于十一月子，上应天之寒气。《素问·灵兰秘典论》曰："膀胱者，州都之官，津液藏焉，气化则能出矣。"膀胱为三焦的下泽，津液所聚，故曰州都。水液的升降必赖于下焦的施化，若下焦不约则水遗泄，下焦不利则癃闭，所以气化水液的功能出自膀胱。《素问·至真要大论》曰："诸痉项强，皆属于湿。"各种痉急，项背僵直，病的关键在膀胱足太阳经。

张元素《医学启源》：膀胱者，津液之府也，与肾为表里，号曰水曹掾，又名玉海，足太阳是其经也。总通于五腑，所以五腑有疾，则应膀胱；膀胱有疾，即应胞囊也。伤热则小便不利，热入膀胱，则其气急，而小便黄涩也；膀胱寒则小便数而清白也。又水发则其根在膀胱，四肢瘦小，而腹反大是也。膀胱咳久不已，传之三焦，满而不欲饮食也。然上焦主心肺之病，人有热则食不入；寒则神不守，泄下利不止，语声不出也。实则上绝于心气不行也，虚则引热气于肺。其三焦和，则五脏六腑之气和，逆则皆逆。膀胱经中有厥气，则梦行不快；满胀则小便不下，脐下重闷，或肩痛。绝则三日死，死在鸡鸣。此膀胱虚实寒热生死逆顺脉证之法也。

《脉诀》：左尺，膀胱肾脉之所出也，先以轻手得之，是膀胱属表；后以重手得之，是肾属里。命门与肾脉循骨而行，持脉指法，按至骨上得之为沉；又重手按之，脉道无力者为濡；举手来疾流利者为滑。此乃沉濡而滑，命门与肾脉不病之状。命门与肾部近骨，若出于骨上，见于皮肤血脉筋骨之间，是其浮也；入而至骨，是其沉也。

《灵枢·经脉》：膀胱足太阳之脉，起于目内眦，上额交颠；其支者，从颠至耳上角；其直者，从颠入络脑，还出别下项，循肩髆内，夹脊抵腰中，入循膂，络肾属膀胱……是动则病：冲头痛，目似脱，项如拔，脊痛，腰似折，髀不可以曲，腘如结，踹如裂，是为踝厥。是主筋所生病者，痔疟狂癫疾，头囟项痛，目黄，泪出，衄血，项背腰尻腘踹脚皆痛，小指不用。

膀胱足太阳之脉，起于眼内角，上行额部，交会于头顶；它的支脉，从头顶到耳上角；其直行的脉从头内入络脑，复出下行至项部，然后沿着肩胛骨内侧夹行于脊柱两旁，到达腰部，内入行于脊膂，络肾属膀胱，通行膀胱血气。其脉异动则病：气上冲而头痛，眼睛疼痛如脱，颈项部疼痛似拔，脊痛，腰痛似折，大腿不能屈伸，腘窝部如扎结，小腿肚疼痛如裂，这是踝厥。主筋所生诸病：痔疮，疟疾，狂癫病，头囟项痛，眼睛发黄，流泪，鼻流清涕或出血，项、背、腰、尻、腘、踹、脚皆痛，小指不能活动。

膀胱足太阳脉气所发六输：膀胱出于至阴，至阴穴在足小趾端外侧，为井；流于通谷，通谷穴在足小趾的前端外侧，为荥；注于束骨，束骨穴在足小趾后端的凹陷之中，为输；过于京骨，京骨穴在足外侧大骨之下，为原；行于昆仑，昆仑穴在外踝之后，跟骨之上，为经；入于委中，委中穴在膝弯中央，为合。

（二）肾足少阴经癸水咸，体骨，十二月丑，左尺沉

肾法五行水，膀胱为阳壬水，肾在内为阴癸水，合于十二月丑，水味咸，色黑，肾藏精，精舍志，主于骨，耳者肾之官，耳和则能闻五音。《素问·灵兰秘典论》曰："肾者，作强之官，伎巧出焉。"肾生成并贮藏脑髓、骨髓及生殖之精，男人的肾功能强，则筋骨强健，劳作有力，能施精；女人肾功能强，则轻巧妖娆，能生育。《素问·至真要大论》曰："诸寒收引，皆属于肾。"寒气通于肾，寒水太过造成闭阻、凝涩等病症，病的关键在肾。"诸病水液澄澈清冷，皆属于寒。"诸病水液澄澈清冷，皆属于肾足少阴经。

严用和《严氏济生方·肾膀胱虚实论治》：夫肾者，足少阴之经，位居北方，属乎

壬癸水，左为肾，右为命门，与足太阳膀胱之经相为表里。肾精贵乎专涩，膀胱常欲气化者也。若快情纵欲，失志伤肾，过投丹石，因其虚实，由是寒热见焉。方其虚也，虚则生寒，寒则腰背切痛，不能俯仰，足胫酸弱，多恶风寒，手足厥冷，呼吸少气，骨节烦疼，脐腹结痛，面色黧黑，两耳虚鸣，肌骨干枯，小便滑数，诊其脉浮细而数者，是肾虚之候也；及其实也，实则生热，热则舌燥咽肿，心烦咽干，胸胁时痛，喘嗽汗出，小腹胀满，腰背强急，体重骨热，小便赤黄，足下热痛，诊其脉浮紧者，是肾实之候也。脉沉濡而滑者，不病之脉也。脉来如引葛，按之益坚者肾病。至坚而沉，如弹石辟辟然者死。

《灵枢·经脉》：肾足少阴之脉，起于小指之下，斜走足心，出于然谷之下，循内踝之后，别入跟中以上腨内，出腘内廉，上股内后廉，贯脊属肾络膀胱；其直者，从肾上贯肝膈，入肺中，循喉咙，夹舌本；其支者，从肺出络心，注胸中。是动则病：饥不欲食，面如漆柴，咳唾则有血，喝喝而喘，坐而欲起，目䀮䀮如无所见，心如悬，若饥状。气不足则善恐，心惕惕如人将捕之，是为骨厥。是主肾所生病者，口热舌干，咽肿上气，嗌干及痛，烦心心痛，黄疸肠澼，脊股内后廉痛，痿厥嗜卧，足下热而痛。

肾足少阴之脉通行肾的血气，属肾络膀胱。足少阴之本在内踝下二寸之中，标在背俞与舌下两脉。其脉起于足小趾之下，斜走足心，出于内踝前大骨的然谷穴之下，沿着内踝的后部，别入足跟，由此上行经小腿肚内侧出腘窝内侧，再沿着大腿内侧后缘，贯穿脊柱属肾络膀胱；其直行的经脉，从肾上行至肝，通过膈膜入肺中，沿着喉咙，夹舌根；它的支脉从肺出络心，注胸中。其脉口异动则病：虽然感觉饥饿但是不想进食，面色灰暗无华，咳唾带血，喘息有声，如果坐的时候突然站起来，则两眼视物模糊不清，心慌如悬，像饥饿的样子。肾气不足则多恐，心中惊悸好像有人要逮捕他，这叫骨厥。主肾所生诸病：口热舌干，咽部肿痛，气上逆，喉咙发干而痛，烦心心痛，黄疸，痢疾，脊背、大腿内侧疼痛，足部痿软逆冷，嗜卧，足心发热而痛。

肾足少阴脉气所发五输：肾出涌泉，涌泉穴在足心，为井；流注于然谷，然谷穴在足内踝前大骨下陷之处，为荥；输注于太溪，太溪穴在内踝之后跟骨之上凹陷之处，为输；经行于复溜，复溜穴在内踝上二寸，跳动不休，为经；汇入于阴谷，阴谷穴在内辅骨之后，大筋之下，小筋之上，按之应手，屈膝而取之即得，为合。

三、《素问·脏气法时论》肾病论治

（一）肾的平脉与虚实

《素问·玉机真脏论》：冬脉如营，何如而营？岐伯曰：冬脉者肾也，北方水也，万物之所以合藏也，故其气来，沉以搏，故曰营，反此者病。帝曰：何如而反？岐伯曰：其气来如弹石者，此谓太过，病在外；其去如数者，此谓不及，病在中。帝曰：冬脉太过与不及，其病皆何如？岐伯曰：太过，则令人解㑊，脊脉痛而少气不欲言；其不及，则令人心悬如病饥，眇中清，脊中痛，少腹满，小便变。

肾取象北方冬水，其腑膀胱上应寒气。气有多少，形有盛衰，故有太过与不及之

病。太过为实，实则泻之；不及为虚，虚则补之。肾虚实的症状如何？《灵枢·本神》曰："肾藏精，精舍志，肾气虚则厥，实则胀。"肾藏精，精舍志，阳虚不足则手足逆冷为厥。邪有余，寒气在腹则腹胀飧泄。心位在上，五行合火法天阳，肾位在下，五行合水法地阴，心火、肾水阴阳升降沟通才能正常，所以肾气不足则寒，热之不热是无火，用热药来消除寒邪但是寒象不能消除，这是心火不足。水寒有余则心火不足，这种情况下就需要补益心火以使水火阴阳重新达到平衡，所谓"益火之源以消阴翳"。水气有余则侮土，出现腹胀飧泄。肾足少阴之脉正常的脉象怎样？其太过与不及的病脉如何？冬脉就是肾脉，应北方水。冬天之象，万物收藏归根，脉气也深聚于内，如军队的营垒深聚不散，所以肾冬脉气来沉聚而滑如石，故曰营。冬脉如果不是这种脉象，其脉气来的时候上下有力而强硬如弹石，是脉气太过，为肾之腑太阳气有余，病在膀胱足太阳，故曰病在外；动而促急，如弹石一至而即去是脉气不及，病在于肾，故曰在中。冬脉太过与不及，发生的病变如何？冬脉太过为邪气胜，真阳虚，精不藏，令人身体懈怠；肾脉贯脊，故脊痛；肾精伤则少气，懒于说话；其不及则为心肾不交，真阳不足，使人心悬如饥饿之状，季胁下清冷，脊骨疼痛，少腹胀满，小便失常。

　　《素问·调经论》：志有余不足奈何？岐伯曰：志有余则腹胀飧泄，不足则厥。血气未并，五脏安定，骨节有动。帝曰：补泻奈何？岐伯曰：志有余则泻然筋血者，不足则补其复溜。帝曰：刺未并奈何？岐伯曰：即取之，无中其经，邪所乃能立虚。

　　肾志有余和不足的表现有哪些？如何用针刺之法进行补泻治疗呢？肾藏精，精舍志，志有余则腹胀飧泄，不足则手足逆冷。营血行脉中，卫阳行脉外，气与血如果还没有出现严重的偏聚现象，五脏安定，能感受到骨节不安，这是肾的微小之病。以针补泻的原则是：志有余用泻法刺然谷穴出血，志不足用补法针刺复溜穴。如果气血还没有偏聚，只是轻微的病变，该怎样实施针刺呢？在骨节疼痛之处取穴针刺，不要刺伤经脉，邪气很快就能祛除。

　　孙思邈《备急千金要方·肾脏脉论》：冬肾水旺，其脉沉濡而滑曰平；反得微涩而短者，是肺之乘肾，母之归子，为虚邪，虽病易治；反得弦细而长者，是肝之乘肾，子之乘母，为实邪，虽病自愈；反得大而缓者，是脾之乘肾，土之克水，为贼邪，大逆，十死不治；反得浮大而洪者，是心之乘肾，火之凌水，为微邪，虽病即瘥。

　　肾取象于冬水寒，其脉应冬，故肾的平脉沉濡而滑。涩为秋肺的平脉，肺金在肾水之后，金为水之母，如果在左尺肾位诊得微涩而短的肺脉之象，这是邪从后来，从后来的为虚邪，即使有病，容易治疗。肝脉弦，春肝之位在冬肾之前，肝木为肾水之子，从前来的为实邪，所谓未至而至，子气犯母，即使生病，也容易痊愈。缓为脾的平脉，肾水位诊得脾土之象，土胜克水，从己所不胜来的是贼邪，贼邪大逆，凶险。心脉洪，如果在左尺诊得心脉之象，这是心火盛反侮肾水，从己所胜来的是微邪，即使有病，也容易痊愈。

（二）肾病的苦欲补泻

　　《素问·脏气法时论》中有关肾病及其补泻的论述如下：

肾主冬，足少阴、太阳主治，其日壬癸。肾苦燥，急食辛以润之，开腠理，致津液，通气也。

病在肾，愈在春，春不愈，甚于长夏，长夏不死，持于秋，起于冬，禁犯焠埃热食温炙衣。肾病者，愈在甲乙，甲乙不愈，甚于戊己，戊己不死，持于庚辛，起于壬癸。肾病者，夜半慧，四季甚，下晡静。肾欲坚，急食苦以坚之，用苦补之，咸泻之。

肾病者，腹大胫肿，喘咳身重，寝汗出，憎风；虚则胸中痛，大腹小腹痛，清厥，意不乐，取其经，少阴、太阳血者。

夫邪气之客于身也，以胜相加，至其所生而愈，至其所不胜而甚，至于所生而持，自得其位而起。必先定五脏之脉，乃可言间甚之时，死生之期也。

肾色黑，宜食辛，黄黍、鸡肉、桃、葱皆辛。

夫邪气之客于身也，以胜相加，至其所生而愈，至其所不胜而甚，至于所生而持，自得其位而起。必先定五脏之脉，乃可言间甚之时，死生之期也。辛散、酸收、甘缓、苦坚、咸软，毒药攻邪，五谷为养，五果为助，五畜为益，五菜为充，气味合而服之，以补精益气。此五者，有辛酸甘苦咸，各有所利，或散，或收，或缓，或急，或坚，或软，四时五脏，病随五味所宜也。

肾主冬，即肾的生理与病理用冬天的水寒来比象。肾足少阴与膀胱足太阳相表里，太阳为壬水，少阴为癸水，其日壬癸。肾为水脏，以润物生精髓为其职责，肾苦燥，意思是为燥干太甚所苦。燥为金之气，燥胜则干，干则水涸不能润下。辛味为阳，能升能散，故肾燥结，急食辛以散之。为什么又说辛能润？辛辣之物入胃，轻者汗出津津，重者大汗淋漓，出汗就是腠理的玄府开泄，人体的津液流动，动则通，通可以祛除闭阻造成的各种疾病。肾为水脏，以燥为病患。吴昆说："肾者水脏，喜润而恶燥，若燥，则失润泽之体而苦之矣。"

病在肾，春木之际容易痊愈，如果春天不愈，到了长夏湿土之际就会加重，如果长夏不死，秋天就会出现平稳的相持状态，冬天水旺之际易于治愈，需要注意的是肾恶燥干，不要食用烧烤过热的食物，穿火烘过的热衣。用十干来说，肾病在春木甲乙之际容易痊愈，甲乙之际不愈到了长夏湿土戊己之际就会加重，戊己之际不死就会在秋金庚辛之际进入相持平稳的阶段，到了冬寒壬癸水旺之时病情就可能好转。就一天中的轻重情况来说，肾病在半夜会比较平稳，感觉良好，到了辰戌丑未四个时辰，病情会加重，到了傍晚病情又会相对稳定。肾欲坚：坚，是固摄的意思。从水的功能来看，水的特点是流动不居，润物无声。但是，水需要在沟渠内流动，不能泛滥，精水不能外溢，泛滥外溢就是病态，是肾固摄的功能不足，不足则补之；肾苦燥，燥胜则干，水不能干涸，干涸也为病态，是为邪实太过，需要泻之。就肾的功能来说，肾合水，具有水的特性：一是肾为作强之官，肾精固不外溢则骨坚强有力，能劳作；二是肾精充足，阴茎能勃起射精，生育后代。古人用坚字来概括肾的基本功能，不坚与过坚都是病理现象。如果肾的功能不足，也就是说坚紧不足，不能收藏，阴精外泄，则需要用苦坚之药帮助它恢复功能，遂其性曰补。坚结过度则为太过，为实，实则泻之，咸为水之味，既能软坚，又能降火，故以咸泻之。《素问·至真要大论》曰："水位之主，其泻以咸，其补以苦。"张介宾也指出："水之主气，终之气也，在冬至前后各三十日有奇，乃太阳寒水所主之时。水性凝，咸则反其性而软之，故为泻。水欲坚，苦则顺其气而坚之，故为补。"

肾足少阴之脉，起于足心，上循腨内，出腘内廉，上股内后廉，贯脊，属肾络膀胱，其直者从肾上贯肝膈，入肺中，故肾病腹大胫肿喘咳身重，卧寝盗汗，恶风，此皆邪气有余之证。肾气虚则胸中自痛，大腹小腹痛。膀胱足太阳与肾相表里，肾气既虚，太阳之气不能行于足，故足清冷而气逆。肾之神为志，肾志不足，则意不乐。针刺治疗取足少阴之经穴复溜，足太阳之经穴昆仑，足外踝后，跟骨上陷中，针三分，留七呼，灸三壮，以出其血即可。

北方壬癸水，其色黑，肾合水，色亦黑。肾苦燥，辛能润之，故宜食辛，黄黍、鸡肉、桃、葱皆辛，宜食之。

邪气侵犯人体，都是倚强凌弱，因胜以侮不胜，燥金伤肝，寒水凌心，风木乘脾，火热烁肺，濡湿侵肾。正常情况下在己所生的时期，也就是子位容易转愈，如肝病愈于夏，心病愈于长夏，脾病愈于秋，肺病愈于冬，肾病愈于春，都是我所生之时。所谓"至其所不胜而甚"，即到了克我的时节就会严重，如肝病甚于秋，心病甚于冬，脾病甚于春，肺病甚于夏，肾病甚于长夏，都是我所不胜而能克我的时节。到了生我的时节，如肝病持于冬，心病持于春，脾病持于夏，肺病持于长夏，肾病持于秋，就会好一些。"自得其位而起"即在本脏当旺的时日，气有余疾病会再次复发，气不足则当其旺时好转，如肝病起于春，心病起于夏，脾病起于长夏，肺病起于秋，肾病起于冬。五脏之病相生相克，其病情是加重还是痊愈，在一年四时之间是可以大致推断出来的。治疗五脏疾病，首先要确定病在何脏。古人强调脉诊，所以先根据五脏脉确定病位，春肝脉弦，夏心脉钩（洪、数），长夏脾脉代（缓），秋肺脉毛（涩），冬肾脉石（沉），脉象与寸口脏位相得则为和，非其位而有其脉则为邪，是虚邪还是实邪、贼邪，有胃气和还是真脏脉现，以确定疾病是宜于治愈还是死不治。

人有病，不外是气与味非宜而导致气血阴阳有偏，治疗则以草木之类药物的气与味的偏性来救脏腑气血的偏胜。五谷为气味之正者，毒药为气味之偏者，所以五谷养人之正气，五果助五脏，五畜补益五脏，五菜充养五脏。谷肉果菜有气有味，味入口，气归鼻，气味合而服之，可以补有形之精，益无形之气。药饵纠正脏腑的偏胜，辛主散，酸主收，甘主缓，苦主坚，咸主软，驱邪则以五味四气平之治之。治病之要，在于根据四时五脏之病，随其所宜而用之。

第三章 气的升降出入 ▷▷▷▷

第一节 天地阴阳

一、阴阳者，天地之道

在中医理论体系中，阴阳与五行并列，阴阳是中国传统文化对事物之间关系的根本揭示。任何事物与其外界都有相互依存相互影响的关系，破坏了原有的平衡关系就要寻找新的平衡，不能达到新的平衡就会出现变异或者被汰弃。天阳在上，地阴在下，人在其中。人与万物的生长离不开天地阴阳的和谐，天地阴阳乖戾就会产生灾变。天阳影响人生命健康的是六气，六气应六腑；地阴影响人生命健康的是五行五味，五行合五脏，所以五行与六气是中医理论的核心，中医理论又称为五六之学。

《黄帝内经》对人体的五脏六腑等器官的认识，是建立在基本的人体解剖分析基础上，没有走上对形体的解剖和结构分析基础上的现代医学道路，究其原因，一是因为中国古代医学理论体系成熟得比较早，没有现代的生理生化等学科的支撑，无论古人对五脏六腑等器官进行怎样的解剖，对医学的进步也没有根本性的促进。形而下的解剖不能促进医学的进步，则只能别寻其他的途径。二是中国传统的思维方法强调对事物的本质与规律的把握，这在中国的国画、书法等传统艺术创作上表现得尤为突出。画家画马，强调突出描绘对象的神似，而不是拘泥于马的每个细节，每一根毛发。古人通过观察天地阴阳的关系发现，灾异是因为气候异常破坏了原来的和谐。人有病也是因为内外之邪破坏了人体原来健康的平衡关系，解决之道是恢复原来的平衡，抓住了这个就抓住了关键。如果头痛医头，脚痛医脚，通过对形体结构无穷尽地解剖分析而达到对病因病机的认识，在那个年代不仅不可能，而且从古人的思维特点看也不是解决问题的最佳方法。按照中国传统思维，事物都可以用阴阳分类，人体的结构以阴阳分类可以阴中有阴，阳中有阳，阴阴阳阳无穷无尽，所谓大之则无外，小之则无内。大到无边无际，小到无穷无尽，而人的生命和技术手段是有穷尽的，以有尽的技术方法去应对无穷无尽的个体差异与病因，则其术必穷，这就是《庄子·养生主》中强调的"吾生也有涯，而知也无涯；以有涯随无涯，殆已！"中医学在古代哲学的启示下，走出了一条独具特色的解决人类健康问题的中医之路，就是通过调整人体的气血阴阳平衡，引导气机的升降出入，从而使人得尽天年。

《素问·阴阳应象大论》：阴阳者，天地之道也，万物之纲纪，变化之父母，生杀之本始，神明之府也。治病必求于本。故积阳为天，积阴为地。阴静阳躁，阳生阴长，阳杀阴藏。阳化气，阴成形。寒极生热，热极生寒。寒气生浊，热气生清。清气在下，则生飧泄；浊气在上，则生䐜胀。此阴阳反作，病之逆从也。

"阴阳者，天地之道也。"唐代杨上善注："道者，理也。"阴阳，讲的是天地之间的道理。天阳化气，气有六，风热暑湿燥寒；地阴成形，形有五，木火土金水。形与气相感而生万物，所以阴阳是一切事物的纲纪，万物变化的起源，生长与毁灭的根本。人在天地之气交汇之处，气有多少之化，则形有盛衰之变，盛者为实，衰者为虚，故治病必求于本，本就是天阳六气，地阴五行。天地阴阳之理主要体现在以下几个方面。

1. 阳化气，阴成形　天为阳，产生风雨寒暑，风雨寒暑变化不定，古人叫天阳化气。地为阴，有山川水土，能生长万物，古人叫地阴成形。但是山川土地如果没有天上的阳光雨露滋润温煦的话，就不能生成万物；同样，天无地气的蒸腾则不能生成雨露，故天地阴阳需要相互沟通交流，不能痞塞逆乱。天气不能暴戾，暴戾太过就会造成灾害，天地阴阳和谐才能生化万物。万物之多，由乎天地，所以天地阴阳是万事万物的纲纪。世间万事万物的变化本于阴阳，所以说阴阳是变化之父母。春阳不至则万物不长，秋阴至则万物凋落而收藏。《内经知要·阴阳》李中梓注："阴阳交则物生，阴阳隔则物死，阳来则物生，阴至则物死。万物之生杀，莫不以阴阳为本始也。"

人体最主要的器官是五脏和六腑。五脏为阴，六腑为阳，确定其阴阳属性的依据是根据天地阴阳的特点。以胃为代表的六腑产生躁动不居的阳热之气以温煦肌肤，抵御病邪。人体的内外按阴阳来分，肌肤在表为阳，六腑所发的阳热之气，其活动的区域是人体的肌肤，所以叫阳气；其功能主要是温煦与护卫，所以又叫卫气。阳气躁动不居，能迅速到达人体的各个部位，弥散于经脉之外的肌肤腠理，所以又叫浮气、悍气。六腑所发的阳卫之气，如天上的阳光雨露，没有阳光的照耀，大地会死寂无声，没有任何生命。人体的阳气如同天上的阳光，主生，阳气充足，手足温暖，生机勃勃；阳气虚衰，手脚寒凉，人无生气，面色晦暗。五脏为阴，法象于地阴。大地在阳光的照耀下生长万物，人体在阳气的温煦下，由五脏生成精血，长养人的四肢百骸。饮食入胃化津液，津液中的清纯者上升进入中焦，经过中焦的气化变成红色液体进入肺手太阴经，自肺经由五脏三阴经进入六腑三阳经在周身循环运动不息，用来长养人的四肢百骸。古人认为血液是由饮食水谷所化的精华，往往统称精血，是人健康生长的精华物质，手得血而能握物，足得血而能行走。五脏出营血长身体，就是阴成形。由于血液出自五脏，运行于体内的经脉之中，功能是营养身体，所以常常把营血叫营气或者阴气。

2. 阴静阳躁　按阴阳分类，地的属性为阴，与天的阴晴雨雪，雷鸣闪电相比，大地的山川河流总体是静谧无声，在阳光雨露的滋润下，默默地生长万物，而人则是万物之中最有灵性的生物。地的特点是静、寒、柔，能生长万物；天的属性为阳，其特点与地相反：风雨阴晴，变化不定，但总是能穿透乌云，让阳光照耀大地以温养万物，其特点是躁、热、刚，能化气。

六腑出阳气，阳气的特点是躁动不居，入胃的热粥能迅速让四肢肌肤温暖；五脏为阴，阴气的特点是静、寒，精血走脉内以长养身体。人体的阳气，从夜半子时之后逐渐活跃，天亮以后洗一下脸，开始精神抖擞，到了中午，阳气最盛，其后逐渐衰竭，需要晚上休息之后逐渐积蓄能量。六腑所出的阳气最大特点是温暖、躁动不居、充满朝气与活力。而五脏所出的阴气最大特点是静静地在脉内流动，长养四肢百骸。静则生养，动则耗损。

3. 阳生阴长，阳杀阴藏 寒去春来，草木开始苗壮生长，所以天以阳生阴长。按阴阳分类，春夏为阳，位居东南，东为左，古人说阳生于东左，始于春木。杀，凋零，衰落的意思。阳热下降，阴寒增强，万物就要成熟冬藏，如动物蛰伏。秋冬为阴，位居西北，西为右，秋冬果实成熟落叶归根，深藏于内以待春天再长。所以古人说阴降于西右，合于秋，秋冬为阴，阳气衰杀，秋风萧瑟，草木凋零，万物深藏。但野火烧不尽，春风吹又生，春天一到，万物复苏，欣欣向荣，自然界如此循环不休。

人的生命活动也如四时阴阳变化，不能孤阴，不能孤阳。人体五脏六腑所发的气血阴阳相互依存，相互资生，没有阳热之气的温煦则营血寒凝而不能周流以长养身体；阳热之气活跃到一定程度需要继续蓄积，随阴性的营血静藏以蓄积能量。人体的阳气在半夜子时以后开始活跃，天亮之后携营血阴气由内而外，到中午到达隆盛，其后逐渐衰弱，夜晚随阴气进入五脏静藏以蓄积能量，如此循环不休。人有阳气温煦，营血才能流动不休，以长养身体，这是阳生阴长；阳气自午后衰弱，需要和营血一起入夜深藏以静养，这是阳杀阴藏。一年四时也是如此，不然，阳气衰弱不能静藏养阳，则邪气易犯，阴精无护卫，生命会早早夭折。

4. 寒极生热，热极生寒 自然界的春夏秋冬，冬寒夏热循环不休。寒极生热，如十一月子为一年中最寒的月份，但是盛寒之下已经一阳生，十二月二阳生，正月三阳生，三阳已生谓之生阳，三阳开泰，随后进入春三月。五月午是最热的月份，热极生寒，所以五月盛热之下一阴生，六月二阴生，七月三阴生，三阴已生则入于阴，因为阴气还不充盛，所以叫少阴。

人体的寒热病变也是可以互相转化的，张介宾指出：阴寒阳热，是阴阳的正常特征。寒极生热，是阴转换为阳；热极生寒，是阳转化为阴。比如人伤于寒，则病为热，本寒而变热；内热达到极度，耗竭心火而反寒栗，本热而变寒。所以阴阳之理，极则必变。在有些急性热病中，热极而耗伤津液过度，会很快出现面色苍白、四肢厥冷、精神萎靡、脉微欲绝等虚寒性表现，这些都是寒热阴阳转换的例证。寒气凝滞，故生浊阴。热气升散，故生清阳。清阳主升，阳衰于下而不能升，则为泄泻；浊阴主降，阴滞于上而不能降，则为膜胀。清气在上，浊气在下，则阴阳得位；清阳在下，则谷不化而泄泻；浊气在上，浊邪实于膻中，阴阳相反，从而造成疾病。

二、天地阴阳的升降

（一）四时之气的升降

《素问·六元正纪大论》：春气西行，夏气北行，秋气东行，冬气南行。故春气始于下，秋气始于上，夏气始于中，冬气始于标，春气始于左，秋气始于右，冬气始于后，夏气始于前，此四时正化之常。故至高之地，冬气常在，至下之地，春气常在，必谨察之。

春气发于东，自东而西行；夏气发于南，自南而北行；秋气发于西，自西而东行；冬气发于北，自北而南行，这是四时之气运行的规律。春木自下自北而东升，这是春气始于下；秋金自上自南而西降，这是秋气始于上；夏当午正，夏火之气从中而布于外，这是夏气始于中；冬居亥末，这是冬藏之气始于标。又四方之位，左东右西，前南后北。春自东来，是春气始于左。秋自西往，是秋气始于右。夏自南来，是夏气始于前。冬自北往，是冬气始于后，这是四时正化之常。如是而行则顺，不如是则逆。故西北至高之地，冬气常在而多寒。东南至下之地，春气常在而多温，必谨察之，而四方之高下左右，逆顺迟速，从此可知。

五脏的功能取法于四时阴阳的变化规律。天为阳，春夏温热，为阳中之阳；秋冬凉寒，为阳中之阴。地为阴，合于五脏。阴阳和谐则正常，阴阳痞隔则生病。东方青色，入通于肝，开窍于目，藏精于肝，其病发惊骇；其味酸，其类草木，其畜鸡，其谷麦，其应四时，上为岁星，是以春气在头，知病在筋。南方赤色，入通于心，开窍于耳，藏精于心，病在五脏；其味苦，其类火，其畜羊，其谷黍，其应四时，上为荧惑星，是以知病在脉。中央黄色，入通于脾，开窍于口，藏精于脾，病在舌根，其味甘，其类土，其畜牛，其谷稷，其应四时，上为镇星，是以知病之在肉。西方白色，入通于肺，开窍于鼻，藏精于肺，故病在背；其味辛，其类金，其畜马，其谷稻，其应四时，上为太白星，是以知病在皮毛。北方黑色，入通于肾，开窍于二阴，藏精于肾，故病在溪，其味咸，其类水，其畜彘，其谷豆，其应四时，上为辰星，是以知病在骨。

四时之气，左东阳升，右西阴降，人与天地之气相应，肝应春，其气风，风生升，以条达为其政；心应夏，其气热，热浮长，以温热明亮为其政；肺应秋，其气燥，燥降收，以清肃为其政；肾应冬，其气寒，寒沉藏，以坚凝匿藏为其政。人的六腑在外应天六气，五脏在里应地五行，人的五脏六腑之气如天地之气，以相互沟通升降出入不息为平。

《素问·阴阳应象大论》：故清阳为天，浊阴为地；地气上为云，天气下为雨；雨出地气，云出天气。故清阳出上窍，浊阴出下窍；清阳发腠理，浊阴走五脏；清阳实四肢，浊阴归六腑。

地之清气蒸腾而上，清阳聚集而为天；天之浊气下降，浊阴聚集而为地。天地之气不能分隔痞塞，必须相互沟通流动才能和洽。升腾的地气与天气和而为云，下降的天气与地气和而为雨，所以雨是地阴之气与阳气和的结果，云雾是天阳气与地阴气和的结果。天人合一，人体内阴阳之气也需要升降周流，不能阴阳痞隔分离。六腑纳谷所生的清者阳卫之气上行，达于头目七窍；浊者糟粕下走，自二窍排出。六腑阳气布散于肌肤腠理，浊者营血走三阴经入五脏；清阳卫气充实于头面四肢，浊谷注入六腑。天地之气阴阳升降流动，对于研究人的生理、病理有什么用处呢？

《素问·六微旨大论》：岐伯曰：言天者求之本，言地者求之位，言人者求之气交。

帝曰：何谓气交？岐伯曰：上下之位，气交之中，人之居也。故曰：天枢之上，天气主之；天枢之下，地气主之；气交之分，人气从之，万物由之，此之谓也……帝曰：其升降何如？岐伯曰：气之升降，天地之更用也。帝曰：愿闻其用何如？岐伯曰：升已而降，降者谓天；降已而升，升者谓地。天气下降，气流于地；地气上升，气腾于天。故高下相召，升降相因，而变作矣。

　　讲天气变化规律，六气是根本；讲地气的生克规律，五行是根本；讲人的生理、病理，要推求天地之气的太过与不及。天在上，地在下，人居处于天地之气交汇之处。人的身体应天地，以肚脐两旁的天枢穴为界，天枢之上天气主之，天枢之下地气主之，天枢交接的地方人气主之，万物的生化在天地之气交汇之处。天地阴阳之气升降的情况怎样？气的升降沉浮，是天地之气交相发挥其功能的表现。天无地气的升腾就不会出现降雨，地无天气的下降就没有云雾的蒸腾。升出于地，升无所升，则升极而降，这是地以天为用，故降者谓天；降出于天，降无所降，则降极而升，这是天以地为用，故升者谓地。天气下降，气流于地；地气上升，气腾于天。所以天阳在上，地阴在下，上下之气相互召感，升者因于降，降者因于升，升降相因，天地之气相沟通而万物得以化生。

　　金元医家李杲在《脾胃论·天地阴阳生杀之理在升降浮沉之间论》中论述四时之气的阴阳升降与五脏六腑生理病理的关系，他指出：天以阳生阴长，地以阳杀阴藏。每一年都从春天开始，正月为寅，寅，引也。正月二月的少阳之气始于寒极的十一月冬至，十一月一阳生，十二月二阳生，正月三阳生，三阳已生，故春三月为阳热之气的开始，因其阴寒之气逐渐衰竭，所以从阴的角度来看是厥阴。自立春之日阳热之气逐渐增强，但是毕竟是阳初生，所以从阳气多少的角度，正月二月又曰少阳。少阳之气始于十一月子，引阴升至天地人之上，即天之分，所以百谷草木都在少阳春时果实裂开发芽开始萌生。从三月清明到四月立夏，是小肠手太阳与心手少阴主时，温热之气盛于太虚，草木开始繁茂生长，枝繁叶茂，植物开始开花结果，这些都是阳热之气逐渐增强产生的结果。阳生升则地阴的草木之形由萌生而茂长，即《内经》所谓"天以阳生阴长"。《素问·六元正纪大论》曰："岁半之前，天气主之"，这是说每年的春夏天气主于升浮。到了秋天是脾足太阴、肺手太阴主运，气开始自天而下降，直至阴寒之气降彻整个大地，秋金之令大行，寒风萧瑟，风厉霜飞，草木摇落，其枝独存。十一月冬至，肾足少阴、膀胱足太阳主时，阴寒之气深入泉下，水结冰，地冻裂，万类深藏以避寒杀之气。这是阳热之气衰杀，阴寒之气逐渐增强的结果，万物深藏以待重生，即《内经》所谓"地以阳杀阴藏"。《素问·六元正纪大论》曰："岁半之后，地气主之。"这是讲一年的秋冬之际，天气主于降沉，地气主于收藏。至于春气温和，夏气暑热，秋气清凉，冬气冷冽，这是四时正气运行的顺序。所以说，从大寒之后的立春开始，立夏、立秋、立冬，一年四时以序运行而不紊乱。春夏阳升，升极至五月一阴生；秋冬阴降，降至十一月冬至一阳生。升极而降，降极而升，如环无端。假如阴阳错乱，则有胜复之变。人与万物同居天地之中，呼吸升降，效象天地，以阴阳为准绳。就人来说，胃为水谷之海，五脏六腑皆禀气于胃。饮食入胃，中焦泌津液化而为精微营血入手太阴肺经，而上行春夏之令以滋养周身，这就是《阴阳应象大论》所谓的清气为天；升已而下输膀胱，行秋冬之令。脾藏营而主消磨水谷，故脾为仓廪之本，营之居。胃者脾之腑，主盛受水谷，水谷消化，谷滓由小肠大肠而下，水滓由三焦膀胱而下，是皆名曰器，能消化水谷糟粕，运转五味，上入于口而出于下窍，这就是《内经》所谓浊阴为地。至于说人养生能顺四时之气，起居有时，以避寒暑，饮食有节，不暴喜怒，以养神志，常欲四时均平，则无偏胜偏衰之病。不然，损伤脾胃，真气下溜，或下泄而久久不能升举，这就犹如有秋冬而无春夏，使人的生长功能陷于殒杀之气而百病皆起；如果久升而不降，也生灾病。

（二）十二月阴阳升降

一年四时，阳始于春温而盛于夏热，阴始于秋凉而盛于冬寒。圣人面南而坐，左东右西，故春天东方左阳升，少阳温，太阳热；秋天西方右阴降，少阴凉，太阴寒，寒极而热，热极而寒，寒热阴阳升降不息，周而复始。古人把四时十二月阴阳的升降变化以八卦的形式揭示，有利于我们更好地理解阴阳的升降。

古人认为八卦生于无极或者说太极、太一，太极动而生天地两仪，两仪动而生春夏秋冬木火金水四象，四象生八卦万物。八卦是用阴爻、阳爻这样抽象的符号，来解释自然、社会现象。《周易·系辞下》曰："八卦成列，象在其中矣；因而重之，爻在其中矣；刚柔相推，变在其中焉；系辞焉而命之，动在其中矣。"八卦按照一定的顺序排列，如乾、坤相对，震、巽相对，离、坎相对，兑、艮相对，宇宙之间万事万物的形象都被囊括其中；把八卦相互重叠，成八八六十四卦，三百八十四爻，都在其中。阳刚阴柔，相互鼓荡推动，变与化就产生了。在卦、爻的下面附上说明的文字，就是卦辞、爻辞，统称系辞，系辞说明了变动的道理。

八卦的两个基本符号，一个是"—"，另一个是"– –"，分别叫阳爻、阴爻，阴阳相错为六十四种，曰六十四卦，以揭示事物的变化规律。最基本的组合有八种：乾（☰）天，坎（☵）水，艮（☶）山，震（☳）雷，巽（☴）风，离（☲）火，坤（☷）地，兑（☱）泽。宋代朱熹《周易本义》写了《八卦取象歌》帮助人们记忆卦形：乾三连，坤六断；震仰盂，艮覆碗；离中虚，坎中满；兑上缺，巽下断。

八卦以卦象揭示十二月阴阳之气的变化，阳生于复而极于乾，阴生于姤而极于坤。

䷗十一月子，其卦为复。十月亥，坤六阴爻，为一年之中纯阴之际，到了农历十一月冬至，为阴盛的极点，阴极而生阳，故十一月一阳从下而生，即坤卦下生一阳，一阳复起，是为复卦，预示在寒冬凛冽的大地下面，悄悄地开始变暖，万物开始萌动，百草的根或种子开始准备孕育新芽，万物自此开始新的轮回。大雪十一月节，冬至十一月气。

䷒十二月丑，其卦为临。上为坤，下为兑。坤为地，兑为泽，三阴在上，预示十二月依然冬寒料峭；兑为泽在下，二阳自下而起，预示寒冷的大地下面，水泽已经开始温暖，掘地出水可以看见热气，说明阳气上升，春天即将来临，故曰临。小寒十二月节，大寒十二月气。

䷊正月寅，其卦为泰。三阴坤在上，三阳乾在下，是谓"三阳开泰"。正月三阳生，但是阳气还不大，是为少阳。三阴在上，说明正月乍暖还寒，但是阴寒之下，阳热在逐渐上升，天气已经开始转暖，万物复苏。立春正月节，雨水正月气。

☳二月卯，其卦为大壮，上震下乾，震为雷，乾为天。农历的二月，雷声开始响起，蛰虫被春雷惊醒，地里的庄稼也开始茁壮生长。惊蛰二月节，春分二月气。

☱三月辰，其卦为夬。农历的三月，春雨绵绵，显示在卦象上，三阳乾卦居于下，兑卦居于上。上兑为泽，下乾为天，三月天有雨泽，是为夬卦。清明三月节，谷雨三月气。

☰四月巳，其卦为乾。立夏代表夏天的开始，农历的四月，阳光照于上，火热灼于下，万物开始茂长，以待秋天的瓜熟蒂落。从卦象上看，上下皆为乾，为纯阳主事，热盛于上下。乾为天，天行健，君子以自强不息。立夏四月节，小满四月气。

☴五月午，其卦为姤。物极而反，阳极阴生，所以五月一阴生，所谓阴生于午。地面上，骄阳似火，地面下逐渐生阴寒。芒种五月节，夏至五月气。

☶六月未，其卦为遁。农历的六月，夏天的酷热到达极致，阳极生阴，暴雨时至，地面之上虽然还是乾三阳，但是地下已是二阴生，天气逐渐转凉。小暑六月节，大暑六月气。

☷七月申，其卦为否。否读为痞，《广雅·释诂一》曰："否，隔也。"七月三阴生，三阴已生就进入秋冬为阴的季节了。三阳在上，三阴在下，纯阴纯阳，天地之气不交，不交则为痞，痞则不吉。立秋七月节，处暑七月气。

☴八月酉，其卦为观。上为巽风，下为坤地，八月秋风地上吹，正是阴多阳少之时，如诗人所说："八月秋高风怒号"。白露八月节，秋分八月气。

☶九月戌，其卦为剥。《广雅·释诂三》曰："剥，落也。"农历的九月，秋风萧瑟，草黄叶枯，果实已被采摘扑落，秋风瑟瑟，仅剩一点点的暖意。寒露九月节，霜降九月气。

☷十月亥，其卦为坤。六爻皆阴，上下皆坤，为纯阴主事。昼短夜长，以应极阴之数，此时万物隐藏，动物开始进入冬眠时期，天地闭塞成冬。立冬十月节，小雪十月气。

（三）周学海《升降出入论》

清末儒医周学海出身官宦门第，中年以后，因积劳多病，在仕宦之余精究医理，读书自《黄帝内经》《伤寒论》《脉经》以外，博览诸家，著《内经评文》《伤寒补例》《读医随笔》等多部医学著作，在《读医随笔》中著《升降出入论》，阐述升降出入是气机运动的基本形式，其要如下。

1. 窍横者气出入去来，窍竖者气升降往复　升降出入，无器不有，器物敝散则生化停息。诚如唐代王冰所言：凡窍横者，皆有出入去来之气；窍竖者，皆有阴阳升降之气往复于其中。比如墙壁的门窗，两面皆有，人就会承受往来冲击之气，这是气的出入。西医谓人居室中，不可两面开窗，如果人的中气被往来之气所冲击不能承受，即受风头痛。又如阳升则井水寒，阴升则井水暖，以物投入井中，或者草叶从空中坠落，翩翩而降，皆升气所碍。虚空之管灌满水，把上口捻紧倒悬，管中之水固而不泄，这是因为无升气之窍而水不能降。空瓶小口，灌水太急则不能入，因为气不出而水不能入，可谓发挥尽致。刘河间曰：皮肤之汗孔，为泄汗之孔窍；一名气门，谓泄气之门户；一名腠理，谓气液之隧道纹理；一名鬼门，谓幽冥之门；一名玄府，谓玄微之府。然而玄府者，无论何物皆有，人之脏腑、皮毛、肌肉、筋膜、骨髓、爪牙，至于万物，皆有玄府，是出入升降的道路与门户。经曰升降出入，无器不有。故知人的眼、耳、鼻、舌、身、意、神、识，功能正常能为用，是因为升降出入通利。有所闭塞，则不能用，故目无所见，耳无所闻，鼻不闻香，舌不知味，筋痿、骨痹、爪退、齿腐、毛发堕落、皮肤不仁、肠胃不能渗泄者，悉由热气怫郁，玄府闭塞，而致津液、血脉、荣卫、清浊之气不能升降出入之故。各随怫郁的微甚，而形成轻重之疾。

2. 圣人治病，必本四时升降沉浮之理　经书谓升降浮沉则顺之，寒热温凉则逆之。仲景谓阳盛阴虚，下之则愈，汗之则死；阴盛阳虚，汗之则愈，下之则死。阳表亢热则内阴虚，热者寒之，以寒凉下行之药治之则愈，如果以阳热的气药治之，则是以热益热，所以汗之则死。阴里寒盛则阳表虚，寒者热之，以温热发汗之法治之则愈，以寒凉之药治之则是以寒增寒，所以下之则死。春夏为阳，应于心肝；秋冬为阴，应于肺肾，大抵圣人立法，升阳或散发之剂是助春夏阳气令其上升，泻秋冬收藏殒杀寒凉之气以助其降，此升降浮沉之至理。天地之气，以升降浮沉生四时。治病也是如此，不可逆之，故顺天者昌，逆天者亡。

3. 升降往复之气骤逆，治之不可以横敛、横散　四时之气，春生、夏长、秋收、冬藏，其行如车轮的转动，为至圆。比如春气自下而上为直行，这是冬气横敛已达到极致，坚不可解，若径从横散，则与冬气骤逆。气不可逆，故先从直行以活其机，而后继以夏之横散。夏气疏散已达到极致，若径从横敛，又与夏气骤逆。转旋之机不可骤，故先以秋之直降，而后继以冬之横敛。所以然者，直行极，则不可以径从直升、直降，而必先有横行开合之气以疏之；横行极，则不可以径从横散、横敛，而必先有直行浮沉之气以达之。若直行未极，则升者未尝不可以直降，降者未尝不可以直升；横行未极，则散者未尝不可以横敛，敛者未尝不可以横散。即如春日未尝无秋风，而春之后，决不可继以秋；夏日未尝无冬风，而夏之后，决不可继以冬。

4. 肌肉骨骼腠理，皆为气出入升降之道　升降，是里气与里气相回旋之道；出入，是里气与外气相交接之道。里气是身气；外气是空气。息一呼，周身八万四千毛孔，皆为之一张；一吸，周身八万四千毛孔，皆为之一翕。出入如此，升降也是如此，无一瞬或停者。《内经》曰：阳在外，阴之使也；阴在内，阳之守也。又曰：阳气者，卫外而为固也；阴气者，藏精而起亟也。此出入之机。又曰：天地之精气，其大数常出三而入一，故谷不入，半日则气衰，一日则气少。此出入之数。《推求师意》曰：在肝则温化，其气升；在心则热化，其气浮；在脾则冲和之化，其气备；在肺则凉化，其气降；在肾则寒化，其气藏。《内经》曰：浊气在上，则生䐜胀；清气在下，则生飧泄。又曰：夏暑汗不出，秋成风疟。冬不藏精，春必病温。此升降出入之常变。内而脏腑，外而肌肉，纵横往来，并行不悖，如水之流，逝者自逝，而波浪之起伏自起伏。

5. 升降出入与病机、治法　内伤之病，多病于升降，以升降主里；外感之病，多病于出入，以出入主外。伤寒分六经，以表里言；温病分三焦，以高下言，温病从里发之故。升降之病极，则亦累及出入；出入之病极，则亦累及升降。故饮食之伤，发寒热；风寒之感，形喘喝。此病机之大略。至于治法，则必明于天地四时之气。气之亢于上者，抑而降之；陷于下者，升而举之；散于外者，敛而固之；结于内者，疏而散之。若深重者，则不可以径行，而必有待于致曲。所谓曲，是何义呢？气亢于上，不可径抑，审其有余不足。有余则先疏而散之，后清而降之；不足则先敛而固之，后重而镇之。气陷于下，不可径举，审其有余不足。有余则先疏而散之，后开而提之；不足则先敛而固之，后兜而托之。气郁于内，不可径散，审其有余不足。有余者，攻其实而汗自通，故承气可先于桂枝；不足者，升其阳而表自退，故益气有借于升、柴。气散于外，不可径敛，审其有余不足。有余者，自汗由于肠胃之实，下其实而阳气内收；不足者，表虚由于脾肺之亏，宣其阳而卫气外固。

三、出入废则神机化灭，升降息则气立孤危

天阳在上，地阴在下，天地阴阳相感生万物，物有其形，形谓之器。人身为形，与天地万物同气化。如果一个器物是生命之体的话，一定要进行内外气机的交换，这种交换停止则意味其生化之机阖闭，生命完结；生命之器物不仅内外有气机交换，其内部也有升降交流，如果升降停止，上下不通，则生命孤危。就人来说，气血津液停止了升降，则会出现孤阳不生，孤阴不长，生命危殆。

《素问·六微旨大论》：帝曰：善。寒湿相遘，燥热相临，风火相值，其有闻乎？岐伯曰：气有胜复，胜复之作，有德有化，有用有变，变则邪气居之。帝曰：何谓邪乎？岐伯曰：夫物之生从于化，物之极由乎变，变化之相薄，成败之所由也。故气有往复，用有迟速，四者之有，而化而变，风之来也。

帝曰：迟速往复，风所由生，而化而变，故因盛衰之变耳。成败倚伏游乎中，何也？岐伯曰：成败倚伏生乎动，动而不已，则变作矣。帝曰：有期乎？岐伯曰：不生不化，静之期也。帝曰：不生化乎？岐伯曰：出入废则神机化灭，升降息则气立孤危。故非出入，则无以生长壮老已；非升降，则无以生长化收藏。是以升降出入，无器不有。故器者生化之宇，器散则分之，生化息矣。故无不出入，无不升降，化有小大，期有近远，四者之有，而贵常守，反常则灾害至矣。故曰无形无患，此之谓也。

天气周流，左东阳升，阳化气，于治则可汗；秋冬阴降，阴成形，于治则可下。所以，人的五脏六腑之气如天地之气，有用有变。升降，就是天地之气的功用。天无地之升则不能降，地无天之降则不能升，故天地更相为用。升出于地，升无所升，则升极而降，此地以天为用，故降者谓天。降出于天，降无所降，则降极而升，此天以地为用，故升者谓地。天地之气相召感，上者必降，下者必升，此天运循环之道。阳必召阴，阴必召阳，此阴阳配合之理，故高下相召则有升降，有升降则强弱相因而产生变与化。四时之气，春风，夏热，秋燥，冬寒，此为正常的时序，寒湿相遇，燥热相临，风火相

值，其间有异常的变化吗？岐伯说：六气之间，亢则胜，有胜就有报复之气，而五行各有其德，各有其化，各有其用，各有其变，出现了异常变化，就产生了邪气。那么，什么是邪气呢？六气非其位就是邪气，当其位就是四时和气。万物由变化而生，变化的极致为败亡，变与化相互作用，这是万物生与死的根本原因。所以气的运动有往复，变与化的速度有迟速，迟速往复，是邪气产生的原因。万物由化至变，由盛而成，由衰而败亡，成败相依犹如祸福相生。生成与败亡都蕴含在天地阴阳之气的升降往复之中，动而不休，升降出入，往复迟速，则灾变因此而产生。

那么，运动变化有没有停止的时候呢？万事万物，没有生就没有变，没有变也就没有化（死），所以静止的时候就意味着没有生化。黄帝问，事物能不能不生不化呢？岐伯说：不能。天六气，地五行，天地之气相交感而生万事万物。人之所有，不外精、气、神三者。天地之气寒暑往来，升降周流，万物生生不息。人法自然，清气升腾，浊气下降，营行脉中，卫行脉外，阴阳升降，周流不休。如果升降停息，则生化之机阖闭；呼吸停止则生命之息孤危。《素问·五常政大论》指出："根于中者，命曰神机，神去则机息；根于外者，命曰气立，气止则化绝。"所以说，没有升降出入这四者，则神机阖闭，生化停息。没有出入就没有人的生、长、壮、老，没有四时的阳升阴降就没有万物的生、长、收、藏。万物的形体都可以叫器，而形器的生、长、壮、老的生化过程出于其中；如果形器散败，则出入升降就无所凭据，各相分离而生化停息，所以升降出入，是形器都有的规律。形器，是万物生化之宇，形器灭则万物生化之机停息。万物无不由此出入，无不由此升降，只是其中生化有小有大，升降有迟有速，死期有远有近，如朝菌晦朔，蟪蛄春秋，这些是生化之小，死期较近的。对于人体气机的升降出入情况，王好古指出："出入者，开阖也；升降者，往来也；气血者，神也。水（冬）胎于午，火（夏）胎于子，木胎于酉（秋金），金胎于卯（春木）。阳生于下引阴而升，阴生于上引阳而降。水火木金者，出入乾坤；阴阳者，天下出入混而为一，故出入废神机化灭，升降息气立孤危。"自然界的阴阳变化，有春夏有秋冬，有白天，有夜晚。秋冬阖而春夏开，春夏阖而秋冬开；白天结束夜晚开始，白天夜晚循环往复。人体的气机变化如同天地的阴阳变化。

天地阴阳即形与气相感，即上与下相召，即往复迟速，即升降出入。呼吸为出入，饮食排泄为出入；饮食入胃，清阳上升，浊阴下排，皆是升降出入。吃不下，排不出，是出入废，升降息，预示着人的生化之机减，升降交换之机停。升降出入，贵在常守。不当出而出，不当入而入，不当升而升，不当降而降，动失其宜，皆是反常。反常而不产生病害，这是不可能发生的情况。物有是形，则有是患，外苦六气所侵，劳伤所累，内为情欲所系，得失所牵，故君子有终身之忧，皆此形之为患。然而天地虽大，能役有形而不能役无形，阴阳虽妙，能化有气而不能化无气，假使无其形，何患之有？故曰无形无患。

第二节　营血阴气的升降出入

一、五脏之气通于天

《素问·六节藏象论》：帝曰：善。余闻气合而有形，因变以正名。天地之运，阴阳之化，其于万物，孰少孰多，可得闻乎。岐伯曰：悉哉问也，天至广不可度，地至大不可量，大神灵问，请陈其方。草生五色，五色之变，不可胜视；草生五味，五味之美，不可胜极。嗜欲不同，各有所通。天食人以五气，地食人以五味。五气入鼻，藏于心肺，上使五色修明，音声能彰。五味入口，藏于肠胃，味有所藏，以养五气，气和而生，津液相成，神乃自生。

帝曰：藏象何如？岐伯曰：心者，生之本，神之变也，其华在面，其充在血脉，为阳中之太阳，通于夏气。肺者，气之本，魄之处也，其华在毛，其充在皮，为阳中之太阴，通于秋气。肾者，主蛰，封藏之本，精之处也，其华在发，其充在骨，为阴中之少阴，通于冬气。肝者，罢极之本，魂之居也，其华在爪，其充在筋，以生血气，其味酸，其色苍，此为阳中之少阳，通于春气。脾、胃、大肠、小肠、三焦、膀胱者，仓廪之本，营之居也，名曰器，能化糟粕，转味而入出者也，其华在唇四白，其充在肌，其味甘，其色黄，此至阴之类，通于土气。

人与天地之气相通而生。万物皆有形，必天地阴阳之气相合才能形成；万物之形，需要各有其名才能相互区分。万物都是由天之六气、地之五行相感所化而产生，但是，万物禀天地阴阳之气有多少之异，那么，气的多少与生化之变的关系怎样？岐伯说：天域广远不可测度，地域广阔不可丈量，关于天地阴阳变幻莫测的问题，请允许我陈述它的大略。青黄赤白黑，是五色之正，然而色有浅深间杂的不同，故五色之变不可胜视。酸辛甘苦咸，五味之正，然而味有厚薄优劣之殊，故五味之美，不可胜极。人的嗜欲不同，色味各有所通。气为阳，主天，故天养人以五气；味为阴，主地，故地养人以五味。五气入鼻，由喉而藏于心肺以达五脏。心主血，荣华于面，心气充盈则五色修明；肺主气，发于声，肺气充则声音彰著。五味入口，由咽而藏于肠胃，胃藏五味以养五脏之气，化生津液以成精，精气充而神自生，人生之道，皆在于此。

脏得名于"藏"，五脏藏于人的胸腹之内而不可见，但是其功能是正常还是异常，都显现于人的肌表，可以通过诊视皮、脉、筋、骨、肉，察五色，听五音，切寸口六脉而确定。鼻者肺之官，肺病则喘息鼻张；目者肝之官，肝病则眦青；口唇者脾之官，脾病则唇黄；舌者心之官，心病则舌卷颧赤；耳者肾之官，肾病则颧与眉间黑。中医诊病，通过观察人正常的象和异常的象，确定病位与病性，所谓司外揣内。

心藏神而主脉，其德生长，故心为生之本，神之处。面为宗脉所聚，其荣华与否显现在面部，充养在血脉。心为丁火，火旺于夏，心的功能通于夏，主管一身的血脉，为全身提供源源不断的动力，如同夏时的太阳，又因位居于上，为阳中之太阳。肺藏气，气舍魄，主身之皮毛，其荣华与否显现在皮毛，充养在皮，为阳中之太阴，通于秋气。

肾主冬，冬主闭藏，肾气通于冬，受五脏六腑之精而藏之，为精髓所藏之处。肾主骨髓，脑为髓海，其华在发，其充在骨。肾居膈下属阴，但是生阴的功能弱于太阴，为阴中之少阴。肝藏血，血舍魂而主筋，肝不藏血则不能荣养四肢百骸，是身体疲困无力的根本原因。爪甲为筋之余，其华在爪，其充在筋。肝肾在腹腔中位居于下，下为阴，但是肝为木，位东为春阳，寅卯的春风是从子丑的冬至大寒而来，阴寒之气逐渐厥逆，故从阴的角度看是厥阴；春天阳热之气逐渐升长，从阳的角度是阳热之气还不多的少阳，属于半表半里。肝气通于春气，合于木，木色青，其味酸，为阳中之少阳。脾藏营而主消磨水谷，为仓廪之本，是营血所出之处。胃为脾之腑，主盛受水谷，水谷消化，谷滓由小肠大肠而下，水滓由三焦膀胱而下，它们都是有形而纳物的器官，所以叫器。胃腐熟水谷，脾运化五谷五味，使清者上升，浊者糟粕下降，升降出入而不失其常。脾藏营，营舍意，生肌肉以长养身体，开窍于口，其华在唇四白，其充在肌。脾为己土，居于中央以长养四脏，其生阴的功能最强，为阴中之太阴。

二、五脏藏精生营血

自然界最大的阴阳是天地。天阳地阴，天阳化气，地阴成形。人法自然。男为阳为父，女为阴为母，男施女受，形质乃成。天地气交，万物化生，物生于地；男女构精，共成一形，形成于母。譬之于脏腑，阳者六腑，六腑化谷，以生卫气；阴者五脏，五脏藏精，以成形体。《灵枢·本神》曰："五脏，主藏精者也，不可伤，伤则失守而阴虚，阴虚则无气，无气则死矣。"五脏的基本功能是藏精而不泄。五脏藏六腑纳谷所生成的津液之专精者营血，津液充足则五脏得滋养，五脏强则五脏之气发经络，由经络布散四肢百骸，人得以强健而无病。脏藏精，精舍神，神不可伤，五神伤则脏精失去其守护。脏无神守则脏精被伤，阴虚无气，无气即无营血滋养五脏六腑、四肢百骸，故阴虚则致死。所以不死之道，以养五神为先。五脏所藏何精？五脏精虚的表现又是什么呢？

《素问·调经论》：夫心藏神，肺藏气，肝藏血，脾藏肉，肾藏志，而此成形。志意通，内连骨髓，而成身形五脏。五脏之道，皆出于经隧，以行血气，血气不和，百病乃变化而生，是故守经隧焉。

心藏脉，脉舍神；肺藏气，气舍魄；肝藏血，血舍魂；脾藏营，营舍意；肾藏精，精舍志。五脏协同把营血布扬于五脏六腑、四肢百骸，共成一身之形。脾意通于胃，助胃行水谷津液；肾志通骨，皆内外表里相连，以成身形。所以，五脏的功能，通过十二经络实现，也就是都从十二经隧出。经络行营血，胃纳水谷生津液，津液之精专者营血入肺经走五脏以滋养五脏，同时通过经络实现五脏的功能。营在脉中，卫在脉外，营卫不和，变化而生各种疾病，故治病需要守经脉以调血气。

《灵枢·玉版》：人之所受气者，谷也；谷之所注者，胃也；胃者，水谷气血之海也；海之所行云气者，天下也；胃之所出气血者，经隧也；经隧者，五脏六腑之大络也，迎而夺之而已矣。

《素问·调经论》曰："人之所有者，血与气耳。"人所有的，最根本的是血与气。人从水谷中获得营养与功能，水谷注入的器官是胃，所以，以胃为代表的六腑是人体生成气与血的源泉。海洋的海水蒸腾上升而为云，升至极致而降为雨流于地。胃纳水谷生津液，其清者上升，浊者下降，上焦泌津液而为卫气，如雾露之溉弥漫于人的肌肤腠理；中焦泌津液变化而赤为营血，行经络之内，所以营行脉中，卫行脉外，营卫相随。小者经络，大者经隧。三阴经自五脏出络连六腑，三阳经自六腑出络连五脏，所以，经隧是连络五脏六腑的大络。胃为五脏六腑之海，人体的阴精和功能源于六腑化谷所生的津液。要让营血营养全身，需要脾助胃运化津液使其上行，肝储藏这种精专的血液，肾得营血滋养生成生殖之精和人体所需的骨髓、脑髓等精汁，心统帅一身的经络，肺司气，鼓动血液如潮汐般周流全身。营血阴气行于体内的经脉，五脏、三阴经、血在内为阴。营血阴气的功用是营养身体使之生长，故又曰营。《经》云："阴者主脏，阴受气于五脏。"唐代杨上善注："阴气主于五脏，在内。"阴气来源于五脏，三阴经从五脏受营血之气。换句话说，就是营血阴气来自五脏，三阴经布于人体肌肤的内里，受五脏之气，天亮的时候随阳卫由内而外，用以荣养全身、濡关节、肥肌肤。故眼得血滋养而能视，手得血滋养而能握，足得血滋养而能步，皮毛腠理得血滋养而致密润泽，筋骨得血滋养而坚强。

《素问·经脉别论》：食气入胃，散精于肝，淫气于筋。食气入胃，浊气归心，淫精于脉。脉气流经，经气归于肺，肺朝百脉，输精于皮毛。毛脉合精，行气于腑。腑精神明，留于四脏，气归于权衡。权衡以平，气口成寸，以决死生。饮入于胃，游溢精气，上输于脾。脾气散精，上归于肺，通调水道，下输膀胱。水精四布，五经并行，合于四时五脏阴阳，揆度以为常也。

胃纳水谷生津液，中焦泌津液化而赤为营血，注入肺手太阴经。谷气之清者为营血，营血由心统帅，在十二经脉中流注不休以滋养全身。经脉把水谷精微输布到肝，由肝经布散淫溢到筋，故肝主筋。水谷津液通过经络输布到肾，肾得滋养而生肾精，精气四布，骨髓生，毛发长，男二八，女二七而有生育之功能。饮食入胃，胃腐熟水谷，上输于脾，脾散精归于肺，通过肺气的鼓动，把营血输布到周身，从而长肉生肌，四肢得用。总之，营血阴气的运行归于肺气的推动，是肺的行气功能，使百脉中的血液像潮水那样周期性地波动，使营血经过肝、心、脾、肾散布到皮毛孙络，无数的孙络把精气聚合，通过经络回流到五脏六腑，循环不休，如环无端。这一切都归于宗气的推动。肺的功能是行气散精，以使四脏之精周流全身。营血行脉内，卫阳行脉外，内外阴阳和谐，如权与衡相称谓之平。五脏之气行于阴阳各二十五度，复会于肺手太阴于寸口，切脉诊寸口可以知脏腑的善恶，可以判断疾病是可治还是不可治。

三、营血的升降出入

（一）血的生成与功能

天六气为阳，地五行为阴，人与天地之气相通，天人相应。血阴气阳，气血阴阳是人体最根本的阴阳。营血出自五脏，走脉内长养身体，以长成人的身形；卫阳出自六腑，行脉外的肌肤腠理，温煦肌肤，抵御病邪。气血阴阳相随相伴，升降出入，周流不休，气血阴阳和谐则无病，阴阳乖违则灾病丛生。那么，血液是从何而来，其功能是什么？

《灵枢·决气》：何谓血？岐伯曰：中焦受气，取汁变化而赤，是谓血。何谓脉？岐伯曰：壅遏营气，令无所避，是谓脉。

什么是血？水谷进入胃部以后，经过胃的消化腐熟，清者津液上行，浊者糟粕下行排出体外。上行的津液进入中焦，中焦对其进行气化，变为红色注入经脉，这种由水谷津液变而赤的液态物质就是血。什么是脉呢？脉是容纳血液的组织器官，它能阻遏液体的营血不溢出脉外，使其在经络内运行，这样的组织器官就是脉。《灵枢·经水》曰："经脉者，受血而营之。"唐代杨上善注："营气从中焦并胃口出上焦之后，所谓受气，泌糟粕，承津液，化津液精微，注之肺脉中，化而为血，流十二脉中，以奉生身，故生身之贵，无过血也。故营气独行于十二经道营身，故曰营气。营气行经，如雾者也。经中血者，如渠中水也。故十二经受血各营也。"经脉是容纳血液的组织，它使血液在脉络内运行从而达到营养四肢百骸的作用。人类生长所需的营养与功能皆来源于饮食，故有胃为五脏六腑之海之说。但是仅仅靠胃还不能完成升清与降浊的功能，即不能完成营养的吸收和糟粕的排出。胃以外的六腑及其他器官参与完成了这一任务。六腑总的功能是化谷行津液，而其他器官则各司其职。具体来说，胃受五谷，小肠盛受，大肠传导，胆主决断，三焦司决渎，膀胱主津液。在六腑各个器官共同作用下，使津液布扬，营养上行滋养全身，糟粕下行排出体外。营卫的生成和糟粕的排出，最终的主司器官是三焦。血液由中焦泌水谷津液变化而成，其形态如水，活动区域是脉内，具体的就是"流十二脉中"，功能是滋养全身。水谷津液经过中焦的受汁气化变而赤，先注入肺手太阴脉，然后循经络在脉内流注。作为病理现象，一个人如果脱血，那么其经脉空虚，面色苍白。血的载体是脉，或者曰经隧、经渠，或者曰大络。脉是血液聚集的地方，经脉的作用是容纳血液，使其在脉内循行不至于四溢。由于脉伏行于腠理多不可见，只是在手足腕踝处才能触摸到其搏动，人们于分肉间常见的都是络。血液独行于经隧。经隧，就是经络；隧，通道，即血液流行的道路。这种运行于经隧的血又叫营气。血为什么又叫营气？杨上善指出："人眼受血，所以能视，手之受血，所以能握，足之受血，所以能步，身之所贵，莫先于血，故得行于十二经络之道，以营于身，故曰营气也。"流动在血管里赤红的液体叫血，其功能是奉养生身，即营养全身以成形，故就其功能来说叫营气。营是血的功能，将这个功能具体化，加词缀"气"曰营气。血是其体，营是其用。

（二）营血的升降出入情况

《灵枢·营气》：黄帝曰：营气之道，纳谷为宝。谷入于胃，气传之肺，流溢于中，布散于外，精专者行于经隧，常营无已，终而复始，是谓天地之纪。故气从太阴出，注手阳明，上行至面，注足阳明，下行至跗上，注大指间，与太阴合，上行抵脾，从脾注心中。循手少阴出腋下臂，注小指，合手太阳。上行乘腋出颇内，注目内眦，上巅下项，合足太阳，循脊下尻，下行注小指之端，循足心注足少阴。上行注肾，从肾注心。外散于胸中，循心主脉出腋下臂，出两筋之间，入掌中，出中指之端，还注小指次指之端，合手少阳。上行注膻中，散于三焦，从三焦注胆，出胁注足少阳。下行至跗上，复从跗注大指间，合足厥阴，上行至肝，从肝上注肺，上循喉咙，入颃颡之窍，究于畜门。其支别者，上额，循巅下项中，循脊入骶，是督脉也，络阴器，上过毛中，入脐中，上循腹里，入缺盆，下注肺中，复出太阴。此营气之所行也，逆顺之常也。

地气蒸腾而为云，天气下降而为雨。五脏法地出营血，那么营血的升降出入情况如何呢？营气生成的关键是胃纳水谷生津液。水谷进入以胃为代表的六腑之后，清者上升，浊者下降，其清者经过中焦泌津液，变化成红色液体进入肺手太阴经，流动、充盈于经脉之中，通过经脉布散于人体内外以长养身体。营血是水谷津液所化的精纯之物，独行于经隧之中而不能溢出脉外，这样不停地营养身体，周而复始，所以说营血之气从肺手太阴之经开始流注。气从太阴出，即营血阴气从肺手太阴经开始运行，夜尽天亮的时候由内而外，开始流注：①营血的运行自肺手太阴经，由胸外出大指之端，合大肠手阳明经。大肠手阳明经起于食指端的商阳，从手上头出鼻之迎香，与胃足阳明经相合。胃足阳明经起于鼻之承泣，下行至足背，注足中趾厉兑，合脾足太阴经。脾足太阴经起于足大趾端隐白，上行入腹属脾络胃，然后从脾注心。②心手少阴经起于心中，出腋窝，下臂，出掌内小指端少冲与小肠手太阳经合。小肠手太阳经起于小指端少泽，其支者上行经过腋部，注目内眦转入耳中，上行到头顶中央然后下走项后，与膀胱足太阳合。足太阳经起目之睛明，沿着脊柱下行到尾骶部，再下行注足小趾端的至阴与肾足少阴经合。足少阴经起于足底的涌泉，循足上行贯肝入肾，然后从肾注心。③手厥阴心包经起于胸中，沿着手心主脉出腋窝下臂，经过腕后两筋之间，入掌中，出中指尖，回出注无名指中冲，与三焦手少阳经合。三焦手少阳经起于无名指的关冲，上出两指之间，循手腕出臂外两骨之间，上肩交出足少阳之后，入缺盆，注膻中，散布于三焦，从三焦注胆，出胁肋，与胆足少阳经合。足少阳起于目，下行至足第四趾的窍阴，复从足背注足大指，与肝足厥阴经合。肝足厥阴经起于足大趾的大敦，上行至肝脏，从肝上注于肺，与肺手太阴经合。营血之气从肺手太阴经出，经过脾足太阴经注心；心手少阴经由内而外，经肾足少阴经注心；手厥阴心包经由内出外，经肝足厥阴经上行复入肺手太阴经完成循环，周而复始，流注不休。

营血阴气运行的逆顺规律：营血顺行脉，即顺三阴经、三阳经循行，而不能逆行。在手循阴而出，循阳而入：手之三阴脉，从脏受得血气，流动到终极手指端之后，变而为阳，名手三阳；手之三阳脉上头，曲屈向足，至足趾端，从阳至阴。在足循阴而入，循阳而出：足三阴经从足走腹，再由腹至手三阴走手三阳，上头为足三阳，完成循环。阴脉营其脏，属脏络腑；阳脉荣其腑，属腑络脏，阴阳之脉相贯相连，流注不休，如环无端。营血行脉内，卫阳行脉外，营卫相随。但是，白天与夜晚，营气、卫气的活跃度不同。阴性的营血天亮随卫气由内而外，傍晚日落的时候携卫阳由外而内，与行其外的阳卫之气相随相伴，互相滋养，不能相离，相离则为病。

第三节　阳气的升降出入

一、阳气出上焦

《灵枢·卫气》：六腑者，所以受水谷而行化物者也。其气内入于五脏，而外络肢节。其浮气之不循经者，为卫气。

六腑的功能是受纳腐熟水谷，并使水谷津液之清者上升，浊者下降。上焦泌津液使其如雾露那样浮行于经脉之外的肌肤腠理，因而又叫浮气。浮气所处的区域是脉络之外，脉外为阳；浮气大多弥漫于人的四肢、胸腹、头面，这些地方从人体的表里来分为表，表为阳，所以又叫阳气。浮气的功能是温养肌肤，抵御病邪，护卫身体，所以又叫卫气。浮气的特点如天上的阳光，性热，躁动不居。阳光能快速穿透云雾，把光芒与热量布散到大地，让万物生长。六腑纳谷所生的浮气如同天上的阳光，其性热，躁动不居，能迅速到达人的肌肤手脚，让身体温暖，充满生机与光泽，所以古人把浮气又叫悍气、卫气、阳气。

《素问·痹论》：荣者，水谷之精气也，和调于五脏，洒陈于六腑，乃能入于脉也。故循脉上下，贯五脏，络六腑也。卫者，水谷之悍气也，其气慓疾滑利，不能入于脉也，故循皮肤之中，分肉之间，熏于肓膜，散于胸腹。

营气又叫荣气，荣是营的通假字。营气是水谷的精气，即水谷津液的精华变化而生成的营血。营血从肺手太阴脉开始流注五脏，五脏之气走三阴经，通过支络连接六腑，营血和调，能在脉内如沟渠之水静静布散于五脏六腑、四肢百骸以长养身体。卫气是胃纳水谷产生的悍气，或者说，卫气又叫悍气，它浮行于脉外，特点是慓疾滑利，白天活跃，夜晚相对静谧，而其活跃的时候能迅速到达头面四末、肌肤腠理，温肌肤、御病邪，根据这个特点又曰悍气。营血阴气与固护其外的卫气（阳气）各行其道，卫阳之气不能入脉内，入脉内则阴阳相犯，相犯就会造成疾病。同样，行于脉内的营血阴气不能溢出脉外，溢出脉外也造成疾病。卫气行脉外的肌肤腠理，熏养人的肓膜，布散于胸腹以温煦充养之。卫气的来源是六腑纳谷所化的津液，卫气的生成与布散有赖于上焦气化水谷津液。行于脉外的阳卫之气，其功能是温煦肌肉、肥养腠理，主管皮肤气孔的开阖。卫气和调，腠理得卫气温养，则皮肤调柔、腠理致密。

《素问·生气通天论》：失之，则内闭九窍，外壅肌肉，卫气散解，此谓自伤，气之削也。阳气者，若天与日，失其所，则折寿而不彰，故天运当以日光明，是故阳因而上，卫外者也。

五脏出营血，营血行脉内，营血阴气失和，则内塞九窍，外壅肌肉；卫气走脉外肌肤腠理，阳卫之气失和，则不能司开阖，温煦肌肤，致肌肤开泄。这些过失，都是失于自我调摄，让营气、卫气消损。人的六腑法天为阳化生卫气，阳气走三阳经所在的肌表腠理，温煦肌肤抵御病邪。自然界的运行不能没有太阳，天失去了太阳的运行，就会黑暗冰冷。人身的阳气就像自然界的太阳，不能须臾而无，如果无阳气行于头面四末，人很快会身体冰凉丧失生机，所以说没有阳气的温煦与固护，则人不能长寿。

二、卫气的升降出入

《灵枢·营卫生会》：人受气于谷，谷入于胃，以传与肺，五脏六腑，皆以受气。其清者为营，浊者为卫，营在脉中，卫在脉外，营周不休，五十而复大会。阴阳相贯，如环无端。卫气行于阴二十五度，行于阳二十五度，分为昼夜，故气至阳而起，至阴而止。故曰：日中而阳陇为重阳，夜半而阴陇为重阴。故太阴主内，太阳主外，各行二十五度，分为昼夜。夜半为阴陇，夜半后而为阴衰，平旦阴尽而阳受气矣。日中为阳陇，日西而阳衰，日入阳尽而阴受气矣。夜半而大会，万民皆卧，命曰合阴。平旦阴尽而阳受气，如是无已，与天地同纪。

"营卫生会"即营血阴气与阳气的生成与交合。人从饮食水谷中获得营养与功能。水谷进入以胃为代表的六腑之后经过腐熟化为津液，清者上行，浊者下行。上行的津液经过中焦泌津液变为红色的血液，血液注入肺手太阴经流注五脏，所以五脏六腑都因此受营血之气的滋养。营血行脉中，走五脏，属性为阴、清，其功能是长养五脏六腑、四肢百骸，所以就其功能来说，叫营气或者荣气，故"清者为营，营在脉中"。上焦泌津液化而为卫气，卫气行脉外的肌肤腠理，出自六腑，属性为阳、浊，其主要功能是温煦充养肌肤，司气孔开阖，抵御病邪入侵，故"浊者为卫，卫在脉外"。

自然界一年四时阳热之气有盛衰，春天为少阳，夏天为太阳，阳热之气逐渐亢盛，盛极而衰；秋天为少阴，冬天为太阴，阳热之气衰减，阴寒之气隆盛，盛极而衰，周而复始。一日之中也是如此，早晨阳气弱，中午阳气盛，傍晚阴气弱，夜半阴气隆。人的卫气也是这样，它伏行于经脉之外，呈雾露状弥漫于肌肤腠理，白天行于三阳经所在区域二十五度，夜晚行五脏二十五度，一日一夜五十度。卫气在天亮的时候开始活跃，外出行于三阳经所在的区域，到夜晚的时候阳气静谧入五脏。日中午时人体阳卫之气如天上的太阳最大，阳气隆盛，夜半子时阴气隆盛。三阴经属五脏，行营血，营血自肺手太阴脉开始循行，而复会于太阴，故太阴主内，昼夜各二十五度会于手太阴；三阳经属六腑，行卫气，天亮的时候卫气上头出目，自太阳出而复会于太阳，故太阳主外，昼夜各二十五度。夜半子时阴气隆盛，盛极而衰，到平旦天亮的时候阴气衰竭，阳气开始活跃。日中午时阳气隆盛，太阳西下阳气开始衰减，日落的时候阳气衰竭阴受气。夜半子时是阴阳交会的时候，万民都在睡眠，是人的阴气与自然界的阴气相合的时候，所以叫合阴。平旦天亮阴气尽而阳受气，如此循环不已，和天地阴阳运行的规律相同。

《灵枢·卫气行》：黄帝问于岐伯曰：愿闻卫气之行，出入之合，何如？岐伯曰：岁有十二月，日有十二辰，子午为经，卯酉为纬，天周二十八宿，而一面七星，四七二十八星，房、昴为纬，虚、张为经。是故房至毕为阳，昴至心为阴，阳主昼，阴主夜。故卫气之行，一日一夜五十周于身，昼日行于阳二十五周，夜行于阴二十五周，周于五脏。是故平旦阴尽，阳气出于目，目张则气上行于头，循项下足太阳，循背下至小指之端。其散者，别于目锐眦，下手太阳，下至手小指之端外侧。其散者，别于目锐眦，下足少阳，注小指次指之间。以上循手少阳之分，下至小指次指之间。别者以上至耳前，合于颔脉，注足阳明以下行至跗上，入五指之间。其散者，从耳下下手阳明，入大指之间，入掌中。其至于足也，入足心，出内踝，下行阴分，复合于目，故为一周。

人生天地之间，与天地之气相应。一年有十二个月，一天有十二个时辰。天域分为十二个等分为十二月，北斗斗柄指子为冬至，星宿是危、虚、女；斗指午为夏至，星宿是张、星、柳，子午相连为经。斗柄指卯为春分，星宿是心、房、氐；斗柄指酉为秋分，星宿是毕、昴、胃，卯酉相连为纬，子午卯酉所代表的冬至、夏至、春风、秋分用虚线连接起来，构成互相垂直的经线与纬线，分春夏秋冬四季。东方七宿为青龙，南方七宿为朱雀，西方七宿为白虎，北方七宿为玄武，周天二十八星宿。房在东居卯位，昴在西居酉位，所以房昴为纬；虚在北居子位，张在南居午位，所以虚、张为经。从东方的房到西方的毕为阳，阳主白天；从西方的昴到东方的心为阴，阴主夜晚。人身的卫气一日一夜行于周身五十度，白天行于三阳经所在的肌肤腠理二十五度，夜晚行于五脏二十五度，周遍整个五脏。

卫阳之气出自六腑，六腑法天。昼行于阳，自目行三阳经：①平旦卯时天亮，阳气活跃，自内携营阴外出于目，眼睛睁开人精神，阳气上行于头，循项部下足太阳，沿着足背部下行至足小趾之端的至阴穴，从头走足；其散行的别于目锐眦，下行手太阳经，至手小指之端的少泽穴。②另一条散行的卫气别出目锐眦，然后下行足少阳经，注足无名趾的足窍阴穴；别者沿着手少阳之分，下行至手无名指的关冲穴。③另一散行的卫气自目别行至耳前，合于颔部经脉，注于足阳明经，下行至足背入足第二指端的厉兑穴；其散者，从耳下，下行手阳明经至食指之端的商阳穴，络入掌中。卫气下行至足阳明经抵达足部的进入足心，出内踝与足少阴经合行于阴分，上行合于目，交会于足太阳经为一周。

夜行于阴：阴指五脏。卫气行三阳经所在的肌肤尽而五脏受气。其始入于阴，常从足少阴注于肾，肾注于心，心注于肺，肺注于肝，肝注于脾，脾复注于肾为一周。

三、营卫的清浊与逆乱

（一）营卫气的清浊

《灵枢·阴阳清浊》：黄帝曰：愿闻人气之清浊。岐伯曰：受谷者浊，受气者清；清者注阴，浊者注阳。浊而清者，上出于咽。清而浊者，则下行。清浊相干，命曰乱气。

黄帝问：我想听听人的气血阴阳的清浊问题。岐伯指出：受谷者浊，浊者注阳：受纳水谷的六腑为浊，六腑化谷生津液，其清者上行，浊者糟粕下行排出体外。清者津液经过上焦泌津液而为卫气，卫气源自纳浊谷的六腑，其所发之气为浊为阳，故"浊者为卫"。六腑出卫气，与注入肺手太阴经，入五脏为阴、清的营血不同，浊阳卫气走脉外肌肤腠理，肌肤腠理与内阴五脏相对，为表为阳，故云"浊者注阳"，即浊阳卫气注入头面四末，肌肤腠理。受气者清，清者注阴：肺受水谷津液之清者，清者营血注入属性为阴在里的五脏，走三阴经，故"清者注阴"。营血行脉内，自五脏由内而外；阳气出六腑，由于其浮、悍的特性，先到达头面与手足，由外而内温煦腠理。营气在脉内，行三阴经走五脏，营脏注阳，注阳即流注到三阳经；卫气在脉外，行三阳经之肌肤腠理，营腑注阴，注阴即流注到体内。阴阳相注，如环无端。六腑浊气之清者上出于口为噫气，五脏清气之浊者行脉内走经络为营气。清者为阴，浊者为阳，清浊各行其道，如果清浊相干，则阴阳气乱。

《灵枢·逆顺肥瘦》：黄帝曰：脉行之逆顺奈何？岐伯曰：手之三阴，从脏走手；手之三阳，从手走头；足之三阳，从头走足；足之三阴，从足走腹。

脉内营血运行的逆顺是怎样的？脉从胸腹出四肢为顺行：脉从脏受得血气，手三阴经从脏走手合手三阳经，手三阳经从手走头。脉气自四肢入胸腹为逆行：足三阳经从头走足，至足指端合足三阴经，足三阴经从足走胸腹。营气顺行脉，即营血从手太阴肺脉开始，顺三阴经、三阳经循行。

《灵枢·终始》：阴者主脏，阳者主腑，阳受气于四末，阴受气于五脏。

阴者主脏，阴受气于五脏：营血阴气源于五脏，三阴经从五脏受得营血之气。阳者主腑，阳受气于四末：阳卫之气源于六腑，三阳经从手足四末受得六腑阳气。营血阴气，六腑阳气，一阴一阳，营阴行脉内，阳卫走脉外。营卫阴阳不能相贯，相贯则为病。营气、卫气不能互相深入，营血出脉外，渗入阳卫的活动区域则瘀滞为病；阳卫进入脉内则阳热耗精。营阴卫阳，一阴一阳，不能相离，相离则为病。那么，作为平人，营阴卫阳，正确的关系应该是怎样的呢？阴阳相随，不离不弃。平旦天亮的时候阳卫携营血由内而外，傍晚阳卫开始变弱的时候，随营血由外而入五脏。阴阳相随乃为和，营气、卫气相随而不是相贯，营血不能溢出脉外，卫阳不能入于脉内。

（二）营卫的逆乱

《灵枢·五乱》：黄帝曰：经脉十二者，别为五行，分为四时，何失而乱？何得而治？岐伯曰：五行有序，四时有分，相顺则治，相逆则乱。黄帝曰：何谓相顺而治？岐伯曰：经脉十二者，以应十二月。十二月者，分为四时，四时者，春秋冬夏，其气各异。营卫相随，阴阳已和，清浊不相干，如是则顺而治。黄帝曰：何谓逆而乱？岐伯曰：清气在阴，浊气在阳，营气顺行，卫气逆行，清浊相干，乱于胸中，是谓大悗。故气乱于心，则烦心密嘿，俯首静伏；乱于肺，则俯仰喘喝，接手以呼；乱于肠胃，则为霍乱；乱于臂胫，则为四厥；乱于头，则为厥逆，头重眩仆。

五脏六腑之气发十二经脉，其运行的规律分别合于五行、四时，春肝厥阴风木，夏心少阴君火，肺秋阳明燥金，冬肾太阳寒水，是什么错失而出现紊乱呢？怎样才能让气血运行正常？岐伯说：五行有自己的运行顺序，春夏秋冬四时也有分野，相顺则正常，相逆则乱。那么，什么叫相顺呢？岐伯说：十二经脉，应自然界十二月，十二月又分为四时。四时，就是春夏秋冬。人法自然，营行脉中，卫行脉外，营卫之气相随不离，但不是相同方向、相同方式运行，二者相随相伴，相互滋养。营血阴气顺行脉，自胸腹由内而外，手三阴经外出合手三阳经，手三阳经上头合足三阳经，足三阳经下足合足三阴经由外而内。阳气逆行，夜半之后阳气开始活跃，天亮的时候阳气出于目，自目分别行足三阳经、手三阳经，夜晚随营血阴气入五脏。什么情况是逆和乱呢？岐伯说：脉内为阴，营血清气行脉内；脉外的肌肤腠理为阳，浊阳卫气行脉外；营气顺脉而行，卫气逆脉而行，是为常。反之为逆为乱，逆乱则为病。清浊相干即清阴营气、浊阳卫气相逆、相犯，运行顺序紊乱。乱于心则为噫，乱于肺为喘喝，乱于肠胃为霍乱，乱于臂胫为四厥，乱于头为厥逆，头重，眩晕，甚至仆倒。

气乱于卫，血留于经，阴阳相倾，就产生了虚实。所谓阴阳相倾，即阴者营血，阳者卫气出现偏聚，气血出现了偏聚就产生了虚实。有者为实，偏聚之处为有；无者为虚，衰少之所为无。气乱于卫，则卫气不能正常运行，出现紊乱。血留于经，营血不能顺十二经而行，出现瘀滞或溢出脉外的现象。乱、瘀滞则阴阳不能相随，不相随则血气离居，离居则有偏聚，聚则为病。诊脉之要在于诊营阴清、卫阳浊是否逆乱。脉诊的三个关键问题：别阴阳；审清浊；知部候。别阴阳和审清浊是一个问题的两个方面。别阴阳即知五脏三阴脉为阴，六腑三阳脉为阳；五脏出营血阴气，营血走三阴经，营脏络腑；六腑出阳气，阳卫走三阳经，属腑营脏。营气顺行脉，卫气逆行，二者运行的顺序紊乱就会造成疾病。清者营血注肺走五脏，审清者为营；浊者卫气出六腑，走脉外腠理头面四末，审浊者为卫。诊脉审明阴阳清浊，则知病因、病位所在。

第四节　药的气味、厚薄、升降

一、气味的阴阳属性及功能

《素问·阴阳应象大论》：水为阴，火为阳，阳为气，阴为味。味归形，形归气。气归精，精归化。精食气，形食味，化生精，气生形。味伤形，气伤精。精化为气，气伤于味。

阴味出下窍，阳气出上窍。味厚者为阴，薄为阴之阳。气厚者为阳，薄为阳之阴。味厚则泄，薄则通。气薄则发泄，厚则发热。壮火之气衰，少火之气壮。壮火食气，气食少火。壮火散气，少火生气。气味辛甘发散为阳，酸苦涌泄为阴。阴胜则阳病，阳胜则阴病。阳胜则热，阴胜则寒。重寒则热，重热则寒。寒伤形，热伤气。气伤痛，形伤肿。故先痛而后肿者，气伤形也；先肿而后痛者，形伤气也。

天为阳，阳化气，性热躁，六腑法天为阳，化生卫气走脉外，卫气性剽悍滑急，温煦固护身体抵御外邪；地为阴，阴成形，性寒静，五脏法地为阴，生营血，血性静凉，走脉内，养五脏六腑、四肢百骸。人以饮食生长，水谷入胃以生成营血、卫气。谷物与药物一样，有平者，有偏者，偏于气者为阳，气阳性燥热，所谓"火为阳，阳为气"。温热为阳中之阳，凉寒为阳中之阴。偏于味者为阴，味阴性静寒，所谓"水为阴，阴为味"。辛甘发散为阴中之阳，酸苦涌泄为阴中之阴。水谷入胃，各以其气、其味长养身体。入胃的水谷化津液，中焦如沤，气化津液变红为营血以长养身体，这就是"水为阴，阴为味，味归形"之义。《广雅·释诂三》曰："归，遗也。"即馈、养之义。味阴生精血以长养形体，是为"味归形"；形体强盛则阳气旺盛，所谓"形归气"。气阳生卫气固护精血不流失，不被外邪所犯，是为"气归精"；形精强又能更好地化气，是为"精归化"。换一种说法，就是"阴在内，阳之守也；阳在外，阴之使也。"精血在内，由阳卫之气守护；阳卫在外能固护肌肤，抵御病邪，是内阴强盛的结果。人的身形虽然由饮食五味养成，但是五味太过则为害，伤其脏，脏伤则形伤。五谷中性火热的为阳，阳热食物化而为气，气行脉外，走头面四末，温腠理，故曰清阳发腠理，清阳实四肢。阴精营血，其性寒凉，须由阳火之气温煦才能运行，但阳火太过则有伤于精。五味糟粕出下窍，五味阳精走上窍。味为阴，味之厚者，为阴中之阴，功用是泄；味之薄者，为阴中之阳，功用是通。气为阳，气之厚者，为阳中之阳，功用是发；气之薄者，为阳中之阴，功用是泄。壮盛火热之气，盛极必衰，所以壮火伤气，壮火散气。少微火暖之气，使人逐渐壮盛，故少火之微，能聚生气。五味之中，辛甘为阳，功能是发散；酸苦为阴，功能是涌泄。人之所有者血与气，血阴性寒走脉内，气阳性热行脉外。气与血阴阳和谐则不病，营血阴气偏亢则行其外的卫阳之气弱，卫阳病而弱则显现寒象，这是阴盛阳虚；阳气亢盛则行脉内的营血阴气弱，营血阴气病而弱则显现热象，这是阳盛阴虚。故阳虚外寒，阴盛内寒，寒者热之；阳盛外热，阴虚内热，热者寒之。热极而寒，寒极而热。寒气严重则伤害形体，形体有伤则肿大。热气太重则伤气，卫气壅遏，迫于分肉则痛。邪气伤于腠理致卫气不通而痛，继之以伤形而致肿，这是卫气受伤连及于形；反之，如果先肿后痛，则是邪先客于皮肤为肿，而后壅滞卫气为痛的情况，这是形伤及于气。

二、气味的厚薄寒热阴阳升降

（一）气味的阴阳升降与五脏

天之浊气下降形成雨，地之清气升腾形成云，天地之气以沟通流动为和，以痞塞不通为灾病。人法天地，其气以升降沟通为和，以上下内外痞塞为病。草木禀天地之气以养人，以其偏性来纠正人体的偏胜，使气机内外交流、上下沟通，恢复到平和状态。东方春，其气温，功能是升生，在人则胆以应之；春自冬来，应于肝，为阴中之阳；阴为味，应味为味之薄者，味薄则通。南方夏，其气热，功能是浮长，在人则小肠、三焦应之；夏自春来，应于心，为阳中之阳；阳为气，气应之为气之厚者，气厚则发热。西方秋，其气燥，功能是降收，在人则大肠以应之；秋自夏来，应于肺，为阳中之阴；气应之为气之薄者，气薄则发泄。北方冬，其气寒，功能是沉藏，在人则膀胱应之；冬自秋来，应于肾，为阴中之阴；阴为味，味应之为味之厚者，味厚则泄。土居中央，其气湿，湿的功能是化成，气兼温凉寒热，在人以胃应之；味兼淡辛甘咸苦，在人则脾应之。春夏居左为阳，阳气升，人肝、心应之，故左东阳升而不升，谓之阳不及；秋冬居右为阴，阴沉降，人肺、肾以应之，故右西阴降而不降，谓之阳太过。

李杲《内外伤辨惑论·重明木郁则达之之理》中论述了天地阴阳升降之理，以及人的脏气升降之机。他指出：天地之间，六合之内，主要是水与火。火为阳，升浮是其象，在天为体，在地为用；水为阴，降沉是其象，在地为体，在天为殒杀收藏之用。水与火上下交流，以成八卦。以医书言之，则是升浮降沉，温凉寒热四时以应八卦。若天火在上而不下，地水在下而不上，这就是天地之气不相沟通，阴阳不能相辅相承，如此则万物生化之道败坏，大《易》之理绝灭，所以《内经》指出：独阳不生，独阴不长。如此的话，天地阴阳怎么能交会呢？所以说阳本根于阴，阴本根于阳，若不明根源，是不明大道。故天的六阳之气生于地，就是阳本根于阴。以人身言之，六腑之气，生长发散于胃土之中。六腑出阳气，鼓舞万象有形质之物升于天，为浮散；物极必反，阳极变阴，既六阳升浮之力在天，其力尽，是阳道终，所以鼓舞六阴有形之阴水在天，在外。上六无位，必归于下，此是少、太阴阳中太阳变阴之象，是五脏之源在于天。天者，人之肺以应之，故曰阴本源于阳，水出高源就是这个道理。人的五脏，其源在肺，肺居于背，背在天，故膀胱足太阳寒在子，一阳生，其源在申，申者七月，为少阴。阴寒自此而降，以成秋收气寒之渐。阴寒降至于地下，以成冬藏，伏诸六阳在九泉之下，故五脏之气生于天。以人身言，是五脏之气，收降藏沉之源出于肺气之上，其流下行，既阴气下行沉坠，化有形质之物皆收藏于地，为降沉；物极必反，阴极变阳，既六阴降沉之力在地，其力既尽，是阴道终，太阴变阳，是一岁四时之气，终而复始，为上下者也，莫知其纪，如环无端。

（二）李杲师徒"气味厚薄寒热阴阳升降之图"解

张元素在《医学启源·用药备旨》中把药物的气味厚薄，寒热阴阳升降之性以图表的形式进行揭示，并在图的后面注云："味为阴，味厚为纯阴，味薄为阴中之阳；气为阳，气厚为纯阳，气薄为阳中之阴。又曰：味厚则泄，味薄则通；气厚则发热，气薄则发泄。又曰：辛甘发散为阳，酸苦涌泄为阴；咸味通泄为阴，淡味渗泄为阳。"张元素的弟子王好古也绘有气味厚薄寒热阴阳升降之图（图3-1），较其老师的图示内容更丰富，我们以王好古的图示来阐释易水学派张元素师徒的药学理论。

气味厚薄寒热阴阳升降图，是用图解的形式揭示药物的属性及四时用药原则。王好古《伊尹汤液广为大法》曰："夫气者天也，味者地也；温热者天之阳也，寒凉者天之阴也；阳则升，阴则降。辛甘者，地之阳也；咸苦者，地之阴也；阳则浮，阴则沉。有使气有使味者，有气味俱使者，有先使气后使味者，有先使味后使气者，所用不一也。"

1. 六腑在表上应六气，五脏在里外合五行　治病必求于本，本就是致病之因。病有因于六气者，六气为本；病有因于五行者，五味七情为本。《素问·阴阳应象大论》曰："形不足者，温之以气；精不足者，补之以味。"形表之气不平则以温热凉寒四气调之，形精有偏则以酸苦甘辛咸淡六味调之。《淮南子·天文训》曰："子午、卯酉为二绳。"十二月子冬至、五月午夏至以虚线相连为经，二月卯春分、八月酉秋分以虚线相连为纬，经纬分出春夏秋冬四时。四时以卯酉为界合于人，心、肺在上为天为阳，阳化气，故主气。心合于夏，为阳中之阳，但是阳极而阴，所以说阴生于夏至午，其气热，代表夏天阳热的药物为纯阳的附子，为气之厚者。肺合于秋，为阳中之阴，其气燥，药物为茯苓，为气之薄者。肝、肾在下为地为阴，阴成形，故主味。肝合于春，春自冬来，阴气将尽，为厥阴，为阴中之阳，其气温，其药物为麻黄，为味之薄者。肾合

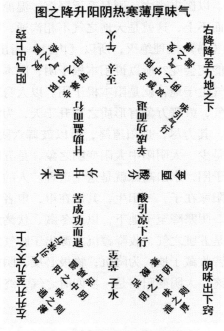

图 3 – 1　气味厚薄寒热阴阳升降之图

于冬，为阴中之阴，但是阴极而阳，所以说阳生于冬至子，其气寒，其药物为大黄，为味之厚者。土之味甘，其气淡。土居中央，灌溉四旁，在人体合于脾，与胃相表里，以其气养四脏，故四时皆有土气，所谓柴胡之甘，桂枝之甘，白虎之甘，调胃之甘。

2. 五脏四时用药原则　六气在上，五行在下，气与形相召感，和谐则万物生长化收藏，生生不息；天地之气乖戾痞塞，则灾病丛生。人生于天地之气交汇之处，气有不谐，则形有盛衰之变。人与天地同气，所以五脏应地之五行，六腑应天之六气，天人相应，六脉应四时。人体的五运六气不谐，则以草木的偏性，纠正脏腑的偏胜，助脏腑功能的升降以遂其性，使无偏胜之害，以遂生长化收藏之功。

（1）卯木——甘分　十一月子一阳生，十二月丑二阳生，正月寅三阳生，三阳开泰，春天来临，所以春天之气自正月立春节开始，春风木主事，其气温和，以升生为其政。左阳升，东方木自地而升天，肝木在下为阴中之阳，故以味调之，药用苦、咸，气用温。气为阳，在春夏用药方面，以气药引味药升，就是图中所谓"气引味行"。春夏阳升，升而不能升为阳不足，以甘温之药助阳升，到了二月卯春分，是春与夏分离的时刻，之后逐渐进入夏天，秋冬时期的苦寒之药退出，以甘温之药助升，就是图中所谓"苦成功而退，甘助温而行"。

（2）午火——辛至　夏天自四月的立夏节开始，到了五月夏至，白天最长，是左东阳辛热的极致，所谓"辛至"。阳盛极而反，气候进入右西的秋冬，以降收为主。心合夏，夏为阳中之阳，为气之厚者，气用寒、热，味用辛。

（3）酉金——酸分　右西为阴，阴沉降。西方燥金主事，其气清凉，以收敛为其政。味为阴，在秋冬用药方面，以味药引气药降，就是图中所谓"味引气行"。西方金自天降地，肺金在天为阳中之阴，本气凉，味辛，以咸助凉降，凉太过以辛温之。八月秋分之后逐渐进入冬天，春夏时期的辛温药退出，以酸助收，以寒助降，就是图中所谓"酉金酸分""辛成功而退，酸引凉下行"。

（4）子水——苦至　冬天自十月的立冬节开始，到了十一月冬至，白天最短，是右西苦寒的极致，所谓"苦至"。冬天北方寒水主事，其气寒，以收藏为其政。冬寒合于肾，为阴中之阴，其本气寒，味用酸、苦，气用温。

3. 阐述药物的升降机理　阳始于十一月冬至，肾在下以苦味降至地，但是降极而升。《洁古老人注王叔和脉诀》"尺脉第三同断病"张璧述："何谓阳不足？春时应温而反大寒，夏时应热而反大凉。《大法》曰：春宜汗，是用辛甘之药助阳而抑阴。《经》曰：阴盛阳虚，汗之则愈，下之则死。秋冬当寸弱而尺盛，而反得寸盛而尺弱，是女得男脉为太过，病在外，乃阳太过而阴不足。何谓阳太过？是秋时应凉而反大热，冬时应寒而反大温。《大法》曰：秋宜下，当用酸苦之药助阴而抑阳。《经》曰：阳盛阴虚，下之则愈，汗之则死。"阳升于左东春，当升而不升为阳不足，以温助其升至九天。春温当升为何用苦？王好古指出："假令自地而升天，非苦无以至地，非温无以至天，故用苦温之剂从九地之下发至九天之上。"

阳升至极为五月夏至，其后是秋冬阴降，右阴降而不降这是阳太过，也就是秋时应凉而反大热，冬时应寒而反大温，治疗则春夏助阳升的辛温退，以酸引寒凉下行，以助阴降。秋金何以助降而用辛？王好古指出："假令自天而降地，非辛无以至天，非凉无以至地，故用辛凉之剂，从九天之上引至九地之下。"春夏左阳升，阳化气，为"阳气出上窍"之义；秋冬右阴降，阴成形，为"阴味出下窍"之义。

三、李杲"脏气法时升降浮沉补泻之图"解

天有四气，温热凉寒。气为阳，气之阳者升浮，温热为天之阳；气之阴者降沉，寒凉为天之阴。地有五味，酸苦甘辛咸。味为阴，味之薄者功能是升散，辛、甘发散为地之阳；味之厚者功能是降收，酸、苦、咸为地之阴。春夏为阳，左阳升，左为心肝；秋冬为阴，右阴降，右为肺肾。五脏法四时，五脏不平，以药物之气味的升降沉浮之性助其升降出入以使其平。李杲在《脾胃论·脏气法时升降浮沉补泻之图》中，又进一步论述了四气五味与五脏的补泻之宜：

五行相生，木火土金水，循环无端，惟脾无正行，于四季之末各旺一十八日，以生四脏。四季者，辰、戌、丑、未是也。人身形以应九野，左足主立春，丑位是也；左手主立夏，辰位是也；右手主立秋，未位是也；右足主立冬，戌位是也。戌土其本气平，其兼气温、凉、寒、热，在人以胃应之；己土其本味咸，其兼味辛、甘、酸、苦，在人以脾应之。脾胃兼化，其病治之各从其宜，不可定体；肝肺之病，在水火之间，顺逆传变不同，温凉不定，当求责耳。

对图 3-2 的说明：视图的坐标是以君位，圣人面南坐，左东春，右西秋。春天虽然始于正月寅立春，但是阳气自十一月冬至已经开始生，十一月一阳生，十二月二阳生，正月三阳生，三阳开泰，春天已到。

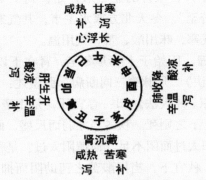

自卯至午为阳，乃阳中之阳，药应之，气之厚者：附子、乌头、良姜、干姜、桂、红豆之类，正秉火之气味，火之化，浮散下。

自午至酉为阴，乃阳中之阴，药应之，气之薄者：泽泻、猪苓、茯苓、木通、通草、灯草、瞿麦、车前子之类，白天而降，气之薄者。

自子至卯为阳，乃阴中之阳，药应之，味之薄者：柴胡、升麻、葛根、川芎、羌活、独活、防风、细辛、藁本、蔓荆子之类，自地而升天，味薄者。

自酉至子为阴，乃阴中之阴，药应之，味之厚者：黄芩、黄连、黄柏、大黄、苦参、防己、葶苈之类，正秉天之气味，寒水之化浮沉。

咸热 甘寒
补　泻
心浮长

膀胱泽泻
小肠丙热

肝生升
酸凉 辛温
泻　补

肾沉藏
咸热 苦寒
泻　补

图 3-2　药象阴阳补泻之图

十一月子，膀胱足太阳壬寒。五脏之气法自然，冬肾沉藏。自八月酉至十一月子为阴，是阴中之阴，药应之，味之厚者：黄芩、黄连、黄柏、大黄、苦参、防己、葶苈子之类，正秉天之气味，寒水之化浮沉。肾应冬，冬沉藏，气当寒而不寒，是为不足，故气寒补热泻。十二月丑，肾足少阴癸水咸，肾欲坚，不足则以苦坚之；肾苦燥，有余则以咸软之，故味苦补咸泻。脉位与脉象：左尺、沉。

正月寅，立春，胆足少阳甲风。春升生，春分拂动，万物开始生长。气不足，以温助其长；气太过，为邪从前位夏心来，以凉泻之，故气温补凉泻。二月卯，风生木，肝足厥阴乙木。木以条达为其性，条达不足，以辛温散之使条达，故味辛补酸泻。自十一月子至二月卯为阴，为阴中之阳，药应之，味之薄者：柴胡、升麻、葛根、川芎、羌活、独活、防风、细辛、藁本、蔓荆子之类，自地而升天。春脉弦，脉位在左关。

三月辰，小肠手少阳丙热，热生火，四月巳心手少阴丁君火。辰巳自清明到立夏，故言左手立夏。脉位与脉象：左寸、洪。五月午，三焦手少阳丙暑；六月未，心包手厥阴丁相火。君火不受邪，君火、相火同治，热不足则补之，太过则泻之，故气热补寒泻。心欲软，以咸软之。心苦缓，以甘缓之，故味咸补甘泻。二月卯至五月午为阳，是阳中之阳，药应之，气之厚者：附子、乌头、高良姜、干姜、桂枝、红豆之类，正秉火之气味。六月未大暑之后是立秋，其后四时气候由阳热浮长转为秋冬收降。脉位与脉象：右尺、数。

脾不主时，于四季末各旺十八日，其温凉寒热补泻各随其宜。脾欲舒缓，甘能缓，故甘补；脾苦湿，苦能燥湿，故味甘补苦泻。脾胃的脉位与脉象：右关、缓。

九月戌，大肠手阳明庚燥，燥生金，十月亥肺手太阴辛金。气候特征是秋收降，为寒露至小雪四个节气。秋气当凉，故肺气的补泻为凉补温泻。肺欲收，酸能恢复其性曰补；肺苦气逆，以辛散之曰泻，故味酸补辛泻。自五月午至八月酉为阳，乃阳中之阴，药应之，气之薄者：泽泻、猪苓、瞿麦、木通、通草、灯心草、琥珀、车前子之类，引气自天而降。手太阴肺脉位与脉象：右寸、涩。

李杲在《东垣试效方·用药法象》中论述了药物的气、味之性与升降浮沉：

天有阴阳，风寒暑湿燥火，三阴三阳上奉之。温凉寒热，四气是也，温热者，天之阳也；凉寒者，天之阴也，此乃天之阴阳也。地有阴阳，金水木火土，生长化收藏下应之。辛甘淡酸苦咸五味是也，皆象于地，辛甘淡者，地之阳也；酸苦咸者，地之阴也，此乃地之阴阳也。味之薄者为阴中之阳，味薄则通，酸苦咸平是也；味之厚者为阴中之阴，味厚则泄，酸苦咸寒是也。气之厚者为阳中之阳，气厚则发热，辛甘温热是也；气之薄者为阳中之阴，气薄则发泄，辛甘淡平寒凉是也。轻清成象（味薄者茶之类），本乎天者亲上；重浊成形（味厚者大黄之类），本乎地者亲下。气味辛甘发散为阳，酸苦涌泄为阴。清阳发腠理，清之清者也；清阳实四肢，清之浊者也。浊阴归六腑，浊之浊者也，浊阴走五脏，浊之清者也。

《东垣试效方·用药升降浮沉补泻法》：

肝胆：味，辛补酸泻；气，温补凉泻。（肝胆之经，前后寒热不同，逆顺互换，入求责法。）

心小肠：味，咸补甘泻；气，热补寒泻。（三焦、命门补泻同。）

脾胃：味，甘补苦泻；气，温凉寒热，补泻各从其宜。（逆从互换，入求责法。）

肺大肠：味，酸补辛泻；气，凉补温泻。

肾膀胱：味，苦补咸泻；气，寒补热泻。

五脏更相平也，一脏不平，所胜平之，此之谓也。故云：安谷则昌，绝谷则亡。水去则荣散，谷消则卫亡，荣散卫亡，神无所居。又仲景云：水入于经，其血乃成；谷入于胃，脉道乃行。故血不可不养，卫不可不温。血温卫和，荣卫将行，常有天命矣。

各脏腑补泻之宜见表3-1。

表3-1 五脏六腑补泻表

脏腑	胆	肝	小肠	心	三焦	心包	胃	脾	大肠	肺	膀胱	肾
阴阳	足少阳	足厥阴	手太阳	手少阴	手少阳	手厥阴	足阳明	足太阴	手阳明	手太阴	足太阳	足少阴
天干	甲	乙	丙	丁	丙	丁	戊	己	庚	辛	壬	癸
地支	1寅	2卯	3辰	4巳	5午	6未	7申	8酉	9戌	10亥	11子	12丑
节气	立春雨水	惊蛰春分	清明谷雨	立夏小满	芒种夏至	小暑大暑	立秋处暑	白露秋分	寒露霜降	立冬小雪	大雪冬至	小寒大寒
六五	风	木	热	君火	暑	相火	湿	土	燥	金	寒	水
气味	温	酸	热	苦	热	苦	甘		凉	辛	寒	咸
补泻	温补凉泻	辛补酸泻	热补寒泻	咸补甘泻	热补寒泻	咸补甘泻	各随其宜	甘补苦泻	凉补温泻	酸补辛泻	寒补热泻	苦补咸泻

第四章　运气学说的基本概念 ▷▷▷

第一节　五行与天文、历法知识

一、五行与数、五星、五音

五行、数与《河图》的关系密切。"河图"一词，最早见《尚书·顾命》曰："大玉、夷玉、天球、河图，在东序。"旧题西汉孔安国传："伏牺王天下，龙马出河，遂则其文以画八卦，谓之'河图'。"河图是中华文化中阴阳五行数术文化的渊源，孔传认为河图产生于传说的伏羲氏时期，龙马出黄河，伏羲氏按照龙马独特的斑纹而画的八卦谓之河图，但真正的作者与时代已经不可考。河图以十数合五方、五行。图式以白圈为阳为天，为奇数；黑点为阴为地，为偶数。圣人面南坐，上南下北，左东右西。北方为天，天一生水，地六成之；南方为地，地二生火，天七成之；东方天三生木，地八成之；西方地四生金，天九成之；中央天五生土，地十成之。水一、火二、木三、金四、土五为五行的生数，六为水的成数，七为火的成数，八为木的成数，九为金的成数，十为土的成数。万物有生数，当生之时方能生；万物有成数，能成之时方能成。参见图4－1。

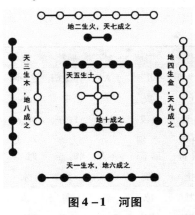

图4－1　河图

五星、五行与天象有关。圣人面南坐，仰而观天，东方苍龙七宿：角亢氐房心尾箕；南方朱雀七宿：井鬼柳星张翼轸；西方白虎七宿：奎娄胃昴毕觜参；北方玄武七宿：斗牛女虚危室壁。从方位来看，是前朱雀，后玄武，左青龙，右白虎。北斗斗柄所指，每年的十一月水星见于北方，正当冬气当令，万物蛰伏，地面上唯有冰雪和水，水星的概念因此形成。五月火星见于南方，正当夏气当令，地面上一片炎热，火星的概念因此形成。二月木星见于东方，正当春气当令，草木萌芽生长，木星的概念因此形成。八月金星见于西方，古代以金代表兵器，以示秋天杀伐之气当令，万物凋谢，金星之名由此而成。土星见于中天，长夏湿气当令，万物在地成形，土星的概念因此形成。在天为气，在地为形，地之五行以相生为序，水生木，木生火，火生土，土生金，金生水，万物因此生生不息。五星与五方、五帝、五兽、五音及天干的关系，《淮南子·天文》有较全面的论述：

何谓五星？东方木也，其帝太皞，其佐句芒，执规而治春，其神为岁星，其兽苍龙，其音角，其日甲乙；南方火也，其帝炎帝，其佐朱明，执衡而治夏，其神为荧惑，其兽朱鸟，其音徵，其日丙丁；中央土也，其帝黄帝，其佐后土，执绳而制四方，其神为镇星，其兽黄龙，其音宫，其日戊己；西方金也，其帝少昊，其佐蓐收，执矩而治秋，其神为太白，其兽白虎，其音商，其日庚辛；北方水也，其帝颛顼，其佐玄冥，执权而治冬，其神为辰星，其兽玄武，其音羽，其日壬癸。

天有五星，地有五行，五星指何星？东方是木星，它的主管帝王是太皞，辅佐是句芒，执规而治春，其星为岁星，兽为苍龙，五音为角，春木纪以甲乙；南方火星，它的主管帝王是炎帝，辅佐是朱明，执衡而治夏，其星为荧惑，其兽朱鸟，五音为徵，夏火纪以丙丁；中央是土星，它的主管帝王是黄帝，辅佐是后土，执绳而制四方，其星为镇星，其兽黄龙，五音为宫，中土纪以戊己；西方为金星，它的主管帝王是少昊，辅佐是蓐收，执矩而治秋，其星为太白，其兽为白虎，五音为商，秋金纪以庚辛；北方是水星，它的主管帝王是颛顼，辅佐是玄冥，执权而治冬，其星曰辰星，其兽为玄武，五音为羽，冬水纪以壬癸（表4-1）。

表4-1 河图与五行、五星、五音

五方	东方	南方	中央	西方	北方
五行	木	火	土	金	水
五星	岁星	荧惑	镇星	太白	辰星
五治	春	夏	四方	秋	冬
五兽	苍龙	朱鸟	黄龙	白虎	玄武
五音	角	徵	宫	商	羽
五日	甲乙	丙丁	戊己	庚辛	壬癸

二、地五天六及其运行方向

（一）地支纪气，天干纪运

《素问·五运行大论》：帝曰：愿闻其所始也。岐伯曰：昭乎哉问也！臣览《太始天元册》文，丹天之气，经于牛女戊分；黅天之气，经于心尾己分；苍天之气，经于危室柳鬼；素天之气，经于亢氐昴毕；玄天之气，经于张翼娄胃。所谓戊己分者，奎璧角轸，则天地之门户也。夫候之所始，道之所生，不可不通也。

1. 干支源始 地支纪十二月，天干纪五行，追究起来都与古人观星象有关。十二地支最早用于纪年，古人发现木星的运行非常有规律，它在黄道带由西向东逆时针运行，每年行经一个星次，大约十二年环绕地球一周，所以古人曾用木星纪年，也叫岁星纪年。以地球为观察点，太阳运行一周形成一个黄道带，把黄道带分成十二等份曰十二

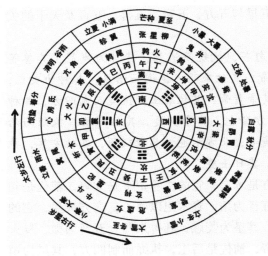

图4-2　岁星、太岁运行方向图

星次，自西向东逆时针依次命名并与十二地支相配，其顺序是：星纪丑、玄枵子、诹訾亥、降娄戌、大梁酉、实沈申、鹑首未、鹑火午、鹑尾巳、寿星辰、大火卯、析木寅。再把十二星次与十二支、二十八星宿结合起来：星纪－牛斗女－丑；玄枵－女虚危－子；诹訾－危室壁奎－亥；降娄－奎娄胃－戌；大梁－胃昴毕－酉；实沈－毕觜参井－申；鹑首－井鬼柳－未；鹑火－柳星张－午；鹑尾－张翼轸－巳；寿星－轸角亢氐－辰；大火－氐房心尾－卯；析木－尾箕斗－寅。参见图4-2。

岁星由西向东逆时针运行，与人们熟悉的十二辰的方向和顺序相反，所以岁星纪年法在实际生活中应用起来很不方便，于是古人虚拟了一个星星叫太岁，让它和实际的木星运行方向相反，这样就和十二辰的方向顺序一致，这就是《尔雅·释天》所载："大岁在寅曰摄提格，在卯曰单阏，在辰曰执徐，在巳曰大荒落，在午曰敦牂（zāng），在未曰协洽，在申曰涒（tūn）滩，在酉曰作噩，在戌曰阉（yǎn）茂，在亥曰大渊献，在子曰困敦（dùn），在丑曰赤奋若。"

表4-2　太岁与十二支、二十八星宿

岁星由西向东	星纪丑	玄枵子	诹訾亥	降娄戌	大梁西	实沈申	鹑首未	鹑火午	鹑尾巳	寿星辰	大火卯	析木寅	太岁由东向西
	牛斗女	女虚危	危室壁奎	奎娄胃	胃昴毕	毕觜参井	井鬼柳	柳星张	张翼轸	轸角亢氐	氐房心尾	尾箕斗	

甲乙丙丁戊己庚辛壬癸十干次第，起源于古人对万物生长壮老的过程揭示。《史记·律书》曰："甲者，言万物剖符甲而出也。乙者，言万物生轧轧也。""丙者，言阳道著明，故曰丙。丁者，言万物之丁壮也。""庚者，言阴气庚万物，故曰庚。辛者，言万物之辛生，故曰辛。""壬之为言任也，言阳气任养万物于下也。癸之为言揆也，言万物可揆度，故曰癸。"《史记》只言及了四方与十干，未及中央戊己土。《汉书·律历志》曰："丰懋于戊，理纪于己。"汉人以声训的方法阐释事物得名的缘由，认为：甲，取义于春天万物破壳荚而出的初生现象；乙，像幼苗挣扎生长之象；丙，后来作炳，阳光明耀，万物茂长；丁：万物在阳热之气的照耀下不断壮大成长，犹如人丁；戊，在甲骨文中像兵刃器戊，金戊之器有杀罚之性，以喻秋天天气的肃杀特性，万物到了秋天已经成熟应该落叶收藏；己，纪也，万物有型可纪，比喻万物已经成熟至极。庚，更也，秋天万物凋落收藏，以待新的生命周期开始。辛，新也，外物深藏以孕育新的生命；壬：妊也，新的生命开始孕育；癸，揆也，新的生命已孕育成熟可揆见。天干

与五行时空相联系，于是有十干与五行相配：甲乙属春木，草木萌生；丙丁属夏火，万物茂长；戊己属长夏土，万物长成；庚辛秋金，落叶收藏；壬癸冬水，深藏以孕育新生命。

由于天干也以四方二十八星宿来定位和描述，这样就与地支有了交集。五行学说流行的时候，还把空域分为五气，与五运联系起来。古人的五天之气图，多以岁星逆时针的方向，把十二地支、十天干、二十八星宿与五天五行结合起来，阐述五天之气与五行的关系，具体的是：丹为赤，火气，赤气横于牛女与奎壁，下临癸与乾，戊在乾分，这就是戊癸火运的由来；黅，黄色，土气，黄气横于心尾与轸角，下临甲己，这是甲己土运的由来；苍，青色，木气，木气横于危室与柳鬼，下临丁壬，这是丁壬木运的由来；素，白色，金气，白气横于亢氐与昴毕，下临乙庚，这是乙庚金运的由来；玄，黑色，水气，黑气横于张翼与娄胃，下临丙辛，这是丙辛水运的由来。

2. 天地与门户　所谓戊己分，戊在乾位，为八卦的西南方，岁星纪月自西向东，至壁奎二宿岁当亥戊，为春夏之际的立夏，此后进入纯阳的夏天，古人把戊乾之位称为天门。己在巽位，为八卦的东南方，至轸角二宿岁当巳辰，为秋冬之际的立冬，此后进入纯阴的冬天，古人把己巽之位称为地户。如果按通行的太岁纪则相反，就是三月辰四月巳东南方的角轸巽己位为天门，九月戊十月亥西南方的奎壁乾戊位为地户。天门是春夏阳热之气的开始，地户是秋冬阴寒之气的开始，所以说四时气候的起与始，是阴阳之道的根本，不能不通晓。张介宾《类经图翼·奎壁角轸天地之门户说》曰："予尝考周天七政躔度，则春分二月中，日躔壁初，以次而南，三月入奎娄，四月入胃昴毕，五月入觜参，六月入井鬼，七月入柳星张；秋分八月中，日躔翼末，以交于轸，循次而北，九月入角亢，十月入氐房心，十一月入尾箕，十二月入斗牛，正月入女虚危，至二月复交于春分而入奎壁矣。是日之长也，时之暖也，万物之发生也，皆从奎壁始；日之短也，时之寒也，万物之收藏也，皆从角轸始。故曰春分司启，秋分司闭。夫既司启闭，要非门户而何？然自奎壁而南，日就阳道，故曰天门；角轸而北，日就阴道，故曰地户。"参见图4-3。

把天干与五行五脏联系起来，主要流行于秦汉时期。两汉时期帝王的文化以黄为尊，以土为贵。天之浊气下降形成地，故天干纪地气自甲土开始，所谓"天气始于甲"。甲乙丙丁戊为阳干，己庚辛壬癸为阴干。阴阳相合则甲己土，乙庚金，丙辛水，丁壬木，戊癸火。天人相应，五脏外应五行，六腑上应六气，天地阴阳、脏腑表里阴阳相合则是：甲胃湿——己脾土，乙大肠燥——庚肺金，丙膀胱寒——辛肾水，丁胆风——壬肝木，戊小肠热——癸心君火，戊焦暑——癸心包相

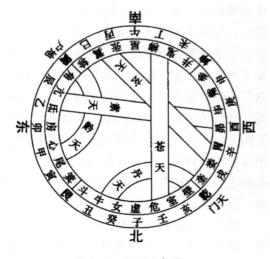

图4-3　五天之气图

火，内外表里天地相合。地之清气蒸腾形成天，所以纪天之六气以地支。子丑寅卯辰巳午未申酉戌亥十二地支之名，根据《史记·律书》《汉书·律历志》，古人以声训的方法探源，与十干相似，也是用来说明阴阳消长以及万物由微而盛，由盛而衰的变化过程。子，滋也，言万物滋生于下。子十一月冬至，为北方寒水至阴之位，阴极而反，所以盛阴之下生一阳，生命潜藏于地，已具滋生之机。丑，纽也，十二月二阳生，但仍为阴所纽执。寅：言万物始生蚯然。正月建寅，三阳已生，春天来临，万物蚯蚯然而动，为新的一年开始。卯，茂也，二月春风拂煦，万物开始茂长。辰，屐也，三月屐气振，阳气发，万物振发。巳，四月六阳尽生，夏时纯阳开始，阳气隆盛之极。午，五月阳盛，一阴始生，万物盈满。未，六月二阴生，万物皆成，有滋味。申，本义为闪电，七月立秋三阴生，阳热衰退，阴寒增长。酉，日入之时，飞鸟开始归巢；八月秋凉，万物收敛闭藏。戌，九月，阳气微，万物皆成，蛰虫匿藏。戌古字象广刃兵器之形，以示秋天的肃杀之象。亥：荄也，十月秋风萧瑟，万物凋枯，根荄深藏于地。

天气的分类从年、春秋，春夏秋冬四时，后来又进一步分为十二月二十四节气。中医理论引进天气，是把它作为人类生成的基本要素与致病病因来研究，由于指导农业生产的二十四节气以及十二月对气候特征划分太细，作为病因对人类的影响并不明显，所以采用了概括十二月气候寒热特征的六气：风（温）、热、暑、湿、燥、寒。

地支纪六气，第一步是用地支纪三阴三阳：厥阴一阴、少阴二阴、太阴三阴；少阳一阳、阳明二阳、太阳三阳。两汉时期地气贵土，天气贵君，所以地支纪天气从子午少阴君火开始，所谓"地气始于子"，分别是：子少阴、丑太阴、寅少阳、卯阳明、辰太阳、巳厥阴，在与脏腑手足经相合的时候合足经；第二轮是午少阴、未太阴、申少阳、酉阳明、戌太阳、亥厥阴，在与脏腑手足经相合的时候合手经，阴阳相合之后则为：子午少阴；丑未太阴；寅申少阳；卯酉阳明；辰戌太阳；巳亥厥阴。

第二步是把地支纪的三阴三阳与六气结合起来，分别是：子午之岁，上见少阴；少阴之上，热气主之，合并则是子午少阴热气。丑未之岁，上见太阴；太阴之上，湿气主之，合并则是丑未太阴湿气。寅申之岁，上见少阳；少阳之上，相火主之，合并则是寅申少阳相火（暑气）。卯酉之岁，上见阳明；阳明之上，燥气主之，合并则是卯酉阳明燥气；辰戌之岁，上见太阳；太阳之上，寒气主之，合并则是辰戌太阳寒气；巳亥之岁，上见厥阴；厥阴之上，风气主之，合并则是巳亥厥阴风气。一年四时的气候变化用地支所纪的三阴三阳六气来揭示的话，就是子午少阴热，丑未太阴湿，寅申少阳暑，卯酉阳明燥，辰戌太阳寒，巳亥厥阴风。这里有几个问题，一是古人贵君，从少阴君火开始，所以从少阴开始纪的话，少阴热是六气的开始为标；厥阴为最后一气是终。二是用三阴三阳纪六气不是自然气候演进的顺序，一年之中，厥阴风为始，但是根据当时的思想文化不是自风开始，而是自少阴热开始。三，由于古人按照三阴三阳的顺序排列，少阴热之后是太阴湿，然后是少阳暑，与自然界的气候变化不一致，正常的气候顺序是热、暑、湿。

第三步是把地支所纪三阴三阳与手足经结合起来。五月午为盛阳，阳极生阴，故五月一阴生。十一月子为盛阴，阴极生阳，故十一月一阳生。午阳在上，子阴在下，上下阴阳相对，对于人来说，就是手经与足经相接。手经自两手起，脉短气弱，足经自两足起，脉长气盛，所以手足十二经脉与十二支相合，是用十二月阴阳之气的多少来揭示脏腑十二经脉的气血功能强弱。

子午少阴：子肾足少阴入内接午心手少阴，上下手足相合；丑未太阴：丑脾足太阴入内接未肺手太阴，上下手足相合；寅申少阳：寅胆足少阳上接申三焦手少阳，上下手足相合；卯酉阳明：卯胃足阳明上接酉大肠手阳明，上下手足相合；辰戌太阳：辰膀胱足太阳上接巳小肠手太阳，上下手足相合；巳亥厥阴：巳肝足厥阴内接亥心包手厥阴，上下手足相合。这是三阴三阳手足经相合。足经起于下，手经起于上，心、肺在上属手经，肝、脾、肾在下属足经。足经的脉长气大，古人言邪气犯经络多以足经代手经，如《伤寒论·辨阳明病脉证并治》曰："阳明病，谵语，潮热，不能食，胃中有燥屎，宜大承气汤下之。""胃中有燥屎"即"阳明有燥屎"，古人讲究"辞欲巧"，写文章要避免用词的重复，所以"胃中有燥屎"就是阳明有燥屎，这是因为前面有"阳明"二字，一句中尽可能避免重复出现，就用"胃"代替阳明，这里的阳明是大肠手阳明，胃里是不可能有屎的。我们学习的时候要言足知道手，言手知道足，手足与五脏六腑表里相连。参见图4-4。

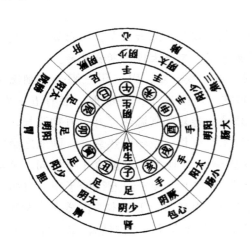

图4-4　手足经相合图

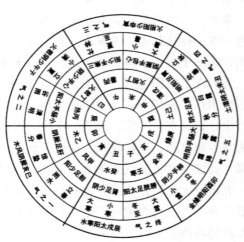

图4-5　天地五脏六腑气运相合图

第四步，把手足三阴三阳与十二月脏腑表里结合起来。三阴三阳合六气，六气是一年十二个月气候特征的概括。正月寅、二月卯的气候特征是温和的春风，从寒热阴阳转换来说，是冬去春来，阴寒逐渐衰竭，阳热逐渐增强的时期，所以叫厥阴。人与天地相应，正月寅胆足少阳在表上应天六气风，风动生木，二月卯肝足厥阴在里外应五行木。三月辰、四月巳的天气进一步暖和，春风和煦，不热不冷，万物生长。从气候的寒热特点来看，属于春夏之交，阳热升则阴寒少，所以为少阴。合于人，小肠手太阳在表上应天六气热，心手少阴在里外应五行君火。五月午、六月未是一年中阳热最隆盛的时期，阳光明耀，酷暑灼人，万物在阳热的气候下茁壮生长。合于人，三焦手少阳在表上应天六气暑，心包络手厥阴在里外应五行相火。七月申、八月酉是夏秋之际，因暑热而导致空气对流频繁，暴雨频下，湿蒸土润能生化万物以待秋天的收成，所以这一时期的气候特点是湿蒸，生化万物的功能最强，为太阴。合于人，胃足阳明纳谷生津液，为五脏六腑之海，在六腑中生阳气的功能最强，在表上应天之六气湿；脾助胃化津液行水谷精微，生阴的功能最强，为太阴，故脾足太阴在里外合五行土。九月戌、十月亥是秋风萧瑟，万物落叶归根收成的季节，其天气特点是燥凉。合于人，大肠手阳明在表上应天六气燥，肺手太阴在里外合五行金。十一月子、十二月丑是一年中阴寒最盛的冬季。冰天雪地，万物蛰藏。合于人，膀胱足太阳在表上应天之六气寒，肾足少阴在内外合五行水。参见图 4-5。

（二）上者右行，下者左行

《素问·天元纪大论》：帝曰：上下相召奈何？鬼臾区曰：寒暑燥湿风火，天之阴阳也，三阴三阳上奉之；木火土金水火，地之阴阳也，生长化收藏下应之。天以阳生阴长，地以阳杀阴藏。天有阴阳，地亦有阴阳。故阳中有阴，阴中有阳。所以欲知天地之阴阳者，应天之气，动而不息，故五岁而右迁；应地之气，静而守位，故六期而环会。动静相召，上下相临，阴阳相错，而变由生也。

帝曰：上下周纪，其有数乎？鬼臾区曰：天以六为节，地以五为制，周天气者，六期为一备；终地纪者，五岁为一周。君火以明，相火以位，五六相合，而七百二十气为一纪，凡三十岁；千四百四十气，凡六十岁而为一周，不及太过，斯皆见矣。

天阳在上，阳化气，气有六：风、热、暑、湿、燥、寒，以三阴三阳合之则厥阴风，少阴热，少阳暑，太阴湿，阳明燥，太阳寒。地阴在下，阴成形，形有五：木、火、土、金、水，木生，火长，土化，燥收，寒藏。春夏阳气温热浮升，万物茂长；秋冬阴气凉寒沉降，万物收藏。春夏阳热生，则地木生火长；秋冬阳热衰杀，则地之金收水藏。受汉代文化天气贵君火，地气贵土黄的影响，天地之气的起始并不相同。《素问·五运行大论》曰："上者右行，下者左行。"天在上，天干纪五行始于甲，自西南方甲土开始自右向左运行，分别是甲己土、乙庚金、丙辛水、丁壬木、戊癸火，循环一遍再回到右西的土位，所谓"五岁而右迁"。"五岁"不是五年的意思，是一年中五行所主的春木、夏火、长夏土、秋金、冬水五个季节。地在下，地支纪六气始于子，六气自东南方三月四月的少阴君火热开始，从左东向右西方向运行，依次是子午少阴热，寅申少阳暑，丑未太阴湿，卯酉阳明燥，辰戌太阳寒，巳亥厥阴风，六气循环一周为一年，所谓"六期而环会"。所以，要了解天地阴阳的变化规律，六气为阳主动以临地，五运为阴主静以应天，春夏秋冬，应时而变。上动下静，动静相召，上下相临，天六气与地五行阴阳往来错综，气与运相得为常化，气与运位不相得为变化，变小则病微，变甚则病重，变极则人亡。

了解天干纪五行、地支纪六气的意义在于，中医理论的核心是五运六气，五行合春夏秋冬四时而动叫五运，六气在上下临五运，以时序相临，六气与五行五方之位同气相求叫相得，相得则为和，非其位而有其气则为邪。比如春天来了，东方风气临木位，和风拂煦，土地解冻，草木萌生，这是风气与木位相得。但是立春已过，天气依然是寒风料峭，冰天雪地，甚至过了雨水还是如此，这是气的不及，不及会造成灾病。相反，刚刚立春，气候灼热异常，草木开花，欣欣向荣，是热气不该至而至，这是气的太过。气的特点是动而不居，从理论上来说，一年中春天木位可能面临风、热、暑、湿、燥、寒六气的降临，除了风临木位是正常现象叫常化为平气，其他五气下临东方木位都是异常，为异化。现代人在科学教育下，逐渐形成了线性实证的科学思维，对古代人的思维逻辑已经不熟悉，容易把描述自然现象的六气与五行的关系看成简单的自然现象，好像与人类的疾病关系不大，殊不知古人广泛采用取类比象的方法，用阴阳五行来阐述人的生理与病理。如果我们把干支所纪的五运六气代入五脏六腑，立刻就明白其中的要义。比如所谓丁亥丁巳年，丁壬为木，巳亥为厥阴风，换成脏腑就是胆温风临肝木，肝与胆同气相求，胆在外温肝血，让血液周流以长养身体为正常；如果是壬子壬午，壬为木，子午少阴为热，换成脏腑就是热气临肝，而不是温气临肝，火热太盛则肝火亢盛，自然是病理现象。如果是壬辰壬戌，壬为木，辰戌为太阳寒，转换成脏腑就是寒气临肝，不是胆温临肝，寒则不能温煦营血，肝血凝涩，人无血养则瘦弱无力，肝血不能遂行其长养身体的功能，是肝气不足。《素问·六微旨大论》曰："天气始于甲，地气始于子，子甲相合，命曰岁立，谨候其时，气可与期。"天干纪五行从甲己土开始，地支纪六气从子午少阴热开始，子甲相合就是六气与五行相临，也就是六腑气与五脏气合，脏腑表里同气相求为和，非其脏位而有其气是为邪气。六腑六气与五脏五行相合之后，立刻知道了气与脏位是否相得，所以医生看病要谨慎地观察五脏所临之气是常气还是邪气，这样就知道治疗的原则。

天地之气以升降沟通为和，天地阴阳痞塞则灾病丛生。但是，天气为六，地气为五，五与六数不等，中医理论根据心的生理与病理特点，把心分为君火与相火。心为君主之官主神明，以明为职责，心不能轻易受邪，外邪犯心，皆由其外经心包络承受，所以把心合五行的火叫君火，上应少阴热气，心包络合五行的火叫相火，上应暑气。心、心包络与三阴三阳相配之后，心包手厥阴主南方之位，心手少阴不主时，这样地气与天气六六相合，所谓"君火以明，相火以位"。六气临五行，逐渐演变为六气临六位：风临东方肝木、热临东南方心君火、暑临南方心包络相火、湿临西南方脾土、燥临西方肺金、寒临北方肾水。六气临五行，把君火、相火同治的话，五与六上下相临有三十种情况；分治则六气与六位相临，六六三十六种情况。以自然年来说，五六三十年，一年二十四节气，共七百二十个节气为一纪；六十年，一千四百四十个节气为一个甲子。天地之气和谐则生化，人的五脏气与六腑气同气相求，表里阴阳平衡则不病，非其脏位而临的腑气为邪气。用自然界六气演进的顺序来揭示的话，邪从前来为太过，太过为实；邪从后来为不及，不及为虚；邪从已所不胜来为贼邪。所以观察气与运位是否相得，是来气太过还是来气不及，就知道邪之所在。

（三）气始于春

《素问·六节藏象论》：帝曰：五运之始，如环无端，其太过不及何如？岐伯曰：五气更立，各有所胜，盛虚之变，此其常也。帝曰：平气何如？岐伯曰：无过者也。帝曰：太过不及奈何？岐伯曰：在经有也。帝曰：何谓所胜？岐伯曰：春胜长夏，长夏胜冬，冬胜夏，夏胜秋，秋胜春，所谓得五行时之胜，各以气命其脏。帝曰：何以知其胜。岐伯曰：求其至也，皆归始春。

在讨论一年之气从哪个节气开始之前，首先要清楚中医理论对于疾病产生原因的论述。中医理论是把人放在天地这个大环境中来研究人的病因、病机。人与万物之所以会出现灾病，是因为天地之气有所胜，即天地之气出现了太过与不及的现象。在天为气，气有六：风热暑湿燥寒；在地成形，形有万千，不可胜数，概而类之，分为五行：木火土金水。五行按时序而动，又名五运：东方春木、东南方夏君火、南方夏相火、西南方长夏土、西方秋金、北方冬水。天阳气与地阴气相沟通，气与运相激荡，和谐则生长化收藏，万物生生而不息。在天地阴阳之间，天阳是变化的主导因素，地阴在阳气的温煦下生成万物。气有多少，或者说六气有太过与不及之变，居于下的五行则有盛与衰之化，盛者为实，衰者为虚。五行有五味，木味酸入肝，火味苦入心，土味甘入脾，金味辛入肺，水味咸入肾。所以五行的盛衰虚实最终落实到五脏的盛衰虚实。黄帝问：木火土金水主四方四时之气，春夏秋冬，周而复始，那么太过与不及是如何产生的呢？岐伯说：五行木上应春风，火上应夏暑热，土上应长夏湿，金上应秋燥，水上应冬寒，交替主四时之气，各有所胜，胜者为盛，不胜者为虚，盛虚之变，是其正常现象。盛则太过，虚则不及，这是天地之气相召感的正常情况。太过与不及的表现是怎样的呢？岐伯说，在《气交变大论》与《五常政大论》中已经讲了。什么是平气呢？所谓平气，就是不违背四时之气的常候，无太过与不及。那么，是何气之胜，产生了虚实之病呢？五行应四时合五脏，风木胜湿土，湿土胜寒水，寒水胜暑火，暑火胜燥金，燥金胜风木。从这里可以看出，造成灾病的一是六气胜，一是五行五味胜。天地之气胜，对于人体这个小天地来说，就是脏腑之气出现的偏胜，这是疾病产生的原因。

其次，需要知道中医给疾病命名的基本原则。《素问·至真要大论》曰："以名命气，以气命处，而言其病。""以所临脏位，命其病。"《灵枢·百病始生》曰："气有定舍，因处为名。""以名命气"就是以三阴三阳之名来命名致病的病因六气：厥阴风气，少阴热气，太阴湿气，少阳暑气，阳明燥气，太阳寒气。而六气、五味、七情犯人又分别有相对固定的处所，邪气所犯的病位相对固定，就以何气所犯，邪犯的病位来命名。人与天地之气相通，六腑在表通于天气，五脏在里通于地气，膀胱足太阳与肾足少阴相表里，上通于寒气；胃足阳明与脾足太阴相表里，上通于湿气；胆足少阳与肝足厥阴相表里，上通于风气；小肠手太阳与心手少阴相表里，上通于热气；三焦手少阳与心包手厥阴相表里，上通于暑气；大肠手阳明与肺手太阴相表里，上通于燥气。"邪有定舍"，"以气命处"：六气犯人，有相对固定的处所，比如寒邪多犯太阳，不及时治疗则入其脏少阴。太阳寒气所临脏位为足太阳经的膀胱与其脏肾，手太阳经的小肠与其脏心，邪犯太阳经所出现的证、脉命名为太阳病。太阳既是病位，主要在太阳经所处的背部；又是病因，其邪主要为冬、春的寒风。比如"太阳之为病，脉浮，头项强痛而恶寒"。太阳之上，寒气主之。同气相求，风寒主要伤太阳经所在的区域，不及时治疗会入手足太阳经所属的小肠与膀胱，甚者入其脏心、肾。所以太阳为病因，是本；所犯的太阳经为标，是病位；太阳为表，故脉浮；头项强痛、恶寒是主要症状，所谓太阳病脉证。

如何判断气与运位是同气相求，相合若契，还是所不胜的贼邪下临呢？抑或是从前来的实邪，或从后来的虚邪，就成为诊断的要点。同时，四时五行有常脉，人与天地同气，症有常象，脉有常脉，以常达变，就可以确定何气犯何位，何位有何象，做到脉证相参。所以气自何时开始，运从何地运行，这是中医理论研究的基础。

帝问：一年四时六气，如何知道来气异于平常，是太过还是不及呢？岐伯回答说：探求六气到来是正常还是太过、不及，都从每年正月的立春节开始观察。关于"始春"，王冰注："始春，谓立春之日也。春为四时之长，故候气皆归于立春前之日也。"王冰释"春"为二十四节气的立春日，但是又指出春为四时之长，观察气是否太过，归于立春之前的日期，这样就出现了矛盾。张介宾《类经》注："至，气至也，如春则暖气至，夏则热气至者是也，即《天元纪》等论所谓至数之义也。始春者，谓立春之日，如《六元正纪大论》曰：常以正月朔日平旦视之，睹其位而知其所在矣。盖春为四时之首，元旦为岁度之首，故可以候一岁盛衰之气。一曰：在春前十五日，当大寒节为初气之始亦是。"张介宾明确指出六气首气的开始日期是立春之日，由于立春节多在每年正月的前几日，所以《素问·六元正纪大论》明确指出，就是正月朔日即正月初一，从这一天的早上开始观察，如果立春已到，春风及时下临，就是气候正常。但是张介宾与王冰一样，又提出立春前的十五日大寒节也对。这样，是立春为六气之始，还是立春之前的多少日为六气之始就成了必须回答的问题。

（四）气始于大寒说

王冰在注"皆归始春"时，明确指出一年中六气开始的时节是二十四节气的立春，即公历二月四日左右，同时又指出候一年之气的开始"归于立春前之日"，立春前之日是《素问·六元正纪大论》所说的太初历"正月朔日"呢？还是后代多遵循的前一年十二月的大寒节气呢？我们认为《内经》所言立春日是正确的。由于古代历法的缺陷，立春与正月初一在有的年份相差一至四天，但也有相差十天左右，甚至还有相差十四天，接近一个节气的情况。每月的初一叫朔，最后一天叫晦，这样正月初一与立春日期近者四五天，相差远者接近一个节气的十五天，就接近了立春之前的大寒节。

六气始于大寒，王冰滥其觞。《素问·六微旨大论》曰："其有至而至，有至而不至，有至而太过"王冰注："皆谓天之六气也。初之气起于立春前十五日，余二三四五终气次至，而分治六十日余八十七刻半。"初气起于立春前十五日，正是前一年的最后一个节气大寒日。《素问·六微旨大论》曰："复行一步，木气治之。"王冰注："风之分也，即春分前六十日而有奇也，自斗建丑正至卯之中，初之气也。"风气主时的时期，是二十四节气春分往前推六十日有余，这个日期正是大寒节气，是汉代太初历的二月卯初到前一年十二月丑中的大寒，大约两个月时间。《素问·至真要大论》曰："木位之主，其泻以酸。"王冰注："木位，春分前六十一日，初之气也。"这里也明确提出初气是大寒到春分的六十一日。其后历代医家多以大寒为一年六气的起始点，如北宋刘温舒《素问入式运气论奥·论交六气时日》曰："自十二月中气大寒日，交木之初气；次至二月中气春分日，交君火之二气；次至四月中气小满日，交相火之三气；次至六月中气大暑日，交土之四气；次至八月中气秋分日，交金之五气；次至十月中气小雪日，交水之六气。每气各主六十日八十七刻半，总之乃三百六十五日二十五刻，共周一岁也。"

大寒节气说明冬至之后冬寒达到了隆盛，为一年中十二月的中气，万物需要继续深藏以避寒邪的杀厉；立春为正月的第一个节气，为初气，说明前一年冬天的严寒已经过去，春天就要到来，逐渐春风拂煦，万物萌生。把大寒作为一年六气的开始，不仅有违《内经》的正月朔日说，也与《内经》"阳之动，始于温，盛于暑"矛盾。风是指空气的流动，六气是空气给人的寒热燥湿等感觉，所以六气又可以叫温风、热风、冷风等，在五运六气中，古人习惯上把春天的温风叫风气。春夏阳升始于寅卯的温，盛于午未的暑。所以，古代部分医家反对大寒说而赞成《内经》立春说。《黄帝内经素问集注·六微旨大论》曰："显明之右，君火之位也。"张志聪注："显明者，寅正，立春节候，乃初之气也；显明之右，乃少阴君火之位，主二之气也。"张志聪在《素问·六元正纪大论》"命其位而方月可知也"注："自得其位者，四时之六气，各自司其本位，此时化之常也。厥阴位于正月二月，少阴位于三月四月，各命其位而方之月，则可知六气之所在矣。"风气临东方春天木位，厥阴风气位于正月二月；热气临东南方君火位，少阴君火热气位于三月四月；暑气临南方相火位，少阳相火位于五月六月；湿气临西南方长夏土位，太阴湿气位于七月八月；燥气临西方秋天金位，阳明燥气位于九月十月；寒气临北方冬天水位，太阳寒气位于十一月十二月，这就是命其位而知何方、何气、何月。张志聪指出，正月寅立春是初之气的开始，其后是少阴君火二之气。

鉴于阴历旧有的缺陷，立春节与正月朔日往往相差几天时间，多的年份相差十天以上，接近一个节气，所以出现了初气为大寒之说。中医理论研究的是人的生理病理，一年开始的气候是始于立春，还是与立春相近的正月初一，甚至是立春节前面的一个节气大寒，对医家临床脉诊并没有影响。古人研究一年之气的开始之期，以十五日一个节气为判断气至与否的标准，主要是用来指导农业生产。中医理论研究六气的起止日期，不仅是因为不同的气候特征造成的疾病及其病位不同，更重要的是用来指导临床诊断。人与天地相应，四时应五脏，五脏有五色、五音、六脉，知常则知变，以五脏的正常征象来辨别病象，通过异常征象确定病位与病因、病性，是中医诊断的基本内容。肝主春，其色青，其脉弦；心主夏，其色赤，其脉洪；脾主中央，其色黄，其脉缓；肺主秋，其色白，其脉涩；肾主冬，其色黑，其脉沉。在其位有其色现其脉就是常。从这个角度来说，一年的自然气候是从立春开始，还是从正月朔日甚至是大寒开始，对中医的诊疗没有本质的影响，这也是中医理论以六气为病因而不以划分更细的二十四节气为病因的原因。

第二节　气与运的平与不平

一、位与气的当与不当

（一）岁会、天符与当位

《素问·六微旨大论》：帝曰：盛衰何如？岐伯曰：非其位则邪，当其位则正，邪则变甚，正则微。帝曰：何谓当位？岐伯曰：木运临卯，火运临午，土运临四季，金运临酉，水运临子，所谓岁会，气之平也。帝曰：非位何如？岐伯曰：岁不与会也。帝曰：土运之岁，上见太阴；火运之岁，上见少阳、少阴；金运之岁，上见阳明；木运之岁，上见厥阴；水运之岁，上见太阳，奈何？岐伯曰：天之与会也，故《天元册》曰天符。帝曰：天符岁会何如？岐伯曰：太一天符之会也。帝曰：其贵贱何如？岐伯曰：天符为执法，岁会为行令，太一天符为贵人。帝曰：邪之中也奈何？岐伯曰：中执法者，其病速而危；中行令者，其病徐而持；中贵人者，其病暴而死。帝曰：位之易也何如？岐伯曰：君位臣则顺，臣位君则逆，逆则其病近，其害速；顺则其病远，其害微。所谓二火也。

位指五行运行的位置，纪五行以天干；气指下临的六气，纪六气以地支。天气为客，地气为主，主客同气相求，相合若契，是为当位。对于人来说，六腑应六气，五脏合五行，脏腑表里之气同气相求就是当位，否则就是不当位。当位则为正，其化生为常；不当位则为邪，邪则其化变，变得严重则败亡。如果以四方临四时之气来说，东方木运临二月卯风，南方火运临五月午暑，土临四季，西方金运临八月酉燥，北方水运临十一月子寒，运与气同气相求，不早临，不晚至，古人叫岁会，也就是平气。四时之气依序而更替，春温、夏暑、长夏湿、秋燥、冬寒，气不愆期，则没有太过与不及，无太过与不及就没有盛衰之变，这就是气当其位。如果木春不温，火夏不热，金秋不凉，水冬不寒，则六气与五行不合，不合则生变，变则病，这是气临非位。所谓非位，就是地支所纪的六气不与本位的五行会，如寒气临木，或者热气临木。相反，岁时之气与本方的运位相会，古人叫天符，如土运之位上见太阴湿气，以干支来纪就是甲己土临丑未太阴湿，土与湿同气相求；火运之位上见少阴热气、少阳暑气，以干支纪分别是戊癸火临子午少阴热、寅申少阳暑，热、暑与火同气相求；金运之位上见阳明燥气，以干支纪就是乙庚金临卯酉阳明燥，金与燥同气相求；木运之位上见厥阴风气，以干支纪就是丁壬木临巳亥厥阴风，木与风同气相求。岁时之气与运位按时相会，古代的《天元册》把这种情况叫天符。岁会与天符有什么区别呢？本质上讲，都是气与运同气相求，气与运相得就是平气。天干纪运，地支纪气，按照旧解，就是岁运与年支同气，比如木运临卯，木为丁，气为卯，是为丁卯年，干支同气。中医理论研究的是一年中六气与地之四方五运的相合情况，木与二月卯相临，火与五月午相临，五运与六气同气相求而合，这种情况就是岁会。天符是言司天六气与五运相临，同气相求就是天符。既是岁会又为天符，则叫太乙天符。岁会、天符的概念有什么意义呢？它是用比喻的方法，说明六气与五行五方位的关系，气不与位合则有灾病，所以天符如执法的相傅。岁时之气主化，五方之位行生长化收藏之令，所以岁会如行令的方伯，太乙天符犹如贵人。如果中了执法的六气之邪，则病情暴急而危重；如果中了行令的五行之邪，则病情徐缓而病程较长。中了贵人之邪即天地之邪皆犯，就会暴病而死。君相二火易位之疾预后怎样呢？君火加于相火之位，是君位臣，上临下则顺，顺则其病期远，其害微。相火加于君火之位，是臣位君，下侵上则逆，逆则其病期近，其害速。这就是所说的二火位易之害。

《素问·六元正纪大论》：先立其年以明其气，金木水火土运行之数，寒暑燥湿风火临御之化，则天道可见，民气可调，阴阳卷舒，近而无惑。

气与运位相合为平，不相合为邪。如何确定气临非其位，是外来的邪气呢？"先立其年，以明其气。"年指岁月，时间。天干地支可以纪年，也可以用来纪一年中的六气。先立其年，就是先用天干纪五行以确定运位，运位定则五脏定；用地支纪六气以确定下临的是何气，气定则六腑定。下临之气确定了，就知道来气与脏位是相得还是不相得。因为五运六气相合就是人的五脏六腑表里相合，人体的表里之气有定，非其位而有其气就是邪气。风临肝木，热临心火，这是气与运位相得；临肝木的不是风，临心火的不是热，非其位而有其气是邪气。比如甲己为土，己土上临丑未太阴湿气，就是己丑己未岁，土与湿同气相求，位与气相合，非外邪来犯叫天符。土位而阳明燥气下临是邪从前来；土位而少阴、少阳火气下临是邪从后来；土位而太阳寒气下临是邪从己所胜来；土位而厥阴风气下临是邪从己所不胜来。金元医家张子和《运气歌》曰："病如不是当年气，看与何年运气同。只向某年求治法，方知都在《至真》中。方知都在《至真》中。"假若春天木位，如果来气不是和煦的春风，那么看来气与气运相合三十种中的哪一种情况相同，然后以何运何气之法治疗，其治疗原则都在《素问·至真要大论》中。换句话说，就是左关不是肝脉象，而现肺脉之象的话，就向燥临岁木求活法。

干支纪六气可以判断气的太过与不及，可以通过脉诊确定病位及病因、病性，而后世多把干支纪六气理解为干支纪年，严重违反了《内经》的旨意。厥阴之岁就是厥阴之纪，就是厥阴风值天时，为正月寅二月卯的春天温风拂动的气候特征，不能理解为厥阴年，更不能理解为这一年都是风气太盛或者风气不及。同时，理解为厥阴年不能判断气是太过还是不及。不论六气的初起是从立春开始，还是从前一年的大寒甚至冬至开始，十五天的气候波动只能判断一年中六气的某一气是太过还是不及，而不能据此判断一年之气都是太过或不及。竺可桢研究中国古代五千年的气候变化，气温波动在 1～2℃之间，以什么标准确定平气？因此，平气不能确定，如何确定这一年的气候是太过还是不及？不能因为古人用干支纪年，六十年一个甲子，就机械地援引过来，据此推断某一年固定流行什么疾病，甚至三十年、六十年、六百年以至永久都是某一年气候特征始终是风或者热、燥、湿、寒，固定流行什么疾病，这是经不起理论推敲与实践检验的，最后变成玄学。一年六气，每一气由两个朔望，四个节气，两个月构成，一个晦朔包括两个节气，通过一个节气十五天左右的观察，完全能判断某气是未至而至还是至而不至。比如立春刚到，而温热之气大行，草木茂长，果树提前开花，农民都能判断出来热气是不该至而至。特异之气必有特异之象，初春就出现草木茂长，果树开花结果，这是象。人的五脏气法四时，其应象在色与脉，比如春肝脉弦，诊其脉有夏热之气则太过；有冬寒之气为不及。古人言，仰观天象，俯察地理，验之于人。古人行文，取类比象，天文地理，汪洋恣肆，炫其技而已。所谓知其要者，一言而终，不知其要，流散无穷。

（二）判断气平与不平的标准

《素问·六元正纪大论》：夫六气者，行有次，止有位，故常以正月朔日平旦视之，睹其位而知其所在矣。运有余，其至先；运不及，其至后，此天之道，气之常也。运非有余，非不足，是谓正岁，其至当其时也。

《素问·六元正纪大论》：五气之发，不当位者何也？岐伯曰：命其差。帝曰：差有数乎？岐伯曰：后皆三十度而有奇也。帝曰：气至而先后者何？岐伯曰：运太过则其至先，运不及则其至后，此候之常也。帝曰：当时而至者何也？岐伯曰：非太过，非不及，则至当时，非是者眚也。

厥阴风、少阴热、少阳暑、太阴湿、阳明燥、太阳寒这六气，它们的运行是有次第的，一年四时，从东方厥阴风开始，终于北方太阳寒，周而复始。六气下临各有其位，这样万物才能正常化生。厥阴风气临木位，少阴热气临君火位，少阳暑气临相火位，太阴湿气临土位，阳明燥气临金位，太阳寒气临水位，气与运同气相临为天之常道，四时之常气又叫平气，平气不造成灾病。阳之动始于春日温气而盛于夏日暑气，阴之动始于秋天的凉气而盛于冬天的寒气。六气的首气起始于阴历正月的第一个节气立春，准确地说，就是正月初一的朔日。立春节一般是在正月初，古人用习惯记忆的立春节来代表初气之日。《素问·六节藏象论》曰："五日谓之候，三候谓之气，六气谓之时，四时谓之岁，而各从其主治焉。"五日为一个气候变化观察点，三候十五日为一气，六气九十日为一时，四时三百六十五日左右为一年。常常在每年正月朔日平旦即正月初一早上观察，此时距离上一个节气，即上一年十二月的中气大寒已经有十五天左右，如果运气有余，则气候先于立春这个节气到来，比如，刚刚立春，但是属于清明、谷雨的热气大来，这是气有余；如果运气不及，节气到了而相应的气候没有到，比如，已经过了立春节气，但是天气依然是寒风凛冽的大寒天气，这是气不及。气与运没有出现太过，也没有不及，这就是正常的岁候，司天之气以序按时下临五运，就是平气。

太过与不及都是异常气候特征，异于常则变，变则害。气太过，一是薄所不胜。五行之气，克我者为所不胜，气太过则出现反侮其所不胜之气的情况。二是乘所胜，比如肝木亢盛，则凌犯其所胜的脾土，这就是所谓的气淫，淫，指恃己之强而肆为淫虐。气不及，一是其所胜之气妄行，二是所生受病，三是其所不胜之气薄之。所以医家需要谨慎地把握四时之气的到来，以立春之日为春气到来的观察点，其余四气就可以确定其日期。如果医工背离四时之气，违反五行所主治，就会造成邪气内生，出现医生不能控制的情况。

黄帝问：天地之间的正常规律是六气以时序下临五方五位，如果下临五运的六气不能应时而发，或先至，或后至，该怎么判断呢？岐伯说：根据六气的初起日看相差。那么，相差多少天是气太过与不及呢？一日叫一度，一个月是三十度有余，应时之气或者先期而至，或者后期而至，先与后合计不超过三十日左右。早于气开始之期十五日至为先为太过，晚于气开始之期十五日至为后为不及。黄帝问：造成气先至或者后至的原因是什么呢？岐伯说：运气太过就会提前到来，运气不及就会延后到来，这是四时气候的正常表现。"当时而至"，值什么时节而有什么气候，也就是说六气下临五方，不提前十五日到来，不延后十五日到来，这是平气、常气，不是这样的话，都能造成疾病。

这里以黄帝与岐伯问答的形式，讨论了六气五行是否当位的判断标准问题。气自上临下是太过还是不及，判断的依据是根据每一气的起始日期，看天地之气是否同气相求，比如风气始于立春的话，随着立春节气的到来，天气逐渐转暖，草木开始萌生，这是气与所临之运位相符，是为平气；如果立春未到，已是春雨霏霏，草木茂盛，这是气至太过，气先来则有倒春寒之灾。如果立春已过，但是气候还是寒风凛冽的大寒时节的气候，冰天雪地，一片萧瑟，这是气至不及，不及则物晚生，则其后不能正常收藏。如果以大寒节气为一年六气的开始，气太过也不过是立春时候的天气，气不及则是大寒之前小寒节气的气候特征。以大寒为春天的始气，则气与大地上的万物生长不相应，在脉诊上就是以冬脉为春肝的常脉，不利于指导临床脉证相参。

张仲景在《伤寒论》中强调："夫欲候知四时正气为病，及时行疫气之法，皆当按斗历占之。""斗历"即北斗星的斗柄所指的十二月历法，汉代太初历再次确定以寅为正月。张仲景强调要以二十四节气来验气是平气，还是太过与不及。节气确定病因，运位确定病位。天气动而下临，地气静而守位，以五运定位的话则是木为初气，为春气之始。木生火，故少阴君火、少阳相火次之。火生土，太阴土次之。土生金，阳明金次之。金生水，太阳水次之，都是相生而行其令，上下相临，左右有位。

六气的起止分别用二十四节气之名来标识：初气厥阴风木，主立春、雨水、惊蛰、春分四个节气六十日有余，斗建寅卯两个月，风气行天；二气少阴君火，主清明、谷雨、立夏、小满四个节气六十日有余，斗建辰巳两个月，热气行天；三气少阳相火，主芒种、夏至、小暑、大暑四个节气六十日有余，斗建午未两个月，暑气行天；四气太阴湿土，主立秋、处暑、白露、秋分四个节气六十日有余，斗建申酉两个月，湿气行天；五气阳明燥金，主寒露、霜降、立冬、小雪四个节气六十日有余，斗建戌亥两个月，燥气行天；终气太阳寒水，主大雪、冬至、小寒、大寒四个节气六十日有余，斗建子丑两个月，寒气行天。

二、承制与亢害

承与制论述的是天地之气异常导致偏胜与偏衰，从而产生脏腑之间相互克制的现象，主要用来阐述脏腑之间的生克制化。六气在上，下临五运，气与运相互影响，和谐则万物生，乖戾则病害至。亢，就是太过，盛极。五行之气，太过盛极就是灾害，就会产生疾病，而有所承并克制之才能生化无穷，生生不息，这就是"承乃制，制则生化"，"亢则害，害则败乱，生化大病"之义，比如水能制火而水之子木又生火。张介宾指出："盖阴阳五行之道，亢极则乖，而强弱相残矣。故凡有偏盛，则必有偏衰，使强无所制，则强者愈强，弱者愈弱，而乖乱日甚。所以亢而过甚，则害乎所胜，而承其下者，必从而制之。此天地自然之妙，真有莫之使然而不得不然者。天下无常胜之理，亦无常屈之理。"

《素问·六微旨大论》：帝曰：善。愿闻地理之应六节气位何如？岐伯曰：显明之右，君火之位也；君火之右，退行一步，相火治之；复行一步，土气治之；复行一步，金气治之；复行一步，水气治之；复行一步，木气治之；复行一步，君火治之。相火之下，水气承之；水位之下，土气承之；土位之下，风气承之；风位之下，金气承之；金位之下，火气承之；君火之下，阴精承之。帝曰：何也？岐伯曰：亢则害，承乃制，制则生化，外列盛衰，害则败乱，生化大病。

三阴三阳源自对四时之气寒热程度的揭示，春天阳热不多曰少阳，夏天阳热隆盛曰太阳；秋冬阴寒尚不强曰少阴，冬天阴寒隆盛曰太阴。中医理论引进少、太阴阳之后增加了阴气逐渐衰竭的厥阴与阳热隆盛的阳明，用三阴三阳揭示脏腑功能的强弱，但是习惯上还是以一、二、三阴阳排列，排列的方式是从春天厥阴开始，按照顺时针的方向，一阴厥阴、二阴少阴、三阴太阴，一阳少阳、二阳阳明、三阳太阳。以数排列的三阴三阳缺点是不能反映自然界六气演变的顺序，厥阴风，少阴热，少阴之后太阴湿，与自然界风、热、暑、湿的气候演变规律不符。所以《素问·五运行大论》强调："天地阴阳者，不以数推，以象之谓也。"天六气与地五行相合的天地阴阳，不按照三阴三阳的数排列，而是以天的六气象风、热、暑、湿、燥、寒排列。按照天的六气象排列，就是按五行合五方，五方上应天之六气的顺序排列，旨在揭示脏器的母子与生克制化关系。《素问·六微旨大论》以黄帝与岐伯的问答形式，阐述了五行五脏与六腑六气相合的排列顺序问题。黄帝问：东方木位、南方火位、西方金位、北方水位、中央土位，五行合五方与天之六气相合的情况如何？岐伯指出：圣人面南坐上位，左东右西以确定方向，从一天来说日出东方，光耀大地谓之显明，显明之位可以是一天中的早晨；从一年来说，显明之位是春天东方木位，上应厥阴风气。厥阴位于东北，从东北转向东南，则厥阴显明之位的右边是君火之位，上应少阴热气。从东南而转向正南，君火之右是相火之位，上应少阳暑气。从正南而转向西南，前行一步是西南土位，上应太阴湿气。从西南转向西北，前行一步是西北金位，上应阳明燥气。从西北转向正北，前行一步是北方水位，上应太阳寒气。从正北转向东北，前行一步是东北木位。从东北木位转向东南，回到君火之位，这就是地理的东南西北四方应天之六气情况。以象排列的五运应六气，一是揭示脏器之间的母子关系，如水生木，木生火，则水是木之母；其在治疗方面的意义是母能令子虚，虚者补其母。而木与火的关系，则火为木之子；在治疗方面的意义是子能令母实，实者泻其子。二是揭示承制生克关系。五行之间的承制是隔一行相互承制，由于分五行火为君火与相火，出现了部

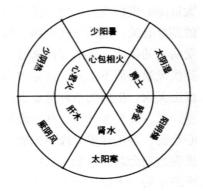

图 4-6　地理应六节的顺序及承制

分是对角承制的现象。从图4-6可以看出，风木与湿土为对角承制，一方面木亢克土，另一方面木虚则土反侮，所以土位之下，风气承之。相火与水是对角，相火之下，水气承之；君火与燥金为对角，金位之下，火气承之。土与水是隔行承制，水位之下，土气承之；金与木隔行承制，风位之下，金气承之。阴阳五行之道，亢极则乖，而强弱相残。故凡有偏盛，则必有偏衰，假使强者无所制衡，则强者愈强，弱者愈弱，而乖乱一天天加重。亢极太过，就会克害其所胜之气，而承其下者，必从而制之。所以盛极有制则无亢害，无亢害则生化出于自然，当盛者盛，当衰者衰，循序当位，是为外列盛衰。亢而无制则为害，害则败乱失常，不生化正气而为邪气，所以产生大病。

三、脉与气相应

（一）邪不能独伤人

人与天地之气相应，六气在上，下应六腑，以时序而下临者为常气，常气不会特别地造成疾病；其不按时而至者，也就是说气与运不相合，该至而不至，不该至而提前至，这些都会造成疾病，所以叫贼风邪气。贼风邪气犯人，先犯处于人体肌表的六腑三阳经，阳邪犯人不及时治疗则入六腑，甚者入五脏。五运在下，内应五脏，饮食不和，起居无常，劳役忧伤则内伤五脏。六气合五运以时而至为常气，这个"时"不能理解为三天五天的气候异常，《黄帝内经》定春天阳气之始为正月朔日，也可以用与正月初一相差几天而广为人知的立春来标识，超过十五日以上，不仅严重影响农业生产，对人的健康也会产生影响，先至或者未至半月以上的气才是邪气。中医理论是用天地之理来阐述人的生理、病理，天六气与地五行同气相求为平，对于人来说，就是脏腑表里同气相求，肝之表温，心之表热，脾之表湿，肺之表燥，肾之表寒就是平，脏腑表里阴阳错位就是邪，比如暑热临肝木就是盛太过，寒水临肝木就是虚不及。

《灵枢·百病始生》：风雨寒热不得虚，邪不能独伤人。卒然逢疾风暴雨而不病者，盖无虚，故邪不能独伤人。此必因虚邪之风，与其身形，两虚相得，乃客其形。两实相逢，众人肉坚。其中于虚邪也，因于天时，与其身形，参以虚实，大病乃成。气有定舍，因处为名，上下中外，分为三员。

自然界的风雨寒热，都是正常的气候特征，如果不是长时间严重的气候异常，或者大范围的疫疬流行，并不能特别地去伤害所有人。而且疾病发生的根本原因，还与个体的差异有关，所谓正气存内，邪不可干。什么情况下异常的气候才会造成疾病呢？它和受病者的体质、年龄等因素有关，风雨寒热，遇到了虚衰的人，才会造成疾病。突然遇到疾风暴雨而不生病，这是因为身体壮实，正气存内。六气伤人都是因为病人有虚，无虚则无病。犯病的条件是虚人遇到了虚邪贼风。虚人受邪，与天时有关，比如冬春多风寒，夏、长夏多暑湿，秋多燥凉。邪气犯人，有相对固定的位置，如风犯肝胆，火热犯心小肠，湿犯脾胃，燥凉犯肺大肠，寒犯肾与膀胱。中医给疾病命名的常用方法是以邪所犯之处命名，比如太阳病，是邪犯太阳经所在的区域，而太阳又包括足太阳膀胱，手太阳小肠。太阳之上寒气主之，病因以风寒为主。病在太阳经不及时治疗的话，会迁延内传入膀胱、小肠，病重的话会入其脏肾与心。所以从表里来分是中外，从手足经来分是上下。

（二）脉气相应

五运六气与五脏六腑相应，是用天地之理阐释人的生理、病理、病因、病机。六气是天地万物生成的基础，也是造成灾病的重要病因。人与万物长期受天地之气的影响，顺应之才得以生存与进化，形成天人合一，天、地、人同气的现象。对于人类疾病来说，一年之中特定时期的气候，对人体特定的脏器有特殊的影响，比如风与胆肝，热与小肠心，暑与三焦心包，湿与胃脾，燥与大肠肺，寒与膀胱肾。而异常气候对于虚衰之人更容易造成疾病，如春应温而反凉，夏应热而反寒，秋应凉而反温，冬应寒而反热。中医理论研究气与运的相配合情况及其对特定人群的影响，更进一步研究这些异常气候是从前来，还是从后来，是从所胜来还是从所不胜来，都是为了准确地确定病因及邪所犯的病位。对于人来说，五运六气就是五脏六腑，在外的六腑气是否与其相应的五脏气同气相求，其正常征象与异常征象都显现于寸口六脉，切诊六脉以确定病位、病因、病性，并与望诊相参以指导临床治疗。

《素问·六微旨大论》：帝曰：其有至而至，有至而不至，有至而太过，何也？岐伯曰：至而至者和；至而不至，来气不及也；未至而至，来气有余也。帝曰：至而不至，未至而至，如何？岐伯曰：应则顺，否则逆，逆则变生，变则病。帝曰：善。请言其应。岐伯曰：物，生其应也。气，脉其应也。

六气以时令而更替，时令到了相应的气候也到是平；如果时令到了而相应的气候不到，这是来气不及；如果时令未到而气候提前到来，这是来气太过。当期为应，应则顺；愆期为逆，逆则生变，变则造成灾病。天地之气，生化不息，不能有痞塞乖戾。不应有而有，应有而不有，这都是造化失常，失常则气变，变则气血纷扰而造成疾病。天地变而失常，则万物皆病。万物的生长繁荣都有固定的时期，有余岁早，不及岁晚。万物的生化应自然界四时的节变，这就是"物生其应"。万物应天时而生长，这是顺。不应天时，比如立春未到而草木开花，逆天时而变，其后必有灾，这是逆。人与天时相应体现在寸口六位的脉象上，脉与四时五脏相应则顺，比如左关候肝，其脉当弦，诊其脉象不与春肝脉相应，是脉不应四时，不应则为逆，逆则变生，变生则病。

《素问·宣明五气》：五脉应象：肝脉弦，心脉钩，脾脉代，肺脉毛，肾脉石，是谓五脏之脉。

《灵枢·邪气脏腑病形》：色青者，其脉弦也；赤者，其脉钩也；黄者，其脉代也；白者，其脉毛；黑者，其脉石。见其色而不得其脉，反得其相胜之脉则死矣，得其相生之脉则病已矣。

中医诊病司外揣内，能通过望、闻、问、切而知病之所在，是建立在知道五脏正常征象与脉象的基础上。五脏有五常色，五常音，五常脉。知常则知变，四时常脉，肝脉弦，心脉钩，脾脉代，没有异名。肺脉浮，又曰肺脉毛。毛是对浮的具象，是言肺脉轻虚而浮，如羽毛，如言肝脉弦，夏脉钩。冬脉营，是言冬脉如营垒般沉固，又言冬脉石则是具象。唐代杨上善注："肝、心、脾三脉，《素问》《九卷》上下更无别名。肺脉称毛，又名浮；肾脉称石，又名营。是五脉同异，若随事比类，名乃众多也。"用弦、钩、毛、石具体的物体来描述指下的脉象，不同人指下的体感并不相同，到了《难经》及其以后，除了肝脉弦没有变，其他四脏的常脉都以脉气给人的指感，脉气流动的浮沉迟数为其特征。

《难经·十三难》：经言见其色而不得其脉，反得相胜之脉者即死，得相生之脉者，病即自己。色之与脉当参相应，为之奈何？然：五脏有五色，皆见于面，亦当与寸口、尺内相应。假令色青，其脉当弦而急；色赤，其脉浮大而散；色黄，其脉中缓而大；色白，其脉浮涩而短；色黑，其脉沉濡而滑。此所谓色之与脉，当参相应也。

四时常脉，后世多依从《难经》曰：春肝脉弦，夏心脉浮（洪），长夏脾脉缓，秋肺脉涩，冬肾脉沉。六脉的脉位具体到左右手，分寸关尺。左寸心，其气浮（洪）；左关肝，其气弦；左尺肾，其气沉；右寸肺，其气涩；右关脾，其气缓；右尺心包，其气数。人的脉象与天地之气相应，四时六气正常的变化规律显现在寸口六位，分别是沉、弦、洪、数、缓、涩。冬肾足少阴其象沉，与膀胱足太阳相表里，肾取象北方水，其色黑，寒则凝，万物深沉，故肾脉沉，其位在左尺。春肝足厥阴其象弦，肝与胆相表里，肝取象于木，其色青，春天草木初生，端直而长如弦，故肝脉弦，其位在左关。夏心手少阴君火其象浮洪，心与小肠相表里，心取象于火，其色赤，夏天谷物苗壮穗垂如钩，故其脉如钩。钩脉之象，来盛去衰，外实内虚，如带之钩，后来则以洪或者浮代表其脉象，其位在左寸。心包手厥阴相火应南方夏，与三焦手少阳相表里。夏日阳光炽烈，火热盛于外，故脉来洪大而数浮于肌肤之上，其脉数，其位在右尺。长夏脾足太阴其象缓，脾与胃相表里，脾取象于土，其色黄，胃上应天之湿气，其脉代，后来则易之为缓，其位在右关。秋肺手太阴其象涩，与大肠手阳明相表里，肺取象于金，其色白，其气燥，秋天天气逐渐寒凉肃杀，寒则凝涩，故其脉浮而涩，其位在右寸。以上六脉至而调和，各无太过不及，为和平之脉，不平则为病脉。

五脏之象皆显现于外，春肝色青，其脉弦；夏心色赤，其脉洪数；长夏脾色黄，其脉缓；秋肺色白其脉涩；冬肾色黑其脉沉。脉与色相应则顺，不相应则逆，所以见其色而不得与其相应之脉，甚至得克己之脉者预后不良，得相生之脉者，虽然有病，也会痊愈。那么，在临床诊断过程中，脉与色相参应，如何做呢？五脏有常色，显现于面部；五脏有常脉，显现于寸口六部，五色与五脉当相应。假使面色青，肝脉当弦而急；面色赤，心脉当浮大而散；面色黄，脾脉中缓而大；面色白，肺脉当浮涩而短；面色黑，肾脉当沉濡而滑。这就是所说的五色与五脉相参应。

《素问·宣明五气》：五邪所见：春得秋脉，夏得冬脉，长夏得春脉，秋得夏脉，冬得长夏脉，名曰阴出之阳，病善怒不治，是谓五邪。皆同命，死不治。

五脏六腑气的善恶现于寸口六脉，非其位而有其脉是为邪，比如左关春肝位得肺秋脉，左寸夏心位得冬肾脉，右关脾位得春肝脉，右寸秋肺位得夏心脉，左尺冬肾位得长夏脾脉，这是五脏受邪显现于脉，谓之五邪。五脏为阴，经脉为阳，邪病五脏显现于寸口六脉，谓之"阴出之阳"。春肝脉位得秋金之象，这是木受金刑，故善怒，当及时治疗，如果不治，则东方生生之本毁伤，则邪犯五脏。五脏受己所不胜之邪，皆如木受金刑，其命相同，预后不良。所以五脏之病，先定其五色与脉是否相应，这样就可以定邪从何来。脉不应其位，来气见后位之脉象为虚邪，见前位之脉象为来气太过为实邪，见胜己之脉象为贼邪，见己所胜之脉象为微邪。春夏为阳，秋冬为阴，春夏见阴脉，秋冬见阳脉，是为阴阳易。从脉位来说，寸为阳尺为阴，阳位脉象而反见于尺，阴位脉象而反见于寸，此为阴阳易，阴阳易者危。

《素问·至真要大论》：帝曰：胜复之作，动不当位，或后时而至，其故何也？岐伯曰：夫气之生与其化，衰盛异也。寒暑温凉盛衰之用，其在四维。故阳之动，始于温，盛于暑；阴之动，始于清，盛于寒。春夏秋冬，各差其分。故《大要》曰：彼春之暖，为夏之暑，彼秋之忿，为冬之怒，谨按四维，斥候皆归，其终可见，其始可知。此之谓也。

帝曰：差有数乎？岐伯曰：又凡三十度也。帝曰：其脉应皆何如？岐伯曰：差同正法，待时而去也。《脉要》曰：春不沉，夏不弦，冬不涩，秋不数，是谓四塞。沉甚曰病，弦甚曰病，涩甚曰病，数甚曰病，参见曰病，复见曰病，未去而去曰病，去而不去曰病，反者死。故曰：气之相守司也，如权衡之不得相失也。

气太过为胜，胜极则有复，胜气与复气的发作有早晚迟速之变，然而发作时非其位，先时而至是气动得早，后时而至是气动得晚，其原因何在？一年四时，春温夏热，秋凉冬寒，万物化生，有盛有衰。气能生万物，但是气的特性是躁动不居，有多少之变，多者为盛，少者为衰，所以气化物有盛衰的不同。四时之气的温凉寒热，是生化盛衰之用。生化盛衰的关键在春夏秋冬四时之交，所谓气交在四维。四维又曰四钩，《淮南子·天文》曰："丑寅、辰巳、未申、戌亥为四钩。"冬春之交的十二月丑大寒、正月寅立春相连为一钩；春夏之交的三月辰谷雨、四月巳立夏相连为一钩；夏秋之交的六月未大暑、七月申立秋相连为一钩；秋冬之交的九月戌霜降、十月亥立冬相连为一钩。以冬春为例，如果气交先期，正月立春当温气至，但是雨水气甚至惊蛰气提前十五天甚至提前更多到来，这是气来得早；如果气交后期，正月立春当温气至，但是冬天的大寒气甚至小寒气依然不退，这是气来得晚而且迟，判断的标准一般以十五天一个节气为标准。如果气交后于其期的时间短，那么胜气、复气就来得晚而且弱。所以阳升之气的发动，始于春天的温，盛于夏天的暑；阴降之气的发动，始于秋天的清凉，盛于冬天的严寒。春夏秋冬四时气候的更替在四维之交，或先至，或后至，有一定的时间差，这样就出现了胜气、复气的早与晚。古代的医经《大要》说，春天的温暖之气逐渐积蓄增长成为夏天的暑热；阳极而阴，热极而反，秋天的清凉之气逐渐积蓄成为冬天的凛冽严寒。考察四时之气在季节交替之际的变化，依据是丑寅、辰巳、未申、戌亥四维，观察春夏秋冬四时变换时期的气候所归，是否按时转换。一年四时气候的变化始于春温，终于冬寒，这样终气可见，始气可知。

黄帝问：判断气候是早至还是晚至以相差多少天为标准？岐伯说：太过与不及相差的天数总计是三十天，前后两个节气一个月。以初气开始的正月立春为例，气太过则早临半月，十五天左右；气不及则晚退半月，十五天左右。春夏秋冬，风热暑湿燥寒以时序而变动，这就是所说的正化或者叫常化。正者其气来与去没有差数，差者其气或提前来，或该退而不退。人与天地之气相应，所以《脉要》指出：春脉弦，夏脉数，秋脉涩，冬脉沉，这是气之常。而春自冬来，必带沉意；夏自春来，必带弦意；秋自夏来，必带数意；冬自秋来，必带涩意。若春脉绝无沉意，夏脉绝无弦意，秋脉绝无数意，冬脉绝无涩意，这是退气已经决绝，根本已伤，是四时之气不相通，所谓的四塞。但是，如果春见冬脉，沉甚为病；夏见春脉，弦甚为病；秋见夏脉，数甚为病；冬见秋脉，涩甚为病；诸脉参见为病；气已退脉复见为病；未应去而遽去为病；应去而不去为病。脉与时反：春得秋脉，夏得冬脉，长夏得春脉，秋得夏脉，冬得长夏脉。脉非其时，反受克贼，已病而见此脉者死。人的五脏六腑应天地五运六气，脏腑之气变现于寸口六脉，脉象与六位之间的关系就好像秤的权锤与秤杆，脉象与脉位当相合若契。

第三节　南政与北政

一、南政、北政

《素问·六微旨大论》：上下有位，左右有纪。故少阳之右，阳明治之；阳明之右，太阳治之；太阳之右，厥阴治之；厥阴之右，少阴治之；少阴之右，太阴治之；太阴之右，少阳治之。此所谓气之标，盖南面而待也。

古人房子多坐北朝南，圣人、君王、长者坐上位面朝南而坐，所谓圣人南面坐，其他的人则面向北而坐以见君王或者长者，所以南政又叫君位，北政又叫臣位。君位与臣位方向相反，在不同位置看三阴三阳的次序不一样。

天在上有六气，风热暑湿燥寒，天气从少阴君火热开始，少阴在东南，故天气自左东而向右轮转，所谓"上者右行"；地在下有五行，木火土金水合四方，地以土为贵，土在西南，故地气自右西而向左轮转，所谓"下者左行"。如果从四时寒热阴阳的角度看，阳生于子，春夏阳热之气从上一年的十一月子就开始萌生，到了正月二月风吹草木生，所以左春木为阳升的开始；阴生于午，阴寒之气从阳热亢盛的五月午就开始产生，五月一阴生，六月二阴生，七月三阴生，三阴已经产生，那么自七月开始就进入了阴寒之气逐渐增强的秋冬之际，所以右秋金为阴寒之气下降的开始。春夏位于左为阳，阳升生；秋冬位于右为阴，阴降沉，所以说，左右是阴阳之气升与降的道路。这里所说的左右都是站在君位的角度，面向南看天得出的结论，包括"肝生于左""肺藏于右"这些结论。

六气为本，三阳三阳为标。"南面而待"就是以君位面向南看三阴三阳，先看到的是东南方的少阳暑，所以少阳为一阳。自少阳开始从左往右，依次是一阳少阳、二阳阳明、三阳太阳、一阴厥阴、二阴少阴、三阴太阴，然后回到少阳是一周，这是三阴三阳分一、二、三的由来。"上下有位"，就是三阴三阳是在上还是在下有固定的位置顺序；"左右有纪"，每一气是在左还是在右，这些都有一定的顺序与纲纪。南政见三阴三阳自左往右，依次的顺序如下：

左东　少阳→阳明→太阳→厥阴→少阴→太阴→少阳　右西

《素问·五运行大论》：帝曰：善。《论》言天地者，万物之上下；左右者，阴阳之道路，未知其所谓也。岐伯曰：所谓上下者，岁上下见阴阳之所在也。左右者，诸上见厥阴，左少阴，右太阳；见少阴，左太阴，右厥阴；见太阴，左少阳，右少阴；见少阳，左阳明，右太阴；见阳明，左太阳，右少阳；见太阳，左厥阴，右阳明。所谓面北而命其位，言其见也。

帝曰：何谓下？岐伯曰：厥阴在上则少阳在下，左阳明，右太阴；少阴在上则阳明在下，左太阳，右少阳；太阴在上则太阳在下，左厥阴，右阳明；少阳在上则厥阴在下，左少阴，右太阳；阳明在上则少阴在下，左太阴，右厥阴；太阳在上则太阴在下，左少阳，右少阴。

以臣位北政看三阴三阳，与君位南政看三阴三阳的方向相反，其上下承制顺序与脉应也不相同。

"面北而命其位"，唐代王冰注：北政"面向北而言之也，上南也，下北也，左西也，右东也。"面向北看天下，上位为南，下位为北，方向是左西右东。面北先看到的是三阴，自右东的厥阴一阴开始往左，依次是：上见厥阴，厥阴的左是少阴，厥阴的右是太阳；上见少阴，少阴的左是太阴，少阴的右是厥阴；上见太阴，太阴的左是少阳，太阴的右是少阴；上见少阳，少阳的左是阳明，少阳的右是太阴；上见阳明，阳明的左是太阳，阳明的右是少阳；上见太阳，太阳的左是厥阴，太阳的右是阳明，回到起点。我们把面北上见六气的左右顺序简化一下，自右往左依次所见如下：

左西　太阳←阳明←少阳←太阴←少阴←厥阴←太阳　右东

三阴在上，则三阳下承，厥阴在上，少阳下承；少阴在上，阳明下承；太阴在上，太阳下承；少阳在上，厥阴下承；阳明在上，少阴下承；太阳在上，太阴下承。

南政三阴三阳上下之间的关系，除了与北政方向相反，其承制则完全一样。参见表4-3、图4-7。

表4-3　南政北政见三阴三阳

南政	在上	少阳→阳明→太阳→厥阴→少阴→太阴→少阳	
左东	在下	厥阴→少阴→太阳→少阳→阳明→太阴→厥阴	右西
北政	在上	太阳←阳明←少阳←太阴←少阴←厥阴←太阳	
左西	在下	太阴←少阴←厥阴←太阳←阳明←少阳←太阴	右东

从表4-3可以看出，三阳在上则三阴在下，上下之间是承制的关系。从六气合五行五方来看，一气值天时，则与其相对之气一定是在下，不可能同时值天时。风木不与相火同时，湿土不与寒水同时，燥金不与君火同时。

古人研究天象是用来阐述人的生理、病理及病因，绝不能把天地之气作为孤立的天文地理之学来研究。从本质上来说，左右揭示气的母子补泻，上下揭示五脏六腑之间的承制关系，但是君位与臣位看到的三阴三阳顺序不同，所以按照三阴三阳讲五运六气的承制与补泻需要先明确是以什么角度看的三阴三阳，同时，由于用三阴三阳纪六气不是

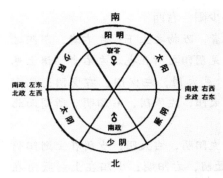

图4-7 南政北政见三阴三阳

按照自然界的气候特征以序排列，君位与臣位的方向相反，这样就出现脉与四时六气应与不应的问题。古人仰观天象，俯察地理，目的在于应用到人。春夏秋冬上下相遘，冬寒夏暑相临，四时之气按顺序更替则为和，和则万物生长化收藏；如果四时气不能按时令更替，这就是气不相得，气有乖戾则容易造成疾病。黄帝问，有时候气虽同类相得也得病，那是因为什么呢？岐伯说，这是错位了。比如君火、相火都是火，但是君火在上，相火在下，如果相火提前加临君火，为不当位也会造成疾病。

所以《六微旨大论》说："君位臣则顺，臣位君则逆，逆则其病近，其害速。"

二、步、初气、中气

《素问·六微旨大论》：帝曰：善。愿闻其步何如？岐伯曰：所谓步者，六十度而有奇，故二十四步积盈百刻而成日也。帝曰：六气应五行之变何如？岐伯曰：位有终始，气有初中，上下不同，求之亦异也。帝曰：求之奈何？岐伯曰：天气始于甲，地气始于子，子甲相合，命曰岁立，谨候其时，气可与期。

六气的上下阐述了六气五行之间的生克制化关系，"步"阐述六气与五行相合之后的顺序，并据此判断气的太过与不及。在黄帝与岐伯讨论五行与六气相合的问题时，谈到显明之右是君火之位；君火之右，相火治之；复行一步，土气治之；复行一步，金气治之；复行一步，水气治之；复行一步，木气治之；复行一步，君火治之。那么"步"的概念及意义如何？天行一日叫一度，行六十日有余叫一步。一年六步三百六十日有余，所以二十四步为四年，其零数积满一百刻就成为一日。地之五行为阴，阴静而守五方之位，天之六气为阳，阳动而不居，故六气下临五行五方有常有变。一年之气始于春而终于冬，春温应东方木，热暑应南方火，湿应长夏土，燥应西方金，寒应北方水，始于厥阴风木而终于太阳寒水，位有终有始，所以纪步以五方之位。一步之数，共六十日八十七刻半，前半步始于初，是为初气；后半步始于中，是为中气。简单地说，天之六气每一气两个月六十日有余，前一个月为初，后一个月为中，故气有初、中。六气在上主动，五行在下主静，上下动静不同。六气以时序临五行为主气，不以时序加临五行五方为客气，主客之间错综变化，则求之之法也不同。

探求气变的方法，是借鉴历法干支纪年的方法来纪六气五行的相临。天之浊气降于地以成万物之形，故用天干纪五行。天干自甲开始，故天气始于甲。五行贵土，十干阴阳相合，土为甲己，金为乙庚，水为丙辛，木为丁壬，火为戊癸。地之清气升腾而构成天，纪天的六气以地支，地支自子开始，故地气始于子。十二地支阴阳相合，子午少阴热气，丑未太阴湿气，寅申少阳暑气，卯酉阳明燥气，辰戌太阳寒气，巳亥厥阴风气。用十二地支纪的六气与十天干纪的五运相错以纪六气临五行，比如甲子甲午，土为甲己，少阴热为子午，少阴热气下临土位，气与运不相得；己丑己未，己为土，丑未太阴湿气下临土位，气与运相得。以干支纪六气，五运临六气，一年之中可能会出现三十种情况。如果把五脏六腑代入到五运六气相合的三十种情况，就可以知道脏腑表里之气是相得还是不相得，不相得的话是邪从前来还是从后来，是从己所胜来还是从己所不胜来。以干支纪五运六气，是以五运定位，所谓定位，就是定五脏六腑、三阴三阳、气血；以地支定气，定气就是确定下临之气是平气还是邪气，是邪气的话进一步确定邪从何来，属于什么性质的邪气。病因、病位确定了之后治疗就可以有的放矢，虚者补之，实者泻之。

《素问·六微旨大论》：帝曰：愿闻其用也。岐伯曰：言天者求之本，言地者求之位，言人者求之气交。帝曰：何谓气交？岐伯曰：上下之位，气交之中，人之居也。故曰：天枢之上，天气主之；天枢之下，地气主之；气交之分，人气从之，万物由之，此之谓也。帝曰：何谓初中？岐伯曰：初凡三十度而有奇，中气同法。帝曰：初中何也？岐伯曰：所以分天地也。帝曰：愿卒闻之。岐伯曰：初者地气也，中者天气也。

与步、位相关的概念是六步气的初、中。初、中用来揭示天地之气与脏腑之间的关系及功能。运位有定而气无定，六气有变异，或该至而不至，或不该至而至，都能造成在下的五行五脏的盛衰之变。地气上升，天气下降，天地之气相沟通。风、热、暑、湿、燥、寒是三阴三阳之本，六气以序降于地是天之用，所以说言天气要求之本，本就是六气。地之五行合五方，天气感地气而生化，是地之用，所以言地气要求之位，位就是五行五方之位。人生天地之间，六腑在表上应六气，五脏在里外合五行，天地之气是否同气相求就是脏腑表里阴阳是否和洽。天地之气升降沟通有乖戾，则人有虚实寒热之病，所以言人者求之于天地之气相交是否和谐。天地之气相交和谐则万物生，乖戾则灾变生，人受何气之交生何病，所以求之于气交。《素问·六元正纪大论》曰："岁半之前，天气主之；岁半之后，地气主之；上下交互，气交主之。"一年之中前半年三气为阳升，天气主之；后半年三气为阴降，地气主之；天地之气相交之分，也就是说天地之气相分的中枢叫天枢，天枢之上，天气主之，而春夏半岁之气主阳升。天枢之下，地气主之，而秋冬半岁之气主阴降。上下交互，气交之分，人气从之，人与万物一起生老壮死，生生不息。什么是初与中呢？有天地之初中，初者地气，地主升，升则化阳，阳化气，故谓升者为地；中者天气，天主降，降则化阴，阴成形，故谓降者为天。六气的每一气有初、中，四个节气六十日为一气，前二节气三十日有余为初，后二节气三十日有余为中。换言之，一年六气，一气两个月，前一个月为初，后一个月为中。正月甲风为初应于胆，风生木，二月乙木为中合于肝。三月丙热为初应于小肠，热生君火，四月丁君火为中合于心。五月丙暑为初应于三焦，暑生相火，六月丁相火为中合于心包。七月戊湿为初应于胃，湿生土，八月己土为中合于脾。九月庚燥为初应于大肠，燥生金，十月辛金为中合于肺。十一月壬寒为初应于膀胱，寒生水，十二月癸水为中合于肾。天气周流，左东阳升，阳化气，对于治疗来说则可汗；秋冬阴降，阴成形，对于治疗来说则可下。

三、间气、标本与中见

(一) 间气

《素问·至真要大论》：黄帝问曰：五气交合，盈虚更作，余知之矣。六气分治，司天地者，其至何如？岐伯再拜对曰：明乎哉问也！天地之大纪，人神之通应也。帝曰：愿闻上合昭昭，下合冥冥奈何？岐伯曰：此道之所主，工之所疑也。

帝曰：愿闻其道也。岐伯曰：厥阴司天，其化以风；少阴司天，其化以热；太阴司天，其化以湿；少阳司天，其化以火；阳明司天，其化以燥；太阳司天，其化以寒。以所临脏位，命其病者也。

帝曰：地化奈何？岐伯曰：司天同候，间气皆然。帝曰：间气何谓？岐伯曰：司左右者，是谓间气也。帝曰：何以异之？岐伯曰：主岁者纪岁，间气者纪步也。帝曰：善。岁主奈何？岐伯曰：厥阴司天为风化，在泉为酸化，司气为苍化，间气为动化。少阴司天为热化，在泉为苦化，不司气化，居气为灼化。太阴司天为湿化，在泉为甘化，司气为黅化，间气为柔化。少阳司天为火化，在泉为苦化，司气为丹化，间气为明化。阳明司天为燥化，在泉为辛化，司气为素化，间气为清化。太阳司天为寒化，在泉为咸化，司气为玄化，间气为藏化。故治病者，必明六化分治，五味五色所生，五脏所宜，乃可以言盈虚病生之绪也。

天有六气，六气之序，可以按三阴三阳这样的一、二、三之数排列，也可以按照六气在一年之中演变的顺序排列。六气是自然现象，以自然现象演变的顺序排列，厥阴风，少阴热，少阳暑，太阴湿，阳明燥，太阳寒。中原大地，常态是春夏秋冬，风热暑湿燥寒各值一时天气，值天时之气叫司天，司天下临的五行叫在泉或者说在地。六气以序演进，一个气候特征又叫一步。由于天气动而不居，时常有不按顺序下临五方之位的情况，所以用地气五行来纪步。步、位确定了之后就可以观察所临之气是相得还是不相得，把五运六气代入到五脏六腑的关系中就可以帮助确定病因与病位。间气或者说居气还是步的意思，区别在于，步强调的是五行的位，以位定气是相得还是不相得。间气强调的是它与前后之气的关系。气的上下强调的是承制，而间气强调的是左右；对于人来说，承制强调的是五脏的生克，间气强调的是脏器的母子。自然界的六气依序下临五行，一气的左间是其子，子能令母实；气的右间是其母，母能令子虚。间气定了之后，就可以确定邪是从前来还是从后来。病因、病位确定了之后，治疗原则就出来了：虚者补其母，实者泻其子。

五行在下，其气以时序而运转，太过与不及交替出现，虚与实交替发生；六气在上，各分治一时，其气来的时候是怎样的情况？气与运的相合，是天地阴阳的大纲，五运六气内应五脏六腑，是中医理论的核心，也是医生容易困惑难明的。六气的常化或者说正化：厥阴司天化风，少阴司天化热，太阴司天化湿，少阳司天化火，阳明司天化燥，太阳司天化寒。人与天地之气相通，六腑在表通于天气，五脏在里通于地气。胆在表上通于风气，肝与胆相表里，肝在里外合于木；小肠在表上通于热气，心与小肠相表里，心在里外合于君火；三焦在表上通于暑气，心包与三焦相表里，心包在里外合于相火；胃在外上通于湿气，脾与胃相表里，脾在里外合于土；大肠在表上通于燥气，肺与大肠相表里，肺在里外合于金；膀胱在表上通于寒气，肾与膀胱相表里，肾在内外合于水。天地之气相得即脏腑表里之气相得，相得则和，不相得则病。给疾病命名的原则是以气下临的脏位命名，如太阳病，手足太阳经是邪所犯的区域，为标，其本或者说病因是寒。寒气下临的太阳，包括足太阳膀胱经，手太阳小肠经。寒邪犯人先犯手足太阳经所在的区域，不及时治疗会进入膀胱与小肠，甚者入其脏肾与心，是谓中见。寒气犯太阳经所在的区域产生的典型病状与脉象，叫太阳病，《伤寒论》所谓太阳病脉证。

　　天气下临，地气上承，天六气以时序而临地五行是谓常化。地化就是与天气同气相求的五行之化。岐伯说，五行之化与六气之化同候，其左右之间的气也是相同征候。那么，什么叫间气？六气中，每一气左右之间的气叫间气。比如北政"上见厥阴，左少阴，右太阳"，厥阴司天的时候，其左间是少阴，右间是太阳。间气与岁气的区别在哪里呢？当前主岁时的气叫岁气，比如立春开始，厥阴风气下临东方木位，厥阴风就是岁主，是为岁气。厥阴的左间是少阴，右间是太阳。主司天的气又叫岁气，岁气左右的气叫间气。司岁时的六气有什么功能与特点呢？

　　正月二月东方春厥阴温气，合于二十四节气的立春到春分四个节气六十余日，风气下临地木，是同气相求，为常化。风气司天在上，木运在地在下。木味酸，草色青，风行则草木拂动，万物复苏开始萌芽生长。风的特点是动，所以说间气为动化。

　　三月四月东南少阴热气，合于二十四节气的清明、谷雨、立夏、小满四个节气六十日有余，热气下临君火，火味苦，因为心的温度需要恒定，不能忽热忽冷，要恒定地为身体提供能量，所以心不主方位，不受邪，不司气化。少阴君火所在的气候特点是光明温热。

　　五月六月南方夏少阳暑气，合于二十四节气的芒种、夏至、小暑、大暑四个节气六十余日。少阳暑气司天在上，相火在地在下，火味苦，其色赤。暑热的夏天典型的气候特征是明耀烧灼。

　　七月八月西南太阴湿气，合于二十四节气的立秋、处暑、白露、秋分四个节气六十余日。这个时期是四时阴阳交替之际，暑夏阳热致空气对流频繁，雨湿较多，所以太阴的气候特征是湿。太阴湿气司天在上，五行土在地在下，土味甘，其色黄，秋雨润物细无声，所以其特点是柔和。

　　九月十月西方秋阳明燥气，合于二十四节气的寒露、霜降、立冬、小雪四个节气六十余日。阳明燥气司天在上，五行金在地在下，金味辛，其色白，阳明司天的主要气候特点是天气干燥清凉。

　　十一月十二月北方冬太阳寒气，合于二十四节气大雪、冬至、小寒、大寒四个节气六十余日。太阳寒气司天在上，下临五行水在地在下，水味咸，其色黑。寒气的特点是令万物深藏。

　　治病的医生，必须明白三阴三阳所主的六气，所处的方位，所化的五行，所合的五脏，五行的色与味，以及六气的基本功能特点。天地之气相召感，以时序而至为和气，该至而不至为气不及，不该至而至为气太过，六气的太过与不及会导致五行五脏的盛与衰，盛者为实，衰者为虚，明白了六气所化及其分别所主，就明白了人虚实之病产生的原因。

（二）标本与中见

《素问·至真要大论》：病生于本，余知之矣。生于标者，治之奈何？岐伯曰：病反其本，得标之病，治反其本，得标之方。

标与本，论述的是病因与病位。从病因来看，产生疾病的原因不外是阴和阳。《素问·调经论》曰："夫邪之生也，或生于阴，或生于阳。其生于阳者，得之风雨寒暑；其生于阴者，得之饮食居处，阴阳喜怒。"病生于阳，就是生于天之六气，生于阴就是生于地之五行，饮食五味，七情忧伤，阴阳男女。就阳邪六气来说，厥阴之上，风气主之；少阴之上，热气主之；太阴之上，湿气主之；少阳之上，暑气主之；阳明之上，燥气主之；太阳之上，寒气主之。贼风邪气犯人，一般是由外而内，由表及里，故六邪犯人，先犯六腑气所发的三阳经所在区域，不及时治疗的话，邪气会迁延内犯进入六腑，甚者入五脏。阴邪与阳邪相反，阴邪犯三阴，不及时治疗入五脏，甚者兼六腑。五味、七情忧伤为致病之本，三阴经为标，五脏为中见。手足为兄弟，太阳上热下寒；阳明上燥下湿；少阳上热下风，风火同值，所以太阳之病，寒热往来；阳明之病，湿热同源。《素问·至真要大论》曰："是故百病之起，有生于本者，有生于标者，有生于中气者。"各种疾病的产生，有的生于本，有的生于标，有的生于中气。所谓生于本，即生于六气、五行；生于标，即生于三阴经三阳经；生于中气，即生于三阴经三阳经所连属的五脏或者六腑。治病必求其本，知道了得病之本，就知道了病的标，也就是知道了病位，病是在气分还是血分，是在三阳经还是三阴经，是在五脏还是在六腑。病返其本，得标之病：治病返其本而求致病之因，知道了病因就知道了疾病的病位。治返其本，得标之方：治疗返其本而求，求病因是六气风热暑湿燥寒，还是五味酸苦甘辛咸，就有了治疗方法：热者寒之，温者清之，虚者补之，实者泻之等奇偶之方。马莳《黄帝内经素问注证发微·至真要大论》曰："此节所谓本者，盖以风、寒、暑、湿、燥、火为本也；所谓标者，以三阴三阳为标也。如天之本在风，标在厥阴，则人之病在肝，而厥阴之中见少阳，则又在于胆。天之本在火，标在少阳，则人之病在胆，而少阳之中见厥阴，则又在于肝。故病生于本似易知，而治标之方则难必。殊不知病自本始，则知标病之所由来也。治之者，亦即其本而推之，则得标之所，以立其方矣。"

《素问·六微旨大论》：帝曰：愿闻天道六六之节盛衰何也？岐伯曰：上下有位，左右有纪。故少阳之右，阳明治之；阳明之右，太阳治之；太阳之右，厥阴治之；厥阴之右，少阴治之；少阴之右，太阴治之；太阴之右，少阳治之。此所谓气之标，盖南面而待也。故曰：因天之序，盛衰之时，移光定位，正立而待之，此之谓也。少阳之上，火气治之，中见厥阴；阳明之上，燥气治之，中见太阴；太阳之上，寒气治之，中见少阴；厥阴之上，风气治之，中见少阳；少阴之上，热气治之，中见太阳；太阴之上，湿气治之，中见阳明。所谓本也，本之下，中之见也，见之下，气之标也。本标不同，气应异象。

气的上下承制，揭示六气五行之间相互制化关系；步与间气的概念，揭示气运行的顺序及其左右母子补泻的关系；而标本与中见，则是揭示六气与三阴三阳、五脏六腑之间的本标关系。

所谓天道，就是天的六六之节，一气六十日，风、热、暑、湿、燥、寒在一年中与五行相会的规律。一岁之中有上下阴阳之气，有左右阴阳之气。司天在上，在泉在下，司天在泉有一定之位。春夏左阳升，秋冬右阴降，有四时左右阴阳及其位；还有司天、在泉的左间、右间之气，上下阴阳，左右阴阳，都有不易的纲纪。六气以时序而动，是为平气。未至而至，至而未至，这是太过与不及。黄帝问，什么是盛衰呢？岐伯说：天地阴阳就是六气与五运阴阳，天气左东阳升，右西阴降，都有纲纪。上下左右阴阳不错乱的话，就没有盛衰。圣人面向南以观四方六气运行的顺序，春温夏热，秋凉冬寒以序演进，将来者进，成功者退，以时光迁移，定其位次，天气循环，了然在目。面南观察三阴三阳六气，少阳的右间是阳明，阳明的右间是太阳，太阳的右间是厥阴，厥阴的右间是少阴，少阴的右间是太阴，太阴的右间是少阳而回到初始，一年四时六气的运行周而复始。六气为致病之本，三阴三阳为标。气太过为盛，不及为衰，盛衰之时，根据气候的变化确定位次。

少阳之上，火气主之，中见厥阴：少阳暑气司天，则相火在泉。暑火在外为病因，是致病之本；手少阳三焦、足少阳胆为受病之位，为标。少阳与厥阴相表里，热邪犯人，先犯少阳，不及时治疗会入其脏厥阴，故手厥阴心包、足厥阴肝为中见。

阳明之上，燥气主之，中见太阴：阳明燥气司天，则西方金在泉。燥气在外为病因，是致病之本；手阳明大肠、足阳明胃为受病之位，为标。阳明与太阴相表里，燥邪犯人先犯阳明，不及时治疗会入其脏太阴，故足太阴脾、手太阴肺为中见。

太阳之上，寒气主之，中见少阴：太阳寒气司天，则北方水在泉。寒气在外为病因，是致病之本；足太阳膀胱、手太阳小肠为受病之位，为标。太阳与少阴相表里，寒邪犯人先犯太阳，不及时治疗会入其脏少阴，故足少阴肾、手少阴心为中见。

厥阴之上，风气主之，中见少阳：六气为阳邪，阳邪犯人先犯肌表的三阳经，由于三阳之名只有三个，而六腑手足三阳经有六个，故另外三气只能以三阴命名，由脏而知其腑。厥阴风气司天，则东方木在泉。风气在外为病因，是为致病之本；足厥阴肝，手厥阴心包络为受病之位，为标。厥阴与少阳相表里，邪犯厥阴不及时治疗会入其腑少阳，故足少阳胆、手少阳三焦为中见。

少阴之上，热气主之，中见太阳：少阴热气司天，则东南方的君火在泉。热气在外为病因，是致病之本；手少阴心、足少阴肾为受病之位，为标。少阴与太阳相表里，邪犯少阴不及时治疗会入其腑太阳，故手太阳小肠、足太阳膀胱为中见。

太阴之上，湿气主之，中见阳明：太阴湿气司天，则西南方土在泉。湿气在外为病因，是致病之本；足太阴脾、手太阴肺为受病之位，为标。太阴与阳明相表里，邪犯太阴不及时治疗会入其腑阳明，故足阳明胃、手阳明大肠为中见。

六气乖戾失常为生病之本，六气居于上，三阴三阳为受病之位，居于下为标，中见即与三阴三阳经相连属的脏与腑。三阴三阳合脏腑，由于三阴三阳之名只有六，而脏腑有十二，故取三阳命名三腑：手少阳三焦，其脏手厥阴心包；手阳明大肠，其脏手太阴肺；足太阳膀胱，其脏足少阴肾，由三阳腑而知与其相表里的三阴脏，脏腑相合而为六。取三阴命名三脏：足厥阴肝，其腑足少阳胆；手少阴心，其腑手太阳小肠；足太阴脾，其腑足阳明胃，由三阴脏而知与其相表里的三阳腑，脏腑合而为六。六气乖戾则为贼风邪气，六邪为致病之本，手足三阳为病之标，与其相表里的五脏为中见；同理，饮食五味，七情忧伤失常则伤三阴，五味七情为致病之本，手足三阴为病之标，与其相表里的六腑为中见。本标不同，气应异象：太阳中见少阴，少阴中见太阳，但是太阳之上，寒气主之，是标阳本寒；少阴之上，热气主之，是标阴本热。本与标不同，寒热之象也不同。

第五章　五运的化与变 ▷▷▷

第一节　木运的化与变

一、木的德、化、政、令

中医理论引进五行学说，除了用五行阐释脏腑之间的生克制化，还用五行作为取类比象的对象，用五行的特性阐释五脏的生理与病理。在远古时期，人们对肝的生理与病理没有条件用现代的知识进行解释，就用五行木与肝相似性来比况说明。春风拂煦草木才能萌生，四时之气正常，则草木能生长化收藏，完成其生命的全过程，这是其生理。如果在生长过程中，天之六气、地之五行出现太过与不及，就会得病，这是其病理。肝的功能取象于五行木，草木的生长需要春天和暖的春风温煦，人的肝血遂行其长养身体的功能，需要阳气的温煦，具体地说需要肝的表胆气要温，过热则热血沸腾，过凉则血液凝滞不能流动，即太过与不及都会造成疾病。

《素问·五运行大论》：东方生风，风生木，木生酸，酸生肝，肝生筋，筋生心。其在天为玄，在人为道，在地为化。化生五味，道生智，玄生神，化生气。神在天为风，在地为木，在体为筋，在气为柔，在脏为肝。其性为暄，其德为和，其用为动，其色为苍，其化为荣，其虫毛，其政为散，其令宣发，其变摧拉，其眚为陨，其味为酸，其志为怒。怒伤肝，悲胜怒；风伤肝，燥胜风；酸伤筋，辛胜酸。

天地阴阳，天阳犹如根，地阴犹如枝叶。六气动而生万物，那么风热暑湿燥寒六气对人的影响是怎样的？又是如何影响万物生长化收藏的？古人讲天六气与地五行，最终要落实到人的五脏六腑，并以此指导临床实践。六气生五行，五行有五味，人以五味长养身体，所以这里阐述六气五行与人体之合及其生化。东方生风，温风先临东方木，为万物生长的开始。风的特性是动，其气候特点是暄，暄，即温。其功能是敷和，敷布温和之气于万物，其令是宣发阳和之气；风乖戾变其常性就是灾害，表现为暴风摧枯拉朽，故其灾陨。风生地木，风气柔和则其化万物荣美，其政是发散生气于万物。春木之色苍，其味酸，酸入肝以养之，故曰酸生肝。肝藏血布化，生成人的筋膜，肝血充盈以养心，所谓木生心。风为空气的流动，风太过则摧折草木，对于人来说就是风伤筋，秋金之气清凉能克之，故燥胜风。五味不调伤五脏，酸伤筋，金气辛散能胜酸收。肝志为怒，过怒则伤肝。四气、五味、七情的偏胜，皆用克其之气平之，肺金志悲，故悲胜肝之怒。

《素问·气交变大论》：帝曰：夫子之言五气之变，四时之应，可谓悉矣。夫气之动乱，触遇而作，发无常会，卒然灾合，何以期之？岐伯曰：夫气之动变，固不常在，而德、化、政、令、灾、变，不同其候也。帝曰：何谓也？岐伯曰：东方生风，风生木，其德敷和，其化生荣，其政舒启，其令风，其变振发，其灾散落。

正常情况下，六气与五行同气相求，按时下临四方，万物则生长化收藏，生生不息。然而六气有多少的不同，气的太过与不及会造成下临的五行五脏有盛衰之变，盛者为实，衰者为虚。六气的变异，往往触遇而作，发无定时，突然出现灾异，如何判断呢？岐伯指出：六气的变化，确实变动无常，但是，六气的德、化、政、令则有规律，常与变表现的特征不同，知常则知变。东方生风，风生木，风德敷和，和风敷布大地，使万物生长繁荣，其政舒畅条达，其时令为温风，其变异之象是狂风大作，摧折草木，其灾为草木凋零陨落。

二、敷和之纪

《素问·五常政大论》：敷和之纪，木德周行，阳舒阴布，五化宣平，其气端，其性随，其用曲直，其化生荣，其类草木，其政发散，其候温和，其令风，其脏肝，肝其畏清，其主目，其谷麻，其果李，其实核，其应春，其虫毛，其畜犬，其色苍，其养筋，其病里急支满，其味酸，其音角，其物中坚，其数八。

五运平气，其化生都在本位，其变也在本位。草木的正常生化特征，春生夏长，秋收冬藏，无太过与不及之病曰敷和之纪。纪，纪年月、纪六气的单位。《尚书·洪范》曰："五纪：一曰岁，二曰月，三曰日，四曰星辰，五曰历数。"唐代孔颖达疏："凡此五者，皆所以纪天时，故谓之五纪也。"岁、月、日、星辰、历数这五者，都是古代用来纪天时的。在《黄帝内经》中，"纪"主要用来纪六气所表示的时间，敷和之纪，就是风木和畅的正月二月。正月二月，木德周布宣行，阳气舒和，阴气布散，五行各有所化。一气平则五气皆平，故五化宣平。木生之气正常，万物随和暖的温风生长，或曲或直。六气依次变化，草木繁荣，开花结果收藏。木之政是发散条达，木之时令是温风，木位主东方春，其气候特点是温和。肝取象于五行木，金气燥凉克制肝木，故肝病怕寒凉。肝主目，目为肝窍。麻体直而色苍青，为五谷之首，故其谷麻。李色青而味酸，故其果李。核内有仁，是草木生长的根本，故其实核。春气温和，其应春。毛虫通体皆毛，犹如草木叶茂，故其虫毛。犬性勇往直前，犹如春气迅发，故其畜犬。苍为木之色，故其色苍。筋者肝所主，故其养筋。肝气不达，则病里急支满。酸为木之味，角为木之音。凡具有木体之物，其中必坚。天三生木，三为木的生数，八为木的成数。

三、岁木太过

《素问·五常政大论》：发生之纪，是谓启陈。土疏泄，苍气达，阳和布化，阴气乃随，生气淳化，万物以荣。其化生，其气美，其政散，其令条舒，其动掉眩颠疾，其德鸣靡启坼，其变振拉摧拔，其谷麻稻，其畜鸡犬，其果李桃，其色青黄白，其味酸甘辛，其象春，其经足厥阴、少阳，其脏肝、脾，其虫毛介，其物中坚外坚，其病怒。太角与上商同，上徵则其气逆，其病吐利。不务其德，则收气复，秋气劲切，甚则肃杀，清气大至，草木凋零，邪乃伤肝。

《素问·六节藏象论》曰："未至而至，此谓太过，则薄所不胜，而乘所胜也。"从自然气候来说，节令没有到而气候先到，这是气太过。风木同气，不论是风气的外变还是木气的内变，太过则造成疾病。中医理论用五行之间的生克关系阐释脏器之间的生克制化，一脏的太过与不及，除了造成本脏疾病，还会造成与之相关脏器疾病。比如肝木亢盛，一是本脏的疾病；二是反侮肺金，所谓"薄所不胜"；三是克制脾土，乘犯其所胜。中医经典著作论述岁木的气化，其变除了发生于本位的肝，还兼及非本位的土与金，在色诊的观察点上，就是青、黄、白，用来食养与治疗的五味是酸、甘、辛，对应的脏器是肝、脾、肺。亢盛太过，打破了原来的平衡关系，《素问·天元纪大论》曰："有余而往，不足随之；不足而往，有余从之。"旧的平衡被打破，需要建立新的平衡，所以亢盛之气克制太甚会遭到报复以达到新的平衡。有关岁木太过的表现及对相关脏器影响的论述，主要集中在《素问·五常政大论》与《素问·气交变大论》中，两篇的论述互有详略，这里都进行简要解释，以助学习的人深入全面了解。

春天的气候特点是温和，春风拂动草木生长，肝的功能取象于五行木，草木的生长收藏有赖于六气的温煦与滋润，肝藏血，实现其长养身体的功能需要其腑气的温煦与推动。草木之情，风调雨顺，就能随着时节而生发，春天生，夏天长，秋天结实，冬天果实熟落，这是草木的正常生长情况，所谓平。异常情况有两种：一是不能正常生长与开花结果，这是不及；一是超越常态地生长，俗所谓疯长，这是太过，草木生长太过叫发生。就自然气候来说，春生之气提前到来，天气异常温和，冰冻早早融化，土地疏松湿润，草木在和暖的春风拂煦之下，木生之气异常旺盛，草木繁荣，叫推陈致新，也叫启陈。春天来了，布散阳和之气，生发万物，但是生发之气太过就会造成疾病。正常情况下，少阳之气春天布化，厥阴之气相随，阳生阴长，万物繁茂。春天的风气以柔和为常，春风和煦，万物化生，其政是万物随着阳气的生发而条达，如果夏日的阳热之气提前下临，木政过于散发条达，对于人来说就是肝气亢盛，会出现头目晕眩之疾。风木之德贵敷和舒畅，太过则狂风震怒，摧拔草木。养治之道，以酸收其过，以金味辛制其热，以甘缓其急。五谷宜麻稻，五畜宜鸡犬，五果宜李桃，病色现青、黄、白。肝取象于春，春之气为风，风生木，其经为肝足厥阴经，胆足少阳经。肝木太过，涉及的脏器主要是肝与脾，于五虫是春天的毛虫与秋天的介虫类。春木之物其核内坚，秋金收敛，其物外坚，故其物为内坚的核类，外坚的介类。风木太过，肝气实则易怒。木音角，木运太过曰太角。阳明司天曰上商，阳明司天而木太过，金不能胜木，故太角与阳明气化相同。火音徵，少阴君火、少阳相火司天谓之上徵，木运太过，木生其火，又值火气司天，子居母上则其气逆，气逆则病吐利。木不务其德，凌土太过，土之子金气来报复，秋金之气劲切，甚至肃杀，春天出现秋天的清凉气候，草木凋落，邪气伤肝。

《素问·气交变大论》：帝曰：五运之化，太过何如？岐伯曰：岁木太过，风气流行，脾土受邪。民病飧泄食减，体重烦冤，肠鸣腹支满，上应岁星。甚则忽忽善怒，眩冒巅疾。化气不政，生气独治，云物飞动，草木不宁，甚而摇落，反胁痛而吐甚，冲阳绝者死不治，上应太白星。

　　春温化木，风木同气，故岁木太过就是风木太过。节气未到而气候先到这是太过，就风木来说，立春节气刚到，而夏热的气候提前来临，土地解冻疏松，草木过早地繁荣茂长，其后有倒春寒之灾。对于人来说，肝气太过，主要出现以下病理现象：风木太过，克乘脾土，脾虚不能消化水谷，出现飧泄肠鸣。脾虚不能运化水谷，则食减体重，脾气不行于四肢则腹支满。岁木太过，上应岁星，岁星即木星。风木太过，自致其病，忽忽善怒。风淫于内，厥阴肝病。眩冒巅疾，是风邪薄于上，厥阴经生病。风生，热长，湿化，化气就是土湿化物之气，生气是风木生长之气。木气有余则土气被抑制，土湿化物的功能不能布政于万物，从而使木生之气独亢。风木不务其德，不行其常政，非分而动，则太虚之中云物飞动，草木不宁。动而不止，金气起而报复，以扼制风木的亢盛，从而出现秋凉之气骤降，草木冻伤甚至摇落。就人体的疾病来说，肝脉贯膈布胁肋，肝木亢盛则胁肋疼痛，肝亢凌脾土，出现胃气逆而呕吐。冲阳是胃足阳明经穴，在足跗上五寸，去陷谷上三寸骨间，《伤寒论》谓之趺阳脉。其脉气绝者胃气绝，死不治。金星为太白，比喻木亢克土太过，土之子金报母之仇，肝受其病。

　　陈无择《三因司天方·六壬年茯苓汤》：岁木太过，风气流行，脾土受邪。民病飧泄食减，体重烦冤，肠鸣，腹支满。甚则忽忽善怒，眩冒巅疾。反胁痛而吐甚，冲阳绝者，死不治。

　　主方茯苓汤：茯苓、白术、厚朴、青皮、干姜（炮）、半夏、草果、甘草各一钱，姜三片，枣二枚。

　　缪问曰：是方治发生之纪，风气流行，脾土受邪之剂也。民病飧泄食减，体重烦冤，肠鸣腹满，甚则忽忽善怒。肝木乘脾极矣，是当用肝病实脾法，以为根本之地。夫风淫所胜，治以苦甘。白术、甘草，一苦一甘，以补脾之体，佐以草果、厚朴，辛香消滞，以宣脾之用，健运不怠，脏腑交赖矣。然土又恶湿，补之而不去其害，究非法程。臣以茯苓、半夏通利阳明，驱无形之邪，导之从小便下达，坤土资辛淡之品，而湿乃行，治痹之法尽乎此矣。但风淫所胜，宜稍犯之。青皮之酸，甘草之甘，所谓以酸泻之，以甘缓之是也。不涉血分，顾虑藏阴，合之炮姜，焦苦醒脾，且以制金之来复。复则胁痛而吐，泄之缓之，已具备于诸药之中。姜、枣调营益卫，治中所需。信乎，丝丝入扣之方也。

四、岁木不及

　　《素问·五常政大论》：委和之纪，是谓胜生。生气不政，化气乃扬，长气自平，收令乃早。凉雨时降，风云并兴，草木晚荣，苍干凋落，物秀而实，肤肉内充。其气敛，其用聚，其动软戾拘缓，其发惊骇，其脏肝，其果枣李，其实核壳，其谷稷稻，其味酸辛，其色白苍，其畜犬鸡，其虫毛介，其主雾露凄沧，其声角商。其病摇动注恐，从金化也……其病肢废，痈肿疮疡，其甘虫，邪伤肝也。上宫于正宫同，萧瑟肃杀则炎赫沸腾，眚于三，所谓复也。其主飞蠹蛆雉，乃为雷霆。

岁木不及，用四时气候的变化来说明，是节令到了而相应的气候没有到。《素问·气交变大论》曰："不及者后天。"不及指气候的到来晚于正常的天时。春时当风和日丽，如果春天到了不是春风拂煦，而是寒风料峭，草木就不能按时萌芽生长，会严重影响秋后的收获，这是风木之气不及。对于人来说，肝是贮藏血液的器官，储藏的精血充足，同时居于其表的腑阳之气也能够适时给予温养，血液才会周身流动以长养五脏六腑四肢百骸，遂行其条达生养的功能。如果精血不足或者外面温养的阳热不足，则不能长养身体，表现为瘦弱无力，肌肤寒凉，精力不足，容易疲困，甚至会出现严重的症状。《素问·六节藏象论》曰："至而不至，此谓不及，则所胜妄行，而所生受病，所不胜薄之也。"肝木不及会造成以下几种情况：一是己所胜之气妄行无畏。木胜土，木不足则土缺少制约，会出现脾土亢反侮肝木的情况；二是所生受病。木生火，肝木资生不足会影响其子心火，出现子有病；三是所不胜薄之，即己所不胜的燥金之气会乘虚进一步损害肝木。所以岁木不及的异化，除了本脏的疾病，还兼及脾土、肺金，肺金克制太甚的话还出现木之子火为母复仇的现象。

寒凉是秋金的气候特征，"风位之下，金气承之"，风木不及则燥金胜，这就是所谓的"胜生"。"生气"指春天草木的生长之气，风木不及的话会出现己所不胜的燥金乘而薄之，己所胜的土气反侮的情况。化气即土湿化物之气，木不及则土反侮之，故土化之气大行。风木不及则秋金收杀之气早行，时常降下凉雨，风云并起。秋气燥，燥胜则干，干则枯，草木的生气不应，生气失应则百物生长愆期，草木不能及时繁荣，枝叶易于干枯凋落；木生之气不及，到了长夏之际，湿化之气强盛使草木快速抽穗开花，果肉充实而不能成熟。秋金之气肃杀收敛致木气不能布散，对于人来说就是肝功能不足。肝藏血主筋，肝血虚不能濡养筋络，筋络软缓，拘挛无力。肝虚不能养神，时常发生惊骇。木位于东方为春，应脏为肝，人以五味养五脏，《素问·脏气法时论》曰："毒药攻邪，五谷为养，五果为助，五畜为益，五菜为充，气味合而服之，以补精益气。""肝色青，宜食甘，粳米、牛肉、枣、葵皆甘。"肝病吃的果类为枣土与李木，果实为木核与金壳，谷为稷土与稻金。五脏为阴，五味为阴，阴病治以味药，故肝虚不足金来乘之，治养以酸、辛之味，木与金。病色则是金白、木苍，五畜应犬鸡，木与金。五虫则为春天的毛类与秋天的介壳类。秋后气燥，燥性清凉，故曰其主雾露凄怆，应五声为角与商。摇动为风木之象，病多发动摇注恐。木不及则金乘克之，故凄怆注恐皆从金化。肝胆之病，木被金刑，经筋受病，风淫末疾，出现四肢的疾病。邪气伤肝，四肢有疾则关节多有壅滞，其病痈肿、疮疡、生虫等病。古人为文，讲究辞巧，竭力避免用词的重复，所以多用不同的词语表达同一概念。土音宫，土气司天，谓之上宫；土之平气，谓之正宫；土气不及，谓之少宫；土气太过，谓之太宫。木运不及，土无所畏，又值土气司天，则土气备化，故上宫与正宫同。风木不及则燥金胜，显现萧瑟的肃杀之气；金刑木太过则木之子火来报复，会出现炎热沸腾的现象，八卦八宫，东方震宫其数三，眚于三就是木不及金刑木，东方木位有灾。木不及火气复母之仇，自然界出现火热之象，物有飞虫、蠹蛆、雉鸟活动，天有雷霆之象。

《素问·气交变大论》：木不及，春有鸣条律畅之化，则秋有雾露清凉之政。春有惨凄残贼之胜，则夏有炎暑燔烁之复。其眚东，其脏肝，其病内含肤胁，外在关节。

　　木主春上应风，木风无太过与不及之病，能行春生之令，有鸣条律畅之化，那么秋天就有雾露清凉之政，这是木气自和，无胜则无复。若风木不及，金气来贼，春天会有凄风萧瑟的肃杀贼害。有胜就有复，夏天就会出现火气炎暑燔烁的报复。春木位于东，故其灾东。在人之脏应肝，肝病内在去肤胁，外在关节。

　　《素问·气交变大论》：岁木不及，燥乃大行，生气失应，草木晚荣，肃杀而甚，则刚木辟著，柔萎苍干，上应太白星。民病中清，肤胁痛，少腹痛，肠鸣溏泄，凉雨时至，上应太白星，其谷苍。上临阳明，生气失政，草木再荣，化气乃急，上应太白、镇星，其主苍早。复则炎暑流火，湿性燥，柔脆草木焦槁，下体再生，华实齐化。病寒热、疮疡、痱胗、痈痤，上应荧惑、太白，其谷白坚。白露早降，收杀气行，寒雨害物，虫食甘黄。脾土受邪，赤气后化，心气晚治，上胜肺金，白气乃屈，其谷不成，咳而鼽，上应荧惑、太白星。

　　一年之中，值风木司天而来气不及，其所不胜之气迫而害之，燥金之气大行，木生之气失应则百物生长愆期，草木晚荣。秋金之气肃杀严厉，坚刚的树木也受其刑，那些柔草则苍老干枯，上应太白金星。金气清凉，所以病身体清冷。肝经被伤，产生胁痛，少腹痛。清冷之气在中则肠鸣溏泄。秋天的清凉之气临木，凉雨常至，上应太白金星。金胜克制太甚则木之子火起而报复，谷物不能结实而色苍凋萎。时值春木之时而阳明燥金下临，木生之气失其政，草木凋枯又再次繁荣，木气既少，土气没有制约，则湿化之气生成急速，上应金星、土星。草木再次繁荣结出的果实，速于常期，谷物苍老早凋。金刑木郁则有火气的报复，炎暑流火造成湿性之物皆干燥，柔脆的草木出现枝叶焦枯，其后从根部长出枝芽，由于生长的时间比较短，出现快速开花结果的现象，这就是所谓的齐化。在人体，火气郁于皮毛，出现寒热、疮疡，痱疹、痈痤，上应荧惑火星，太白金星，其谷色白而坚，开花而不能结果实。金气胜则白露早降，收杀之气流行而寒雨损害万物，谷物不能成熟，味甘色黄之物多被虫蛀蚀。其在于人，脾土先受其邪，火热之气后化，心火之令晚施，火气克金，金气得以抑制，造成谷物不能成熟，民病肺咳而鼻鼽。上应火星、金星。

　　陈无择《三因司天方·六丁年苁蓉牛膝汤》：岁木不及，燥乃大行，民病中清，肤胁痛，少腹痛，肠鸣溏泄。复则病寒热，疮疡痱疹痈痤，咳而鼽。

　　主方苁蓉牛膝汤：苁蓉、牛膝、木瓜、白芍、熟地、当归、甘草各一钱，生姜三片，大枣三枚，乌梅一枚，鹿角一钱。

　　缪问曰：是汤与六庚年之牛膝汤，同为补肝之剂，而补之法，大有径庭矣。民病肤胁少腹痛，厥阴之络下络少腹，肝虚则阳下陷而为痛。木动则风内攻而为肠鸣鹜溏。是年风燥火热，多阳少阴，不资液以救焚，则熇熇之势，遂成滋蔓，是当藉天一之源，以制其阳焰者也。但肾为肝母，徒益其阴，则木无气以升，遂失春生之性；仅补其阳，则木乏水以溉，保无陨落之忧？故必水火双调，庶合虚则补母之义。苁蓉咸能润下，温不劫津，坎中之阳所必需；熟地苦以坚肾，湿以滋燥，肾中之阴尤有赖，阴阳并补，不致有偏胜之害矣。再复当归、白芍辛酸化阴，直走厥阴之脏，血燥可以无忧。但为火所复而寒热，而疮疡，问尝思之，则知一从少阳，始为寒热；一从少阴，始发疮疡。木瓜之酸泄少阳，甘草之甘泻少阴，合之牛膝、乌梅俱主寒热；鹿角一味，专散疮疡，且止少腹痛。姜枣和营卫止泻痢，同一补肝，而法有不同如此。

第二节　火运的化与变

一、火的德、化、政、令

《素问·五运行大论》：南方生热，热生火，火生苦，苦生心，心生血，血生脾。其在天为热，在地为火，在体为脉，在气为息，在脏为心。其性为暑，其德为显，其用为躁，其色为赤，其化为茂，其虫羽，其政为明，其令郁蒸，其变炎烁，其眚燔焫，其味为苦，其志为喜。喜伤心，恐胜喜；热伤气，寒胜热；苦伤气，咸胜苦。

这里总论天之六气暑热与地气火的关系，地火与人的五脏心与其他脏器的关系，同时提出了心火疾病诊断的要点及治疗的原则。南方生热，热生火，火味苦，苦入心，心主血脉，心火生脾土。在天为热，在地为火，在人体为脉，在气为呼吸气息，在脏为心。南方之气热，其性为暑，火之德为显著的明耀，其功用是躁动。火色赤，火热催化万物繁茂生长，其虫为羽毛类，其政为明耀，其令为热蒸，其异常变化是炎火烧灼，毁伤万物。心火之疾，以胜火之气平之。火热太过则伤气，热者寒之，以寒折其势。苦为火之味，味苦太过则伤心，水味咸可以软之。心志喜，过喜则伤心，肾恐则克心喜。

二、升明之纪

《素问·五常政大论》：升明之纪，正阳而治，德施周普，五化均衡，其气高，其性速，其用燔灼，其化蕃茂，其类火，其政明曜，其候炎暑，其令热，其脏心，心其畏寒，其主舌，其谷麦，其果杏，其实络，其应夏，其虫羽，其畜马，其色赤，其养血，其病瞤瘛，其味苦，其音徵，其物脉，其数七。

远古时期，以火延续生命，所以火以不熄灭、不暴烈为平。中医理论把心的功能用五行火揭示，天地之气相合，五行火又分为君火与相火，三月四月的热气合地之火为君火，五月六月暑气合地之火为相火。少阴君火的功能如春分之后清明到小满这一段时间的天气，春风拂煦，阳光明媚，不热不冷，万物茂长，用以比象心的功能。心主一身的血脉，给全身提供温暖的火力，让生命得以健康成长，所以君火不受邪，邪犯心脏，先犯其外的心包络。少阳相火的功能如四时中最热的五月六气暑气，炎火炽烈催生万物繁茂生长，快速成熟，所以又称为父气。但是阳极而阴，是阴阳转换之际，不像少阴君火，恒定地为身体提供温暖的火力。手厥阴心包与其腑三焦手少阳外合于南方，典型的气候特点是暑热。火主正南方，阳光明耀，暑热赤烈，正阳主时，谓之升明之纪。阳热普施大地，五行之气依次生化。火气上炎，其性躁急，功能是烧灼，其生化特点是使万物繁茂生长，其类属是火，其职责是明亮照耀，气候特点是炎暑，政令是酷热，合于五脏的心，心为火怕寒，开窍于舌。麦色赤，故其谷麦；杏味苦，故其果杏；火气充实于络，应于四时夏，其虫为羽类，其畜为马。火色赤，赤色养血，其病为身体抽搐掣动。火味苦，合五音为徵，其于物为脉络。地二生火，天七成之，所以二为火的生数，七为火的成数。

三、岁火太过

《素问·五常政大论》：赫曦之纪，是谓蕃茂，阴气内化，阳气外荣，炎暑施化，物得以昌。其化长，其气高，其政动，其令鸣显，其动炎灼妄扰，其德暄暑郁蒸，其变炎烈沸腾，其谷麦豆，其畜羊彘，其果杏栗，其色赤白玄，其味苦辛咸，其象夏，其经手少阴、太阳，手厥阴、少阳，其脏心、肺，其虫羽鳞，其物脉濡，其病笑疟、疮疡血流、狂妄目赤。上羽与正徵同，其收齐，其病痓，上徵而收气后也。暴烈其政，藏气乃复，时见凝惨，甚则雨水霜雹切寒，邪伤心也。

四时之气，以平为常，过则为灾。《素问·天元纪大论》曰："气有余，则制己所胜而侮所不胜。"有余为过，过则克制自己所胜之气。心火太过，克制肺金，故肺金受邪。《素问·至真要大论》曰："热气大来，火之胜也，金燥受邪，肺病生焉。""侮所不胜"，即心火胜反侮肾水。在《素问·五常政大论》中，把火太过称为"赫曦"。赫的本义为火盛大，显现出赤红色，引申为明显、盛大之义。曦，太阳光。赫曦，赤烈的太阳光。南方夏火之际炽烈的阳光照耀，万物繁盛茂长，所以叫蕃茂。少阴君火二气在前，少阳相火三气承之荣华于外，正南方的炎暑施化，万物昌盛。厥阴春主生，少阳夏主长，火气上扬，炎火升腾不停，火气炎动显赫而明亮，炽烈烧灼而烦扰。火正常的德性是暑热蒸腾，太过则为炎火暴烈沸腾。太过而往，不及随之，火太过克金，金郁则其子水报母之仇，故火、水、金三气并主其事。人以谷肉果菜为养，心的谷类是麦豆，其畜羊彘，其果杏栗。其色火赤、金白、水玄，其味苦、辛、咸。其象夏，夏属火。其经心手少阴君火与小肠手太阳，心包手厥阴相火与三焦手少阳。其脏心与肺，其虫羽类、鳞类，其物是多脉络濡润之物。其在人体的变化，心气实则笑不休，火烈则内外皆伤，病疮疡下血，狂越登高，目赤。水音羽，太阳寒水司天谓之上羽；火音徵，火的平气谓之正徵。火运太过，上临寒水则火气得以平，所以上羽与正徵同。火气既平，则金不受伤，秋收的功能完整。相火之下，水气承之，火气太过，寒水制之，水火相激，出现口噤如痫，肢体拘强之疾。君相二火司天，谓之上徵，火运太过，司天又助之，则金气受伤，其收敛的功能退伏。有胜就有复，火暴烈则水气来复，故现寒凝之象，甚至雨水冰雹，寒凉凄切伤害心。

《素问·气交变大论》：岁火太过，炎暑流行，金肺受邪。民病疟，少气咳喘，血溢血泄注下，嗌燥耳聋，中热肩背热，上应荧惑星。甚则胸中痛，胁支满胁痛，膺背肩胛间痛，两臂内痛，身热肤痛而为浸淫。收气不行，长气独明，雨冰霜寒，上应辰星。上临少阴少阳，火燔焫，水泉涸，物焦槁，病反谵妄狂越，咳喘息鸣，下甚，血溢泄不已。太渊绝者死不治，上应荧惑星。

在天为暑，在地为火。岁火太过，炎暑流行，其在于人，则肺金受邪。火邪伤阴，寒热交争而为疟。壮火食气，气被蚀而少气。火刑肺金，故咳喘。火逼血而妄行，上溢于口鼻，下泄于二便。水不上升则注下，注下则津液不濡，出现咽喉干燥，耳聋无闻。火不下降则中热，中热则肩背热。岁火太过，上应荧惑火星。火炎过甚，自致其病。肺居胸中，故胸中痛，右胁支满而痛。胸前曰膺，肩后曰胛，肺脉从臂内下行，肺经气逆，膺背肩胛臂内皆痛。热淫疮生，皮肉湿烂，黄水流溢，随处浸溃，则曰浸淫。金主收，火主长，收气不行，夏长之气独明。有余而往，不足随之，热火太过，燥金被贼，寒水来复，故现雨冰霜寒，上应辰星，辰星即水星。岁火太过，在天则火燔灼，在地则水泉干涸，万物焦槁；火气在人则病谵妄狂越，咳喘息鸣，火气盛于下则二便血溢血泄不已。太渊，肺手太阴经动输，若火胜金衰至太渊绝者，死不治。火气亢极，上应荧惑火星。

陈无择《三因司天方·六戊年麦冬汤》：岁火太过，炎暑流行，肺金受邪。民病疟、少气、咳喘、血溢、血泄、注下、嗌燥、耳聋、中热、肩背热。甚则胸中痛，胁支满，胁痛，膺背肩胛间痛，两臂内痛，身热骨痛而为浸淫。病反谵妄狂越，咳喘息鸣，下甚，血溢血泄不已。太渊绝者，死不治。

主方麦门冬汤：麦冬、白芷、半夏、竹叶、钟乳、桑皮、紫菀、人参各一钱，甘草五分，姜三片，枣二枚。

缪问曰：岁火太过，炎暑流行，肺金受邪，民病疟，少气、咳喘、血溢、血泄、注下、嗌燥、耳聋等症，肺脏受烁可知，此而不阴阳并补，则金败水竭，火无所畏，多将熇熇矣。人参益肺之气，麦冬养肺之阴。张元素谓：参味苦甘能泻心肺之火，麦冬味苦兼泄心阳，且救金且抑火，一用而两擅其长。复以钟乳益气补虚，止咳下气，肺之欲有不遂乎？然肺为多气之脏，益之而不有以开之，譬犹不战之师也。桑皮甘寒，紫菀微辛，开其膹郁，更藉其止血之功。再以半夏、甘草以益脾，虚则补其母也。白芷辛芬，能散肺家风热，治胁痛称神。竹叶性升，引药上达，补肺之法，无余蕴矣。水气来复，实土即可御水，又何烦多赘乎！要知此方之妙，不犯泻心苦寒之品，最为特识。盖岁气之火，属在气交，与外淫之火有间，设用苦寒，土气被戕，肺之化源绝矣。是方也，惟肺脉微弱者宜之，若沉数有力及浮洪而滑疾者，均非所宜，此中消息，愿后贤会之。

四、岁火不及

《素问·五常政大论》：伏明之纪，是谓胜长。长气不宣，藏气反布，收气自政，化令乃衡，寒清数举，暑令乃薄。承化物生，生而不长，成实而稚，遇化已老，阳气屈伏，蛰虫早藏。其气郁，其用暴，其动彰伏变易，其发痛，其脏心，其果栗桃，其实络濡，其谷豆稻，其味苦咸，其色玄丹，其畜马彘，其虫羽鳞，其主冰雪霜寒，其声微羽。其病昏惑悲忘，从水化也。少微与少羽同，上商与正商同，邪伤心也。凝惨溧冽则暴雨霖霪，眚于九。其主骤注雷霆震惊，沉露淫雨。

火不及叫伏明，伏，藏匿，该明而不明之义。《素问·天元纪大论》曰："其不及，则己所不胜侮而乘之，己所胜轻而侮之。"夏火不及，一是出现寒水克制暑火，一是燥金之气反侮心火。火不及则水胜，克制火的水气强大，寒气大行，即所谓胜长。南方合火，当盛夏万物茂长之时，火气虚则夏火生长之气不能宣散，水寒之气反而施布于时，导致秋金主收之气早行政令，直至火之子土化之气报复才恢复平衡，寒凉之气频现，夏火蒸郁之气被遏制。万物春生夏长，承化物生，但是生而不能长成，导致植物能结果而不能成熟，到了长夏化气主时则物已衰老。阳气屈伏，蛰虫早藏。火气郁伏，当其发作时必然横暴，其灾变时而显现于外，时而隐匿于内。其在人体发病为疼痛，应于脏为心，于五谷五果则其谷豆稻，其果栗桃，果实是脉络濡润之类，其味苦与咸，其色现黑与赤，其畜马与彘，其虫羽类与鳞类。水胜则冰雪寒霜，其音徵与羽。心火不及则金反侮之，病患精神错乱，悲哀易忘，这是火不及而水、金并主其事，故心病从水化。火运不及曰少徵，水运不及曰少羽，病从水化，故少徵与少羽同。金的平气曰正商，金气司天谓之上商，岁火不及则金无所畏，又得司天之助，是故火运之纪上商与正商同，昏惑悲忘，是邪气伤心的表现。南方火位其卦为离，其宫为九，凝惨溧冽，是火受水刑，故曰灾于九。水胜克火，克制太甚则火之子土气报复，出现暴雨霖霆。雷霆震惊，淫雨连绵，则为火郁暴发。

《素问·气交变大论》：岁火不及，寒乃大行，长政不用，物荣而下。凝惨而甚，则阳气不化，乃折荣美，上应辰星。民病胸中痛，胁支满，两胁痛，膺背肩胛间及两臂内痛，郁冒朦昧，心痛暴喑，胸腹大，胁下与腰背相引而痛，甚则屈不能伸，髋髀如别，上应荧惑、辰星，其谷丹。复则埃郁，大雨且至，黑气乃辱，病鹜溏腹满，食饮不下，寒中肠鸣，泄注腹痛，暴挛痿痹，足不任身，上应镇星、辰星，玄谷不成。

岁火不及，与其相承制的寒水之气大行，乘而侮之。长政即火政，火主长。火长之气不能行其政，故物不能茂盛于上，只能荣长于下。水盛阴寒凝惨，阳气不化，摧折草木的荣美，上应水星。寒水凌心，心脏受伤，上冲胸背，民众病胸中痛，胁支满两胁痛，胸背肩胛间及两臂内痛。火不足则阴邪盛而心气伤，抑郁晕眩，心痛，甚至突然失音，胸满腹大。足太阳经行于人身的后背，夹脊抵腰，太阳本寒，寒水胜火，故胁下与腰背相引而痛，甚至四肢屈而不能伸，髋骨与大腿不能活动，上应火星、水星，赤色的谷物不能成熟。水胜火郁，火之子湿土报复，土气郁蒸则地气上升，大雨霖霖，民病溏泄腹满，食饮不下，寒中肠鸣，泄注腹痛，这是土制水，水气不行，病在内。暴挛痿痹，足不任身，是土制水病在外。上应土星、水星，黑色的谷物不能成熟。

《素问·气交变大论》：火不及，夏有炳明光显之化，则冬有严肃霜寒之政。夏有惨凄凝冽之胜，则不时有埃昏大雨之复。其眚南，其脏心，其病内舍膺胁，外在经络。

火主夏上应暑热，火行夏长之令则光显明耀，那么冬天就会行寒霜冰雪伏藏之令，无胜则无复；相反，如果夏火不足，寒水乘之，出现寒雨交加，冷风萧瑟之胜，冬天就会时常出现火之子土雨的报复，埃昏弥漫，雨湿霖霖，这是因为土旺四季，不拘其时的原因，所以有胜就有复。夏火位于南，其脏心，胸胁为心之部，故其病内舍胸胁，外在经络。

陈无择《三因司天方·六癸年黄芪茯神汤》：岁火不及，寒乃大行。民病胸中痛，胁支满，两胁痛，膺背肩胛间及两臂内痛，郁冒朦昧，心痛暴瘖，胸腹大，胁下与腰背相引而痛，甚则屈不能伸，髋髀如别。复则病鹜溏，腹满，食饮不下，寒中，肠鸣泄注，腹痛，暴挛痿痹，足不任身。

主方黄芪茯神汤：黄芪、茯神、远志、紫河车、米仁（一作酸枣仁，炒）各一钱，生姜三片，大枣二枚。

缪问曰：按六癸之岁，其脏为心，其发为痛。揆厥病情，无一非心血不足见端，盖心为生血之脏，血足则荣养百骸，不足则病多傍见，如胸胁肩臂腰背诸痛，甚则屈不能伸是也。再按肩臂之络，青灵、少海诸穴，咸系于心。方用河车，甘咸之品，以有情者大补其心之血；茯神甘淡之品，急益其心之气；更恃远志，辛能达下，挈离入坎，以育心之神，简而该，切而当矣。然土气来复，是亦妨心之一大劲敌也。传曰：将欲取之，必先与之。黄芪、苡米甘淡悦脾，而黄芪走表，尤有止痛之功；苡米舒筋，大有治痿之效，是与之为彼用者，反借之以自庇也。要之气交之病，多属脏气凌犯，非如六腑之可泻，即或稍犯，亦不可太过。天干十方，具本此义，特为拈出，可为世之操刃者，顶门下一针矣。

第三节　土运的化与变

一、土的德、化、政、令

《素问·五运行大论》：中央生湿，湿生土，土生甘，甘生脾，脾生肉，肉生肺。其在天为湿，在地为土，在体为肉，在气为充，在脏为脾。其性静兼，其德为濡，其用为化，其色为黄，其化为盈，其虫倮，其政为谧，其令云雨，其变动注，其眚淫溃，其味为甘，其志为思。思伤脾，怒胜思；湿伤肉，风胜湿；甘伤脾，酸胜甘。

天地同气，土湿相求，在天为湿，在地为土，土居中央。土生甘，甘入脾，脾生肉，脾土生肺金，在脏为脾，在人体为肉，其功能是充养盈满。土性静谧，兼养四方，以濡润为德，其色黄，其虫为倮类。土政静谧无声，功能是化生万物，其令为云雨，邪化则暴雨流注，其灾为淫雨崩溃。脾脏之疾，以其所不胜平之。脾志为思，思过伤脾，治以所胜，肝志怒平脾志思。甘味入脾，味过于甘则伤肉，治以所胜，以肝木之味酸胜之。脾土上应六气湿，湿过则病，风胜湿，以风药克胜之。

二、备化之纪

《素问·五常政大论》：备化之纪，气协天休，德流四政，五化齐修。其气平，其性顺，其用高下，其化丰满，其类土，其政安静，其候溽蒸，其令湿，其脏脾。脾其畏风，其主口，其谷稷，其果枣，其实肉，其应长夏，其虫倮，其畜牛，其色黄，其养肉，其病痞，其味甘，其音宫，其物肤，其数五。

土含万物，无所不备，土生万物，无所不化，故土的正常功能是备化。中医理论阐述五脏六腑的生理与病理，是用取类比象的方法以五行土的正常功能与太过、不及来比况说明脾功能的正常与异常。土功能正常的话能生化万物，天湿气、地土气和洽则无灾无病。土德厚能长养四方万物，以助成木火金水生长收藏的功能，所谓五化齐修。土的正常特征是静而无言能生养万物，高山巍巍，河川平旷，各化其物，琳琅满目。就人的五脏来说，脾的功能如土，正常则能遂行其化津液以长养身体之职。土地肥沃长养万物，物得土养而成熟饱满。土应长夏湿蒸之气，土地湿润能生长万物，故其令为湿。脾土性静，风胜则土干结，故脾虚畏风。胃纳水谷，脾助胃运化，开窍于口。五谷五果之养，稷似黍而色黄，故其谷稷。枣味甘而肉黄，故其果枣。肉形丰而敦厚，故其果是果肉丰厚之类。长夏之气湿热蒸腾，能使万物生长成熟，所以叫长养之夏。其虫倮，其畜牛，牛色黄养肉。土地干旱则土质板结不能生物，脾合土，脾胃燥结则不能运化水谷，故其病痞结。脾土味甘，合五音宫，在物体来说就是多肌肉之类，土之生数为五。

三、岁土太过

《素问·五常政大论》：敦阜之纪，是谓广化，厚德清静，顺长以盈，至阴内实，物化充成，烟埃朦郁，见于厚土，大雨时行，湿气乃用，燥政乃辟。其化圆，其气丰，其政静，其令周备，其动濡积并稸，其德柔润重淖，其变震惊飘骤崩溃，其谷稷麻，其畜牛犬，其果枣李，其色黅玄苍，其味甘咸酸，其象长夏，其经足太阴、阳明，其脏脾、肾，其虫倮毛，其物肌核，其病腹满，四肢不举，大风迅至，邪伤脾也。

木火土金水遂其性曰平，异于常者亢盛为太过，虚衰为不及。土质丰厚，土形高大叫敦阜；土气浓厚，生长万物的功能强叫广化。土德清静柔和，不湿不燥，使万物繁茂生长而结出盈满的果实。太阴为至阴，湿气化物，长养四方，万物成熟。阳明胃化气功能最强，多血多气；太阴脾成形功能最强，生肌肉以成形。土气蒸腾降而为雨，湿气太过则大雨时常流行，湿气大行则燥气避而不至，出现湿土太过之害。土的特性是灌溉四旁，脾的功能是长养四脏，其气浓厚充盈，其政静谧，其令旺四方而充养万物，如果邪化则湿气聚集，土气厚重，出现暴风骤雨，雷霆震动，江河横流。对于人来说，脾气太过，水湿横溢，四肢浮肿，足不能行。以五谷、五果来治疗保养，则谷稷麻，畜牛犬，果枣李。木色苍，土色黄，水色黑，土气太过影响肝、脾、肾三脏。六腑为阳，五脏为阴，六腑五脏之气有偏，分别以温凉寒热之气药与酸苦甘辛咸之味药调之。五脏阴病治以味阴药，味甘能舒缓，咸能濡润，酸能收敛。脾土上应长夏湿气，其经脾足太阴、胃足阳明。土能胜水，故其脏脾、肾。其虫毛与倮，其物是土类多肌与木类。土湿之气太过则病腹部壅滞胀满，四肢不举。土气过亢会有木气的报复，出现风气流行，这些都是邪伤于脾的表现。

《素问·气交变大论》：岁土太过，雨湿流行，肾水受邪。民病腹痛，清厥意不乐，体重烦冤，上应镇星。甚则肌肉萎，足痿不收，行善瘈，脚下痛，饮发中满食减，四肢不举。变生得位，藏气伏，化气独治之，泉涌河衍，涸泽生鱼，风雨大至，土崩溃，鳞见于陆，病腹满，溏泄肠鸣，反下甚。而太溪绝者死不治，上应岁星。

湿土同气，岁土太过，雨湿流行，其在于人则肾水受邪。土胜克水，土郁脾滞，肾气不升故腹痛。脾主四肢，脾气四达则手足温和，脾病不能行气于四肢，则手足清厥。脾主忧思，故不乐，身体滞重，烦闷忧郁。镇星，土星。土湿过盛，自致其病，湿旺脾郁则肉萎。足痿不收则筋脉急缩，脚下痛。脾郁水气不行，发为饮病，出现中满食减，食减则四肢不举。土无专宫，于四时各寄十八日。土主化，水主藏，土盛水衰则冬藏之气不足。土湿的功能是化，土气有余则化气独治。湿土太过，寒水被贼，克制太盛则风木报复，出现风雨大行。湿淫于天，风雨频至，导致泉水喷涌，河水漫溢，堤坝崩溃，干涸的池泽生长鱼类，陆地出现鱼鳖。湿淫于人，则病腹满溏泄肠鸣，泄利不止。太溪，肾足少阴经动输，在内踝后凹陷之处。太溪脉绝者死不治，侮反受邪，故上应岁星。

陈无择《三因司天方·六甲年经文》：岁土太过，雨湿流行，肾水受邪。民病腹痛，清厥，意不乐，体重烦冤。甚则肌肉萎，足痿不收，行善瘈，脚下痛，饮发，中满，食减，四肢不举。病腹满，溏泄，肠鸣，反下甚。而太溪绝者，死不治。

主方附子山萸汤：附子（炮）、山萸肉各一钱五分，半夏、肉蔻各一钱二分半，木瓜、乌梅各一钱，丁香、木香各七分，生姜七片，大枣二枚。

缪问曰：敦阜之纪，雨湿流行，肾中之真气被遏，则火用不宣，脾土转失温煦，此先后天交病之会也。《内经》谓："湿淫于内，治以苦热。"故以附子大热纯阳之品，直达坎阳以消阴翳，回厥逆而鼓少火，治肾而兼治脾。但附子性殊走窜，必赖维持之力而用益神，有如真武汤之用白芍，地黄饮之需五味是也。此而不佐以萸肉之酸收，安见其必入肾而无劫液之虑？不偕以乌梅之静镇，难必其归土而无烁肺之忧。非徒阳弱者赖此见功，即阴虚者投之中綮矣。然腹满溏泄为风所复，土转受戕，此治肝宜急之秋也。脏宜补，以萸肉专培厥阴；腑宜泻，借木瓜以泄甲木。所以安甲乙者，即所以资戊己也。肉果辛温助土，有止泻之功，兼散皮外络下诸气，治肉痿者所需。再复以半夏之利湿，丁、木香之治胃，木瓜、乌梅之疗痿，眼光四射矣。风气来复，有酸味群药补之泄之，尚何顾虑之有哉！

四、岁土不及

《素问·五常政大论》：卑监之纪，是谓减化。化气不令，生政独彰，长气整，雨乃愆，收气平，风寒并兴，草木荣美，秀而不实，成而秕也。其气散，其用静定，其动疡涌，分溃痈肿。其发濡滞，其脏脾，其果李栗，其实濡核，其谷豆麻，其味酸甘，其色苍黄，其畜牛犬，其虫倮毛，其主飘怒振发，其声宫角，其病留满痞塞，从木化也……其病飧泄，邪伤脾也。振拉飘扬则苍干散落，其眚四维。其主败折虎狼，清气乃用，生政乃辱。

《素问·灵兰秘典论》曰："脾胃者，仓廪之官，五味出焉。"为官需司其职，如果司职的能力卑弱，叫卑监。万物春风生，夏热长，长夏湿化，秋燥收，冬寒藏，土不及就是生化万物的功能不足。土化生万物的功能卑弱衰减而不能行其政，土虚木乘之，故春木的生气独旺。木生火旺，夏火的长气不因时令已过而仍然完整如常，湿化之气不行其令，地气不升，天气不降，湿雨不能应时而下，秋金的收气不能行肃杀之令，风雨并起，草木荣美，能开花但不能结果实，生长而不能成熟，果实成为空壳或者不饱满的秕糠。土化之气散漫，功用不及，过于静定。就人体来说，脾的生化功能不足，异常的变化表现为人病肌肉不和，火气流出现疮烂流脓痈肿。脾土不和则水气不行，津液壅滞。土气通于脾，木色苍，土色黄，五谷五果之养则宜谷豆麻，果李栗，实濡核，畜牛犬，虫倮毛。五音宫与角。对于人来说，脾病不能运化，出现腹部胀满，痞塞不通，病消化不良而泄泻，这是邪气伤脾造成的疾病。土不及则木胜，风气大行，飘风震动摧折，草木凋枯，土气卑弱，累及四方。金为土子，金起而为母报复，肃杀之气犹如虎狼所伤，清肃之令得用，木之生气才收敛屈服。

《素问·气交变大论》：土不及，四维有埃云润泽之化，则春有鸣条鼓折之政。四维发振拉飘腾之变，则秋有肃杀霖霆之复。其眚四维，其脏脾，其病内舍心腹，外在肌肉四肢。

土位中央，气灌四旁，上应湿气，长夏行湿化之令，那么到了春天草木能以时发芽生长；如果土不及风木亢盛，那么东南、东北、西南、西北四维，即以地支纪的辰、未、戌、丑四个月，就会出现疾风摧折之变，到了秋天会有肃杀霖霆之复。土灌四旁居中央，中央属脾，其病内舍心腹，外在肌肉四肢。

《素问·气交变大论》：岁土不及，风乃大行，化气不令，草木茂荣，飘扬而甚，秀而不实，上应岁星。民病飧泄霍乱，体重腹痛，筋骨繇复，肌肉瞤酸，善怒。藏气举事，蛰虫早附，咸病寒中，上应岁星、镇星，其谷黅。复则收政严峻，名木苍凋，胸胁暴痛，下引少腹，善太息，虫食甘黄，气客于脾，黅谷乃减，民食少失味，苍谷乃损，上应太白、岁星。上临厥阴，流水不冰，蛰虫来见，藏气不用，白乃不复，上应岁星，民乃康。

岁土不及，风木之气大行，木胜制土，土化之令不行。木行其令，草木繁荣茂盛，风气飘扬，草木开花而不能结果实，上应岁星。脾弱肝亢则病飧泄霍乱，身体滞重腹中疼痛，筋骨摇动，肌肉酸痛，多怒。冬寒的功能是藏，土气不及则寒水无畏，冬寒藏气行令，蛰藏之虫早早附于阳气之所，在人为多病中寒之疾。上应木星、土星，黄色之谷不能成熟。木盛土郁，土之子金报复则肃杀之政严峻，从而使草木苍凋。对于人来说，燥金复肝，出现胸胁暴痛，下引少腹，呼吸少气而叹息。虫食甘黄，气客于脾，黄色之谷减收。气客于脾则民众食少失味，金复母仇，肃杀之气大行，青苍类的谷物凋损，上应太白金星、木星。厥阴在上，少阳在下，风生火动，流水不能结冰，蛰藏的虫类又出来活动，寒水的藏伏之政不行，燥金的复气不来，木气有余，上应岁星。有胜而不复，故民众健康无病。

陈无择《三因司天方·六己年白术厚朴汤》：岁土不及，风乃大行，民病飧泄，霍乱，体重腹痛，筋骨繇复，肌肉瞤瘑，善怒。咸病寒中。复则胸胁暴痛，下引少腹，善太息，食少失味。

主方白术厚朴汤：白术、厚朴、半夏、桂心、藿香、青皮各一钱，干姜（炮）、甘草炙，各一钱五分。

缪问曰：岁土不及，寒水无畏，风乃大行，民病飧泄、霍乱等症，皆土虚所见端。但土虚则木必乘之，是补太阴尤必兼泄厥阴也。夫脾为阴土，所恶在湿，所畏在肝，其取资则在于胃。古人治脾必及胃者，恐胃气不得下降，则脾气不得上升，胃不能游溢精气，脾即无所取资，转益惫耳。故君以白术甘苦入脾之品，燥湿温中，佐以厚朴之苦温，平胃理气，是补脏通腑之法也。肝为将军之官，凌犯中土，是宜泄之。桂心辛甘，泄肝之气；青皮苦酸，泻肝之血。辛酸相合，足以化肝。复以甘草，缓肝之急，监制破泄之品，毋许过侵脏气，战守兼施矣。再合藿香之辛芬，横入脾络；炮姜之苦辛，上行脾经；半夏之辛滑，下宣脾气，其于上下、左右、升降、浮沉，种种顾虑总不外乎奠安中土也。脾气固密，一如重帏峻垣，狂飙可御，不畏乎风气之流行矣。金气来复，又得厚朴、半夏泻肺气之有余，不用苦寒戕土，即《内经》以平为期，不可太过之义也。是方独不用姜枣，以脾之气分受邪，无藉大枣入营之品，且畏姜之峻补肝阳，锦心妙谛，岂语言能推赞哉！

第四节　金运的化与变

一、金的德、化、政、令

《素问·五运行大论》：西方生燥，燥生金，金生辛，辛生肺，肺生皮毛，皮毛生肾。其在天为燥，在地为金，在体为皮毛，在气为成，在脏为肺。其性为凉，其德为清，其用为固，其色为白，其化为敛，其虫介，其政为劲，其令雾露，其变肃杀，其眚苍落，其味为辛，其志为忧。忧伤肺，喜胜忧；热伤皮毛，寒胜热；辛伤皮毛，苦胜辛。

西方生燥，燥生金，金味辛，辛入肺。肺主皮毛，肺金生肾水。肺居里外合五行金，在体为皮毛，金气的功能是令万物成熟收成。燥金之性凉，其德为燥清，功能是坚固，其色为白，其化为收敛，其虫为介壳类，其政为劲切，其令为雾露，其变为肃杀，其病为苍翠的草木凋落。肺金之疾，以胜金之气平之。肺志忧，忧愁闭塞则肺气不行，火胜金，以心喜平定之。气偏调之以气药，火热之气太过伤皮毛，寒气能克而制之，故寒胜热；味偏调之以味药，味辛入肺，辛性发散，味过于辛则不能荣养皮毛，筋脉沮弛，火之味苦，苦性寒，以苦克辛热。

二、审平之纪

《素问·五常政大论》：审平之纪，收而不争，杀而无犯，五化宣明，其气洁，其性刚，其用散落，其化坚敛，其类金，其政劲肃，其候清切，其令燥，其脏肺。肺其畏热，其主鼻，其谷稻，其果桃，其实壳，其应秋，其虫介，其畜鸡，其色白，其养皮毛，其病咳，其味辛，其音商，其物外坚，其数九。

不偏、正常曰审，审平就是平气。秋金的平象，行收敛之政而不争，肃杀而不伤害万物，生长化收藏各司其职，生生不息。对于人来说，春肝脉弦，夏心脉洪，秋肺脉涩，冬肾脉沉，是为平脉、平气。秋气洁净，其性刚劲，其功用是成熟散落，其化为万物结果收敛，其职责是坚劲肃杀，其气候特点是秋风凄切，其令燥凉。秋气下应肺金，金畏火刑，开窍于鼻。其于五谷五果之养，其谷稻，其果桃，其实壳，其虫介壳类，其畜鸡，其色白，皮毛肺所主，故其养皮毛。肺主气，气逆则咳，故其病咳。肺金之味辛，合五音商，于物则其壳坚，金之成数为九。

三、岁金太过

《素问·五常政大论》：坚成之纪，是谓收引。天气洁，地气明，阳气随，阴治化，燥行其政，物以司成，收气繁布，化洽不终。其化成，其气削，其政肃，其令锐切，其动暴折疡疰，其德雾露萧飋，其变肃杀凋零，其谷稻黍，其畜鸡马，其果桃杏，其色白青丹，其味辛酸苦，其象秋，其经手太阴、阳明，其脏肺、肝，其虫介羽，其物壳络，其病喘喝，胸凭仰息。上微与正商同，其生齐，其病咳，政暴变则名木不荣，柔脆焦首，长气斯救，大火流，炎烁且至，蔓将槁，邪伤肺也。

金的特性是变革，变革太甚为太过，不能变化为不及。秋金之气太过曰坚成。金主秋收，秋气肃杀收敛太过叫收引。秋天天气清凉，地气澄明，夏天的阳热之气随着秋天的降临而退去，秋燥之气行其政，万物成熟，叶落归根。秋金的寒凉肃杀之气早至为太过，造成收气繁盛舒布，长夏的化气不能终遂其政而提前结束，使万物不能按时令成熟。秋金肃降，其功能是令万物收成，其气峻厉如削，其职严厉，其令刚劲，因而秋气之变则会出现突然折损，皮肤疮痒之疾。秋金的特性是霜露萧瑟，灾变而为肃杀凋零，草木摇落。其谷稻黍，其畜鸡马，其果桃杏，金与火。色现白、青、丹，味为辛、酸、苦。肺象秋，秋属金，其经肺手太阴，大肠手阳明。金气过则克木，故其脏肺金与肝木。其虫介类羽类，其物是皮壳与经络类，其病喘息出气有声，严重的仰面呼吸。少阴、少阳司天谓之上微；金的平气谓之正商。金气太过而值火气司天，火能制金，故与正商同化。木主生，火气在上能制金，故木生之气不受刑，其生气能正常遂行谓之"其生齐"，发生的异变是咳嗽。如果金不务其德而害木，暴变其政，使草木不能荣茂，柔草焦脆，木之子夏火起而报复，火气流行，灼烧万物，蔓草枯槁，肺金受其伤。

《素问·气交变大论》：岁金太过，燥气流行，肝木受邪。民病两胁下少腹痛，目赤痛，眦疡，耳无所闻。肃杀而甚，则体重烦冤，胸痛引背，两胁满且痛引少腹，上应太白星。甚则喘咳逆气，肩背痛，尻、阴、股、膝、髀、腨、胻、足皆病，上应荧惑星。收气峻，生气下，草木敛，苍干凋陨，病反暴痛，胠胁不可反侧，咳逆甚而血溢，太冲绝者死不治，上应太白星。

在天为燥，在地为金。岁金太过，燥凉之气流行，其在于人则肝木受邪。金克木，肝病则两胁下少腹痛。肝开窍于目，故目赤而痛，眼梢溃疡。胆脉循耳，与肝相表里，肝气陷，胆气逆，浊气升塞而耳聋无所闻。金气太过，肃杀太甚，金刑木伤，累及肝经，肝病出现两胁下痛牵引少腹，连及肩背，体重烦冤，上应太白金星。金燥过甚，自致其病，喘咳逆气，肩背痛。《灵枢·经脉》曰：肺所生病：咳、上气、喘渴、烦心胸满、肩背痛。肝主筋，肝病则周身经脉不和，故尻阴股膝髀足皆病。金亢反侮心火，心火受邪，上应荧惑火星。风位之下，金气承之。承则制，亢则害，金秋收敛之气有余，木生之气衰败，金盛木衰，故木生之气不行，草木苍干凋陨。燥金太过，风木被贼，热火来报复，故暴痛，胠胁不可反侧。金受火刑，肺气不能升则咳逆，咳逆过甚则血络破咳血。太冲，足厥阴肝经动输，在足跗上大趾后高骨。若太冲脉绝，多死亡而无法救治，上应太白金星。

　　陈无择《三因司天方·六庚年牛膝木瓜汤》：岁金太过，燥气流行，肝木受邪。民病两胁下少腹痛，目赤痛，眦疡，耳无所闻。体重烦冤，胸痛引背，两胁满且痛引少腹。甚则喘咳逆气，肩背痛，尻阴股膝髀腨胻足皆痛。病反暴痛，胠胁不可反侧，咳逆甚而血溢。太冲绝者，死不治。

　　主方牛膝木瓜汤：牛膝、木瓜各一钱，白芍、杜仲、枸杞子、松节、菟丝子、天麻各七分半，甘草五分，生姜二片，大枣二枚。

　　缪问曰：此治岁金太过，肝木受邪之方也。夫金性至刚，害必凌木，民病胁与少腹痛，目赤痛，眦疡，耳不闻，胸背两胁少腹痛，是非肝为金遏，郁而不舒，胡上下诸痛悉见耶？盖金者主气与声也，肺气逆行，上蒙清窍，耳乃无闻。肝为藏血之会，火复阴伤，不获荣养肢体，缘见诸痛，其用药之例，补肝之血，可以从酸，补肝之气，必不得从辛矣。何则？酸可育肝之阴，辛则劫肝之血，故方用白芍补厥阴之阴，且制肺金之横；杜仲养风木之气，自无辛烈之偏，同为气血交补义，仍重取肝阴，最为有见。至松节通利血中之湿，且治关节诸疼，牛膝、菟丝益肝润下，复以枸杞甘平润肺，不用泻金而金自宁，此则柔克之法也。合之木瓜舒筋，天麻熄风，牛膝达下，顾虑周密，虽有火气来复，喘咳气逆，总可无忧矣。

四、岁金不及

　　《素问·五常政大论》：从革之纪，是谓折收。收气乃后，生气乃扬，长化合德，火政乃宣，庶类以蕃。其气扬，其用躁切，其动铿禁瞀厥，其发咳喘，其脏肺，其果李杏，其实壳络，其谷麻麦，其味苦辛，其色白丹，其畜鸡羊，其虫介羽，其主明曜炎烁，其声商徵，其病嚏咳鼽衄，从火化也……邪伤肺也。炎光赫烈，则冰雪霜雹，眚于七，其主鳞伏彘鼠，岁气早至，乃生大寒。

　　至而不至谓不及，秋分之后已是寒露霜降，节气已到，而秋凉的气候不到，天气依然灼热，这是不及。肺金不及曰从革，金的特性是刚，金的刚劲不足，杀伐、拘禁功能衰减。不足而往，有余从之，岁金不及，炎火大行，出现金虚火克，木反而侮金。秋收之气不足，就是所谓的"折收"。春生夏长秋收，秋收的功能不足，春天的生长功能依然布扬，夏天的热长与长夏的湿化继续行其职能，万物蕃盛。火气升扬，功用躁急，其于人体的病变是咳嗽与失音，烦闷气逆，咳嗽气喘。五谷五果之宜：其谷麻麦，其果李杏，其实壳络，其畜鸡羊，其虫介羽，其味苦、辛，其色白、赤。金不及则火明，故炎火明亮光耀。其音商与徵，其病喷嚏、咳嗽、鼻塞流涕、衄血，这是金受火刑，邪伤于肺。火气胜则炎光赫烈，有胜则有复，水气来复，就会出现冰雪霜雹。金受火刑，金主西方兑位，居于七宫，故眚于七；鳞为水虫，彘鼠水之属，水复母仇，故主鳞伏彘鼠。水复则冬寒之气早至，于是发生大寒。

　　《素问·气交变大论》：岁金不及，炎火乃行，生气乃用，长气专胜，庶物以茂，燥烁以行，上应荧惑星。民病肩背瞀重，鼽嚏血便注下。收气乃后，上应太白星，其谷坚芒。复则寒雨暴至，乃零冰雹霜雪杀物，阴厥且格，阳反上行，头脑户痛，延及囟顶发热，上应辰星，丹谷不成。民病口疮，甚则心痛。

金位之下，火气承之；岁金不及，炎火大行，火热之气乘而烁金。金虚不能平木，木生之气专用，火长之气专胜，万物繁茂旺盛，燥火之气大行，上应火星。民病肩背闷重，鼻塞流涕，喷嚏，血便注下。金不及，秋收之气不能按时而至，上应太白金星，白色坚硬的谷物没有收成。火克金郁，郁太甚则金之子水起而报复，寒雨暴至，继以冰雹霜雪，灾伤万物。水寒属阴，阴寒至极，寒水下凝，阴厥逆格阳，阳火反而上行，致头痛发热，上应水星，红色的谷物没有收成。民病口疮，严重的会心胸疼痛。

《素问·气交变大论》：金不及，夏有光显郁蒸之令，则冬有严凝整肃之应。夏有炎烁燔燎之变，则秋有冰雹霜雪之复。其眚西，其脏肺，其病内舍膺胁肩背，外在皮毛。

金主秋上应燥气，如果秋天之前的夏季气候正常，阳光明耀，草木茂长，那么冬天就会行严寒冰霜之令，无胜则无复；如果夏天炎暑流行，秋天就会有冰雹霜雪报复。秋金位于西，西方属肺，肺脉起于中焦，上膈属肺，出腋至臂，气盛有余则肩背痛，病内舍胸胁肩背。皮毛者，肺之合，故外在皮毛。

陈无择《三因司天方·六乙年紫菀汤》：岁金不及，炎火乃行，民病肩背瞀重，鼽嚏，血便注下。复则头脑户痛，延及脑顶，发热。口疮，甚则心痛。

主方紫菀汤：紫菀、白芷、人参、黄芪、杏仁、地骨皮、桑白皮、甘草各一钱，生姜三片，大枣二枚。

缪问曰：凡岁金不及之年，补肺即当泻火，以折其炎上之势。若肺金自馁，火乘其敝，民病肩背痛瞀重，鼽嚏便血注下，不救其根本可乎哉？盖肩背为云门、中府之会，肺脉所循，鼻为肺窍，肺伤则鼽嚏。肺与大肠为表里，气不下摄则为便血注下，脏病而腑亦病矣。此时若为清火止泄之谋，一如姜维之守剑阁，终不免阴平之度。计惟有婴城自守，急补肺金为得耳。人参、黄芪以固无形之气，统摄走泄之阴，气交之火必潜伏金中；地骨皮甘平微苦，能泻肺中伏火，凉其沸腾之血；又肺苦气上逆，泄之以杏仁之苦；肺欲收，敛之以白芍之酸。桑皮甘寒，补血益气，吐血所需；紫菀苦温，下气寒热咸赖，合之甘草之补土生金，缓诸药于至高之分，而参芪得指臂之效。为水所复，不用别药，即以养金之法，并为御水之谋，盖补土可以生金，而实土即堪御水也。

第五节　水运的化与变

一、水的德、化、政、令

《素问·五运行大论》：北方生寒，寒生水，水生咸，咸生肾，肾生骨髓，髓生肝。其在天为寒，在地为水，在体为骨，在气为坚，在脏为肾。其性为凛，其德为寒，其用为藏，其色为黑，其化为肃，其虫鳞，其政为静，其令霰雪，其变凝冽，其眚冰雹，其味为咸，其志为恐。恐伤肾，思胜恐；寒伤血，燥胜寒；咸伤血，甘胜咸。五气更立，各有所先，非其位则邪，当其位则正。帝曰：病生之变何如？岐伯曰：气相得则微，不相得则甚。

北方之气寒，寒生水，水味咸，咸入肾，肾生骨髓。五行生克，肾水生肝木。在天为寒，在地为水，在脏为肾，在人体主骨。水寒之气坚凝，其性为凛，其德为寒，其功能是藏，水色黑，其化为肃杀，其虫为鳞类，其政为静，其令为霜雪，其变为冰霜凛冽，其灾为冰雹。肾水之疾，以所胜平之。肾志恐，恐惧不解则伤肾精，脾志思能胜肾志恐，故思胜恐。水味咸，味过于咸，咸走血，血伤则大骨气劳，治以所胜；土味甘，甘能缓，以脾甘平肾咸。肾冬合六气寒，寒伤血。王冰注谓燥从热化，故燥胜寒。《素问·至真要大论》曰："水位之主，其泻以咸，其补以苦。"心气火热，其味苦；肾欲坚，肾精不固为不足，遂其性曰补，故补以苦坚。寒伤血，寒气太过则以热气温之。

五方之气以序主时，春风夏热秋燥冬寒，各有先后。非其主位而有是气则为邪，比如东方木位，其气温风，立春已过到了雨水惊蛰，如果依然是凛冽的寒气横行，或者是夏热之气早临，都是非其位而有其气，寒气、热气分别从风木的后与前来，非其位而来的气不是常气，所以叫邪气。当其主位而有是气为平气。非其节令，非其方位而有其气则生变，变化微小则病情轻微，变化严重则导致死亡。五行随四时五方而动为运位，六气与运位上下同气相求为气运相得；非五运相求之气下临则为邪，是为不相得。气相得之病，其病在本位，发病则病轻。气不相得造成的疾病，发病重。

二、静顺之纪

《素问·五常政大论》：静顺之纪，藏而勿害，治而善下，五化咸整。其气明，其性下，其用沃衍，其化凝坚，其类水，其政流演，其候凝肃，其令寒，其脏肾。肾其畏湿，其主二阴，其谷豆，其果栗，其实濡，其应冬，其虫鳞，其畜彘，其色黑，其养骨髓，其病厥，其味咸，其音羽，其物濡，其数六。故生而勿杀，长而勿罚，化而勿制，收而勿害，藏而勿抑，是谓平气。

冬寒之时，水气静静下藏叫静顺。静顺之时，万物深藏以免受寒邪侵害，水能深藏滋润土地，五气之化都能完整。冬天寒气的特点是天清水澄，其性润下，如沟渠之水静静地流动以滋养万物，邪化则出现寒霜凝冰。冬合水，其政是润下如井泉不竭，川流不息；气候特点是严寒凝肃，职责是寒，合五脏肾。水肾畏土湿，开窍于前后二阴，其养治宜五谷五果之属：其谷豆菽，其果栗，其实濡，合于气候冬，其虫鳞，其畜彘，其色黑，黑入肾养骨髓，发病为寒厥。在五味是咸，在五音是羽，在物为濡润，其数为六。春气主生而不被清凉之气扼杀，夏气主长而不被寒气惩罚，长夏主化而不被风气抑制，秋气主收而不被火气伤害，冬气主藏而不被土湿之气压抑，生、长、化、收、藏能各遂其性，万物生生不息，这就是五运的平气。

三、岁水太过

《素问·五常政大论》：流衍之纪，是谓封藏，寒司物化，天地严凝，藏政以布，长令不扬。其化凛，其气坚，其政谧，其令流注，其动漂泄沃涌，其德凝惨寒雾，其变冰雪霜雹，其谷豆稷，其畜彘牛，其果栗枣，其色黑丹黅，其味咸苦甘，其象冬，其经足少阴、太阳，其脏肾、心，其虫鳞倮，其物濡满，其病胀。上羽而长气不化也。政过则化气大举，而埃昏气交，大雨时降，邪伤肾也。故曰：不恒其德，则所胜来复，政恒其理，则所胜同化，此之谓也。

水寒太过叫流衍，流衍之时，冰封物藏。寒气主时，天寒地凝，冬时深藏之令广泛施布，夏长之令被抑制而不能布扬。寒气变化为凛冽，其气坚凝，其政静谧，水的特征是流注滋润，其变异的表现是漂浮、下泄、灌溉、涌溢，其基本特性是阴凝寒冰，变而为冰雪霜雹。其谷豆稷，其畜彘牛，其果栗枣。水太过则乘火，反侮土，故病色现水黑、火赤、土黄，治养则以咸、苦、甘，其经肾足少阴，膀胱足太阳，其脏肾与心，其虫为水鳞与土倮，其物濡满，其病胀满。水音羽，太阳寒水司天谓上羽，水太过则夏天生长之气不能化物。水政太过土气来复，湿化之气大行，埃昏之气相交，地气蒸腾上升，大雨不时下降，邪气伤肾。气太过失去其常度则为害，肆虐太甚则有报复之气前来报复。如果六气五行各行其政，即使胜其之气也能同化。

《素问·气交变大论》：岁水太过，寒气流行，邪害心火。民病身热烦心，躁悸，阴厥，上下中寒，谵妄心痛，寒气早至，上应辰星。甚则腹大胫肿，喘咳，寝汗出，憎风。大雨至，埃雾朦郁，上应镇星。上临太阳，则雨冰雪霜不时降，湿气变物。病反腹满，肠鸣溏泄，食不化，渴而妄冒，神门绝者死不治，上应荧惑、辰星。

在天为寒，在地为水，岁水太过，寒气流行，其在于人则水寒之邪伤害心火。水旺火奔，身热心烦躁悸。水寒阴盛，出现手足厥冷。三焦内虚，上下中皆寒。邪害心火，出现谵语妄动，心痛。水盛火衰，寒气早至，上应水星。水寒太盛，自致其病，水气下行则腹大胫肿，水气上逆则喘咳，水气外浮则寝卧汗出憎风。始则有余而侮，既则侮反受邪。水寒太过凌乘心火，火之子土湿起而报复，大雨时至，湿气蒸腾，埃雾朦郁，上应土星。膀胱足太阳在表上应寒气，肾足少阴在里外合五行水。太阳寒水在天则雨冰雪霜不时飘下；水气在地，则湿气改变物形；水气在人，则患腹中胀满，肠鸣溏泄。火气不行则饮食不化，火气内郁则口渴，谵妄眩晕。神门，心手少阴脉气所发，若神门脉绝则死不治，上应火星、水星。

陈无择《三因司天方·六丙年川连茯苓汤》：岁水太过，寒气流行，邪害心火。民病身热，烦心躁悸，阴厥，上下而寒，谵妄心痛，甚则腹大胫肿，喘咳，寝汗出，憎风。病反腹满，肠鸣溏泄，食不化，渴而妄冒。神门绝者，死不治。

主方黄连茯苓汤：川连、赤苓各一钱二分半，麦冬、车前、通草、远志各七分半，半夏、黄芩、甘草各五分，生姜七片，大枣二枚。

缪问曰：岁水太过，寒气流行，邪害心火，此而不以辛热益心之阳，其故何耶？按六丙之岁，太阳在上，泽无阳焰，火发待时；少阴在上，寒热凌犯，而气争于中；少阳在上，炎火乃流，阴行阳化，所谓寒甚火郁之会也。故病见身热烦躁，谵妄胫肿腹满等症，种种俱水湿郁热见端，投以辛热，正速毙耳。丙为阳刚之水，故宗《内经》气寒气凉，治以寒凉立方，妙在不理心阳而专利水清热，以平其汩没之害。黄连味苦，可升可降，寒能胜热者，以平其上下之热；更以黄芩之可左可右，逐水湿，清表热者，以泄其内外之邪；通草性轻，专疗浮肿；车前色黑，功达水源；茯苓、半夏，通利阳明；甘草为九土之精，实土御水，使水不上凌于心，而心自安，此围魏救赵，直趋大梁之法也。心为主宰，义不受邪，仅以远志苦辛之品，媚兹君主，即以祛其谵妄，遊刃有余。心脾道近，治以奇法也。但苦味皆从火化，恐燥则伤其娇脏，故佐以麦冬，养液保金。且陈氏谓麦冬合车前，可已湿痹，具见导水之功能。土气来复，即借半夏之辛，以补肝而疏土之实，用药之妙，岂思议可及哉！

四、岁水不及

《素问·五常政大论》：涸流之纪，是谓反阳，藏令不举，化气乃昌，长气宣布，蛰虫不藏，土润，水泉减，草木条茂，荣秀满盛。其气滞，其用渗泄，其动坚止，其发燥槁，其脏肾，其果枣杏，其实濡肉，其谷黍稷，其味甘咸，其色黅玄，甚畜豕牛，其虫鳞倮，其主埃郁昏翳，其声羽宫，其病痿厥坚下，从土化也。少羽与少宫同，上宫与正宫同，其病癃閟，邪伤肾也，埃昏骤雨则振拉摧拔，眚于一，其主毛显狐狢，变化不藏。故乘危而行，不速而至，暴虐无德，灾反及之，微者复微，甚者复甚，气之常也。

水的功能是润下生长万物，流水干涸不能滋润土地是水的功能不足，不足叫涸流。冬寒之际流水干涸，是寒气当至而不至，火不畏水，热气不退，这就是所说的反阳。冬令为藏，冬藏的功能衰弱，该寒而不寒，那么湿化之气就会大行，夏长之气施布，蛰虫不伏藏，气候依然燥热造成泉水干涸，草木仍然条达茂盛。土主濡润，其气濡滞，功能是水下渗，所以土胜水屈致使水气不及，寒坚之令不行，水衰少而物枯槁。其脏肾，其果枣杏，其实濡肉，其谷黍稷。水不及，土乘而侮之，病现土色黄，水色黑，治养之味为甘、咸。其畜猪牛，其虫鳞与介。土胜则尘土飞扬，天昏地暗。其声羽与宫，在人体的病变为痿厥、癥结。这些自然现象与病症，都是水气不及，从土化的表现。水音羽，水运不及曰少羽；土音宫，土运不及曰少宫；水不及土乘之，故少羽与少宫同化。土气司天谓之上宫，土之平气谓之正宫，太阴司天遇土，谓之上宫与正宫同化。水不及则肾气不化，病小便涓滴不利为癃，点滴均无为闭，这是因为水虚土乘，故其病从土而化，是邪气伤于肾。土气胜则埃昏骤雨，水之子木来报复，出现大风摧折，草木倒伏。水主北方坎位，居于一宫，水受土刑，故眚于一。木气报复土，湿热之气行，毛虫、狐狢出来活动，显现出风的特性而冬不收藏的异常现象。自然界木火土金水既有相生，也有相制。不足而往，有余从之。"水位之下，土气承之。"水不及，土气乘而侮之，暴虐横行，然而欺虐太甚报复就会接踵而至，凌侮轻微遭到的报复也轻微，凌侮严重遭到的报复也严厉，这是自然界变化的常规。

《素问·气交变大论》：岁水不及，湿乃大行，长气反用，其化乃速，暑雨数至，上应镇星。民病腹满身重，濡泄，寒疡流水，腰股痛发，腘腨股膝不便，烦冤，足痿清厥，脚下痛，甚则胕肿，藏气不政，肾气不衡，上应辰星，其谷秬。上临太阴，则大寒数举，蛰虫早藏，地积坚冰，阳光不治，民病寒疾于下，甚则腹满浮肿，上应镇星，其主黅谷。复则大风暴发，草偃木零，生长不鲜，面色时变，筋骨并辟，肉𥆧瘛，目视𥆮𥆮，物疏璺，肌肉胗发，气并膈中，痛于心腹，黄气乃损，其谷不登，上应岁星。

岁水不及，则土湿之气乘而侮之，湿气大行。相火之下，水气承之。水不及火胜，火长之气反而行其政，湿化之气急速，暴雨频繁，上应土星。土湿太过，民病腹满身重，大便溏泄。湿瘀肌肤，皮肉溃烂，阴寒的疮疡流水。湿流关节，腰股痛发，关节不利，腘腨股膝不便。烦闷抑郁，两足痿弱厥冷，寒湿下凝，脚下痛，甚至浮肿。冬寒不行其藏伏之令，肾水虚而不平，上应水星，秬黑之谷没有收成。太阴湿气在上，太阳寒水在下，寒气大行，蛰虫蛰伏，天冰地凝，阳光失暖，民病寒疾于下，甚则腹满浮肿，上应土星。"上临太阴"一句，清代黄元御《素问悬解》以为衍文，串错于此。盖水运不及，值太阴湿气司天，下太阳寒水在泉，为辛丑辛未岁。湿气临水，水寒不足，湿气胜，不会出现寒水太盛的大寒数举，蛰虫早藏及寒水亢盛的气象与民病，故黄元御删之。土克水郁太甚，则有水之子的报复，复则大风暴发，草木倒伏凋零，风生、热长之气不鲜明，其在人则面色因时而变，出现肝木之病，筋骨拘挛疼痛，肌肉酸痛，两眼昏花，视物不清，物体视之若有裂纹，肌肉发生风疹，气逆胸膈，胸腹疼痛，土化之气衰减，谷物没有收获，上应木星。

《素问·气交变大论》：水不及，四维有湍润埃云之化，则不时有和风生发之应。四维发埃昏骤注之变，则不时有飘荡振拉之复。其眚北，其脏肾，其病内舍腰脊骨髓，外在溪谷踹膝。夫五运之政，犹权衡也，高者抑之，下者举之，化者应之，变者复之，此生长化收藏之理，气之常也，失常则天地四塞矣。故曰：天地之动静，神明为之纪，阴阳之往复，寒暑彰其兆，此之谓也。

"不足而往，有余从之。"岁水不及则土胜，若土不为虐的话，则东北、东南、西南、西北四维就会云雨润泽，无胜则无复；如果四维土气太过，发生埃昏骤注之变，就会不时产生风木飘荡摧拉的报复。冬水位于北，北方属肾，肾主骨髓，腰脊者肾之府，故其病内舍腰脊骨髓，外在溪谷腨膝。五运之间的相互承制就好像权衡，权是秤锤，衡是秤杆。以衡称物，物有轻重则衡有高低，权得其宜则衡平。五运之政犹权衡之平，高者抑之使低，下者举之使上，抑其太过，扶其不及。化正则应之以祥和，化变则为邪，邪甚则有报复，这就是承其下则有制。万物能遂其生长化收藏的功能，就符合自然变化的规律。如果变化失常，天地之气沟通交流痞塞则灾病丛生。天六气在上，地五行下承，天地之动静，春来冬去，寒暑往来，即其征兆。

陈无择《三因司天方·六辛年五味子汤》：岁水不及，湿乃大行。民病腹满，身重濡泄，寒疡流水，腰股发痛，腘腨股膝不便，烦冤，足痿清厥，脚下痛，甚则跗肿。寒疾于下，甚则腹满浮肿。复则面色时变，筋骨并辟，肉𥆧瘛，目视𥇀𥇀。肌肉胗发，气并膈中，痛于心腹。

主方五味子汤：五味子、附子（炮）、巴戟、鹿茸、山萸、熟地黄、杜仲（炒）各一钱，生姜七片，盐少许。

缪问曰：辛年主病，身重，濡泄，寒疡，足痿清厥等症，皆涸流之纪，肾虚受湿也。然而淡渗逐湿则伤阴，风药胜湿益耗气，二者均犯虚虚之戒矣。盖肾中之阳弱，少火乏生化之权，则濡泻。肌肉失温煦之运，湿乃着而不流，入气分则为身重，入血分则为寒疡。肾中之阴弱，则痿痛而烦冤，即《内经》所称内舍腰膝，外舍溪谷，皆湿之为害也。故以单刀直入之附子，急助肾阳，遍走经络，驱逐阴霾，破竹之势，有非他药可及者，再佐以熟地甘苦悦下之味，填补肾阴，五味之酸敛，收阴阳二气于坎中，固护封蛰，无遗憾矣。巴戟甘温，入阴除痹有效。鹿茸咸温，补血益髓称神。精不足者，补之以味是也。为木所复，目视眈眈，筋骨洴澼，肝虚可知。肝欲辛，补之以杜仲之辛；肝喜酸，与之以茰肉之酸，况二药并行，能除湿痹而利关节，补肝即所以益肾，又子能令母实之义，非独治其来复也。

第六章 六气的化与变 ▷▷▷▷

第一节 六气的常、变与其用

一、六气的德化常变

《素问·六元正纪大论》：黄帝问曰：五运六气之应见，六化之正，六变之纪何如？岐伯对曰：夫六气正纪，有化有变，有胜有复，有用有病，不同其候，帝欲何乎？帝曰：愿尽闻之。岐伯曰：请遂言之。

夫气之所至也，厥阴所至为和平，少阴所至为暄，太阴所至为埃溽，少阳所至为炎暑，阳明所至为清劲，太阳所至为寒雾。时化之常也。

厥阴所至为风府，为璺启；少阴所至为火府，为舒荣；太阴所至为雨府，为员盈；少阳所至为热府，为行出；阳明所至为司杀府，为庚苍；太阳所至为寒府，为归藏。司化之常也。

厥阴所至为生，为风摇；少阴所至为荣，为形见；太阴所至为化，为云雨；少阳所至为长，为蕃鲜；阳明所至为收，为雾露；太阳所至为藏，为周密。气化之常也。

厥阴所至为风生，终为肃；少阴所至为热生，中为寒；太阴所至为湿生，终为注雨；少阳所至为火生，终为蒸溽；阳明所至为燥生，终为凉；太阳所至为寒生，中为温。德化之常也。

厥阴所至为毛化，少阴所至为羽化，太阴所至为倮化，少阳所至为羽化，阳明所至为介化，太阳所至为鳞化。德化之常也。

厥阴所至为生化，少阴所至为荣化，太阴所至为濡化，少阳所至为茂化，阳明所至为坚化，太阳所至为藏化。布政之常也。

厥阴所至为飘怒，大凉；少阴所至为大暄，寒；太阴所至为雷霆骤注，烈风；少阳所至为飘风燔燎，霜凝；阳明所至为散落，温；太阳所至为寒雪冰雹，白埃。气变之常也。

厥阴所至为挠动，为迎随；少阴所至为高明焰，为曛；太阴所至为沉阴，为白埃，为晦暝；少阳所至为光显，为彤云，为曛；阳明所至为烟埃，为霜，为劲切，为凄鸣；太阳所至为刚固，为坚芒，为立。令行之常也。

厥阴所至为里急；少阴所至为疡胗身热；太阴所至为积饮痞隔；少阳所至为嚏呕，

为疮疡；阳明所至为浮虚；太阳所至为屈伸不利。病之常也。

厥阴所至为支痛；少阴所至为惊惑、恶寒、战栗、谵妄；太阴所至为稸满；少阳所至为惊躁、瞀昧、暴病；阳明所至为鼽，尻阴股膝髀腨䯒足病；太阳所至为腰痛。病之常也。

厥阴所至为软戾；少阴所至为悲妄，衄蔑；太阴所至为中满，霍乱吐下；少阳所至为喉痹，耳鸣，呕涌；阳明所至为皴揭；太阳所至为寝汗，痉。病之常也。

厥阴所至为胁痛，呕泄；少阴所至为语笑；太阴所至为重、胕肿；少阳所至为暴注，瞤瘛，暴死；阳明所至为鼽嚏；太阳所至为流泄，禁止。病之常也。

凡此十二变者，报德以德，报化以化，报政以政，报令以令，气高则高，气下则下，气后则后，气前则前，气中则中，气外则外，位之常也。

（一）厥阴

六气在上，五运在下，天地之气相召感，和则生长化收藏，生生不息。五运在下有固定的位置，东方春木，南方夏火，西南方长夏土，西方秋金，北方冬水。五运为阴，静而守位；六气为阳，躁动不居。六气与五运同气相求，运位至而气也至为和，风气临厥阴木，热气临少阴君火，暑气临少阳相火，湿气临太阴土，燥气临阳明金，寒气临太阳水，此为气与运位相得，为六化之正，正化、常化则万物化生，不造成疾病，本位有病也轻微。六气临五运，或节令未到而气先到，或者节令已到而气未到，或者气从所不胜来等等，气下临非其位为不相得，非本位之气下临为邪气，是为变，变则产生病灾。变化太甚则有报复，所以说有化有变，有胜有复。无论是常化还是异化，都有其特征，那么六气的正常特征与异常特征是怎样的呢？

厥阴风为初气，主立春到春分四个节气的正月二月。厥阴之上温风主之，春天的温风拂煦，土地解冻，草木萌芽，这是厥阴司天的常化或者说正化。风性摇动，厥阴风气到来的特征是风吹絮舞，风吹草木生，故厥阴所至为生，为风摇。一年四时，温风吹动，万物复生，故温风为生之始；秋风萧瑟，草木摇落，万物的生长始于春木的和风，终于秋金的肃杀之气。就六气与五虫的关系来说，毛虫属木，风吹毛虫动，所谓厥阴之至为毛化。春风的功能是生长万物，厥阴之气布政的正常功能是生化。六气之化有常化有异化，变异其常就是贼风邪气，气有承制则能平抑其气。风位之下，金气承之，秋金之气肃杀，承则有制，有制则无亢害。风木亢盛，其变为飘落震怒，草木摧折，胜极则复，金气来复表现为大凉，这是厥阴风气异化或者说邪化的表现。风之性为扰动，迎随，这是风行令的正常表现。厥阴在上主风，同气相求，下临东方木位为气与运相得，肝与胆相表里，胆在外上应天气风，肝在内外应五行木，风木邪化肝胆受邪，肝主筋，风伤筋出现筋脉痉挛拘急之类疾病，如里急、筋缓、缩急、胁肋撑满疼痛等肝胆疾病。肝木亢盛乘犯脾土，伤脾为泄，犯胃为呕，这是厥阴病的正常表现。

（二）少阴

少阴热为二气，心手少阴君火在内，小肠手太阳在外上应天气热。少阴主清明到小满的四个节气，为三月四月的温热气候，温热有利于万物生长繁荣，所以少阴所至为荣化。少阴司天的季节，温热适宜，草木舒展荣茂，繁荣之象显现于大地。少阴的表里与承制：少阴之上热气主之，所以少阴之至为热生。少阴与太阳相表里，故中见太阳；小肠手太阳在上，膀胱足太阳在下，太阳之上，寒气主之，故中还为寒。羽虫属火，故少阴所至为羽化；六气之用，厥阴温风使草木萌生，少阴热风使草木荣茂。有胜则有复，火胜大热烁金，金之子寒水起而报复出现寒象，这是少阴之气变异其常的表现。少阴行令的气候特点，天高明耀，火色显赫。少阴之病：少阴君火热胜，疮疹身热；心藏脉，脉舍神，阳亢伤阴则惊惑谵妄；热极反兼寒化，故恶寒战栗。火亢刑金则神乱悲妄，逼血妄行则衄蔑。心主喜，其声笑，心神乱则笑语。

（三）太阴

太阴湿为四气，主立秋至秋分的七月八月的湿气。脾足太阴外应五行土，其腑胃足阳明在表上应天气湿，天地之气和则生，乖则病。太阴主时的气候特点：中原大地，秋雨连绵，故曰湿蒸、云雨。雨湿土润，万物迅速成熟曰盈满，这是湿气的常化。太阴主时湿气生，云雨连绵，但是湿土太过则有风木之复，所以太阴始为湿生，终为飘风骤雨；倮虫属土，太阴倮化。湿的功能是濡润。有胜则有复，土胜克制寒水太过，水之子木起而报复，风寒交加，暴雨骤注，烈风摧折草木，这是湿气的异常变化。太阴主湿，湿多则天气阴沉，出现白雾，尘埃浮动，天色晦暗，这是湿气行令的正常显现。太阴湿土之病：湿土用事，脾多湿滞，发为积饮痞隔；湿胜气阻，蓄积塞满；中满不运，甚则霍乱吐下；水湿泛滥，流于四肢则身重浮肿。

（四）少阳

少阳暑为三气，主五月六月芒种至大暑的四个节气。六月酷暑，赤日炎炎，是少阳时化的正常表现。万物风生，热长，五月六月是热气最盛的时期，草木繁茂，万物形变，故曰热府、茂化。火热气盛，万物迅速长成，物华鲜美。少阳所至的五月六月，酷暑烧灼，到了长夏湿蒸之气主时才逐渐终结，这是少阳的常化。羽虫属火，故少阴、少阳所至为羽化。少阳火热则茂长，但是相火亢盛出现飘风燔灼缭绕，风火交炽，火胜刑金，金之子水气报复出现霜凝，这是少阳之气异化的表现。少阳主时的气候特征：光耀万里，赤云频现。少阳相火为病：喷嚏、呕吐、疮疡。手少阳在上，足少阳在下，火乘少阳，胆主惊，胆木上逆，相火失根，惊躁昏昧而生暴病。足少阳之脉行耳后，循颈而下胸膈，相火上逆则喉痹，甲木上冲则耳鸣，甲木刑胃，胃土不降则呕涌。火迫大肠为暴注，火热动于皮肉之间为䐜，火热伤筋为瘛，火性暴烈，故有暴死之患。

（五）阳明

阳明燥为五气，主寒露、霜降、立冬、小雪四个节气，九月十月的深秋时节，万类霜天，秋风萧瑟，草木摇落，故阳明的四时常化是天气燥凉，寒风劲急。物生于春木而变于秋金，秋金肃杀，万物变更而苍老。阳明主秋，秋天百谷成熟，及时收藏以避寒霜；阳明主气，始于清燥，终于太阳寒气。介虫属金，故阳明所至为介化；秋金之气坚劲，万物成熟以收藏，这是阳明之气的常化。阳明的气候特点，万类霜天，山河澄净明亮，秋风凄鸣劲切，风霜肃杀，草木摇落。肃杀太过则木之子火气报复，气候反而出现温暖。阳明燥金为病：金刑木则胁痛；鼻为肺的门户，燥邪袭肺，出现鼻衄、喷嚏；肺外合皮毛，邪伤皮毛，出现浮虚，皴揭；邪伤足阳明，出现尻、阴、股、膝、髀、腨、骱、足之病。

（六）太阳

太阳寒为终气，主大雪至大寒四个节气的十一月十二月，主要气候特点是寒霜冰雪，万类深藏以避冰霜，故君子宜周密，这是太阳之气的时化与常化。鳞虫属水，故太阳所至为鳞化。太阳之上，寒气主之，中见少阴。膀胱足太阳在表上应天之寒气，中见其脏肾足少阴外合五行水。寒水在下，小肠手太阳及其脏心手少阴君火在上，故中见手少阴热，所以太阳所至为寒生，中为温，这是太阳德化的正常表现。鳞虫属水，故太阳鳞化。寒则凝，凝则坚固，这是太阳行令的正常表现。太阳司气，寒雪冰霜，水寒太过则克火，火之子土湿起而报复，大地反而出现白色的雾露，这是太阳之气变异其常的表现。太阳所生诸病：寒水犯肾，肾主骨，故骨节屈伸不利；肾为腰之府，肾病则腰疼；太阳不藏则寝汗出，水寒筋缩则为痉；阳不固则汗流外泄；禁止失度则小便闭。

三阴三阳有正化，有邪化，有胜有复，有用有病，其表现的特征各不相同。气至有德化政令之殊，则有德化政令之报；气至有高下前后中外之殊，则有高下前后中外之报。火位居高，则火变于南方；水位居下，则寒变于北方；金位居后，则燥变于后；木位居前，则风变于前；土位居中，则湿变于中。人秉天之六气而生六经，手之六经其气高，足之六经其气下，足太阳行身后，足阳明行身前，三阴在中，三阳在外，此高下前后中外之位。

二、三阴三阳六气之用

（一）六气之用，各归不胜而化

《素问·六元正纪大论》：帝曰：愿闻其用也。岐伯曰：夫六气之用，各归不胜而为化。故太阴雨化，施于太阳；太阳寒化，施于少阴；少阴热化，施于阳明；阳明燥化，施于厥阴；厥阴风化，施于太阴。各命其所在以征之也。帝曰：自得其位何如？岐伯曰：自得其位，常化也。帝曰：愿闻所在也。岐伯曰：命其位而方月可知也。

六气有常，有变，有病，有用。四时正化的常候：厥阴风、少阴热、太阴湿、少阳暑、阳明燥、太阳寒；风生毛形，热生羽形，湿生倮形，火生羽形，燥生介形，寒生鳞形。病之常候：厥阴所至肝胆病，少阴所至心与小肠病，太阴所至脾胃病，少阳所至心包与三焦病，阳明所至肺与大肠病，太阳所至肾与膀胱病。那么六气的功用如何呢？六气的功能，分别加于不胜之气从而产生变化，也就是说，六气有偏胜，则其所克者生病。比如太阴之上，湿气主之，"湿气大来，土之胜也，寒水受邪，肾病生焉。"太阴湿土胜太阳寒水，这是太阴雨化，施于太阳。太阳之上，寒气主之，"寒气大来，水之胜也，火热受邪，心病生焉。"太阳寒水胜少阴君火，这是太阳寒化，施于少阴。少阴之上，热气主之，"热气大来，火之胜也，金燥受邪，肺病生焉。"少阴君火胜阳明燥金，这是少阴热化，施于阳明。阳明之上，清气主之，"清气大来，燥之胜也，风木受邪，肝病生焉。"阳明燥金胜厥阴风木，这是阳明燥化，施于厥阴。厥阴之上，风气主之，"风气大来，木之胜也，土湿受邪，脾病生焉。"厥阴风木胜太阴湿土，这是厥阴风化，施于太阴。六气是常化还是邪化，分别以其所在的四方十二月来征验它。比如子午少阴司天在东南方三月四月，寅申少阳司天在南方五月六月，丑未太阴司天在西南方七月八月，卯酉阳明司天在西方九月十月，辰戌太阳司天在北方十一月十二月，巳亥厥阴司天在东北方正月二月。然而一年六气，气有多少，多则气盛有余，少则气衰不足，其下临五行就会出现盛衰之病。气太过，则乘彼不胜而施其邪化；气不及，则为彼所胜而受其制化；气和平，则各布其政令而无灾变之化。那么，六气自得其位，其所化如何呢？六气按时序而临其位，是为常化，常化不造成灾病，比如厥阴风下临东北方春木，少阴热下临东南方春夏之间的君火，少阳暑临南方夏的相火，太阴湿临西南方夏秋之间的土，阳明燥临西方秋金，太阳寒临北方冬水。六气各有其位，自得其位者，自安其本位，而无凌犯他气之变，此为气化之常。比如厥阴风，其位是东方春木，其时是二十四节气的立春、雨水、惊蛰、春分四个节气，其月是阴历的正月二月，这叫位定则方、月可知。

（二）太者徐而常，少者暴而亡

《素问·六元正纪大论》：帝曰：六位之气，盈虚何如？岐伯曰：太少异也。太者之至徐而常，少者暴而亡。帝曰：天地之气，盈虚何如？岐伯曰：天气不足，地气随之；地气不足，天气从之，运居其中而常先也。恶所不胜，归所同和，随运归从而生其病也。故上胜则天气降而下，下胜则地气迁而上，胜多少而差其分。微者小差，甚者大差，甚则位易气交，易则大变生而病作矣。《大要》曰：甚纪五分，微纪七分，其差可见，此之谓也。

六气下临四方六位，常化则风化木，暑热化火，湿化土，燥化金，寒化水。但是气的特点是躁动不居，多有不按时而化，也就是出现位至而气不至，或者气提前至，或延后至的现象，气与运位不能按照同气相求的原理按时而至，这是变化、邪化，邪化就会造成灾病。从致病的机理看，邪化最直接的结果是导致己所胜的脏器生病，这就是所谓归于不胜己者而化。从六气五行五方之位来看，东与西，南与北这样相对的位置互相影响，太过则克制对方，不及则受其克制。古人习惯按照三阴三阳司天、在泉来分析六气五行之间的常与变。厥阴在上则少阳在下，少阴在上则阳明在下，太阴在上则太阳在下，少阳在上则厥阴在下，阳明在上则少阴在下，太阳在上则太阴在下。六气为阳，动而不居；五行为阴，静而守位。气与位运相临，有相得，有不相得，而下临的六气又有多少正邪的不同。多者为盈，盈为太过；少者为虚，虚为不及。以司天在泉论六气，太为常化，少为不及为异化，所以不及有胜复，太则无。六气之盈虚，以太过不及分，其病有迟速生死之别。黄帝问：六位有六气，那么六气的盈虚如何呢？岐伯说：六位六气的盈虚，是因为太、少的不同。太即五行的太角、太徵、太宫、太商、太羽，少即少角、少徵、少宫、少商、少羽，是古人用五音来纪五行。按照《素问》七篇大论的说法，阳年为太过为太，阴年为不及为少，六气因此有盈虚的不同。另外，所谓阳年太过，阴年不及，不能理解为若干年比如说三十年、六十年、六百年等一直是固定的交替太过不及，年与纪、岁等词可以纪岁，也可以记某一时期，古人的意思是，从更长的时间周期看，天行有常，气候或者说气温的变化是有规律的，总体平衡。一年有六气，某一气太过与不及，会受到与其相承制之气的约束，同时也会受到其左右的间气制约。五运六气是用来阐述五脏六腑的生理、病理及脏器之间的关系，一脏的亢盛与不及，会影响与其关系最密切的脏器的虚实之变。六气五运，是研究人的五脏六腑，所谓善言天者，必有验于人。

黄帝问：天地之气的盈虚如何？天在上，上者司天之气；地在下，下者承制之气。古人以自然的气候特征来比况说明五行五脏之间的生克制化。以四时之气来说，太少盈虚往往交相更替。运位有定而气动无定，如果气以时下临则为常化，其表现形式为上气、下运两个方面；但是，如果气不是以同气相求的原则下临，气临非其位则为邪化，其表现形式为上司天之气，下在泉相承之气，中运之气三个方面。司天之气不足，则其下承之气随之而升，因为下胜则地气迁而上，运在其中而先升。在下之气不足，则司天之气从之而降，上胜则天气降而下，运居其中而先降。

天地之气的常化：地支纪六气，六气在天；天干纪五行，五行在地；人在天地气交之间，人的五脏六腑与天地之气相应。五脏外应五行，六腑上应六气，天地之气的盈虚，造成人有虚实寒热之病。六气临五行有常有变，其常者，如厥阴风气临东方春木，少阴热气临东南君火等，其变者如东方木运不是风气下临，而是秋天燥金之气下临，木不胜金，这种情况就是木于其所不胜则恶之。所同和则归之，比如丁壬木运，燥气下临则是其不胜，故恶之；如果是水与火司天，则叫同和。因为木的前面是火，后面是水，木与水、火有母子关系，不胜者受其制，同和者能助其胜，但是都能造成疾病，不过同和者生病轻微，所以说病随运与气是恶还是和而有轻重之别。用自然气候来说明，司天之气有余则上胜，上胜则气降而下；岁半之后，在泉之气主之，下胜即在泉之气有余，故下胜则有余之地气迁而上。司天、在泉上下所胜之气有多少的差异，胜微则迁降少，胜多则迁降多。胜有多少，则气交之变有多寡之差分，胜之微少则小差，胜之严重则大差。小差则小变，大差则大变，严重的位与气异位，位与气易位在两气相交之际，而居于其中的运则常常率先发生变化，变生则民众产生疾病。《大要》说：胜气严重的话占十分之五；胜气微弱的话胜气只占十分之三，此天地盈虚之数有大差小差之分，变病亦有轻重之别。

第二节　六气司天、在泉

一、厥阴司天、在泉

《素问·至真要大论》：帝曰：善。天气之变何如？岐伯曰：厥阴司天，风淫所胜，则太虚埃昏，云物以扰，寒生春气，流水不冰。民病胃脘当心而痛，上支两胁，膈咽不通，饮食不下，舌本强，食则呕，冷泄腹胀，溏泄，瘕，水闭，蛰虫不去，病本于脾。冲阳绝，死不治……司天之气，风淫所胜，平以辛凉，佐以苦甘，以甘缓之，以酸泻之。

关于气的上下、司天与在泉：气的上下主要指六气的承制。六气有六，厥阴风、少阴热、少阳暑、太阴湿、阳明燥、太阳寒。六气以时序下临五行五方，谓之常化；不以序下临，气与位不相得就会产生灾病。司天，就是值天时，比如东方春，风气下临，就是厥阴风气司天。自然之道，总是一方只有一气司天，东方春木不可能有几气与其同时司天，春秋不能同时，冬夏不能同在。以三阴三阳来说，一气司天，与其相承制之气一定不能与其同时司天，水与火不可能并存。所以厥阴司天在上，少阳下承；少阴司天，阳明下承；太阴司天，太阳下承；少阳司天，厥阴在泉；阳明司天，少阴在泉；太阳司天，太阴在泉。在泉就是在下，在地，也就是说处于不值天时或者说不司天状态。这里论述的司天、在泉，主要阐述的是六气与五行的关系。六气在上，五行在下。风生木，热生火，湿生土，燥生金，寒生水。在上之气谓之司天，在下的五行古人也叫在泉。司天之气淫胜，为上淫于下；在泉之气淫胜，为外淫于内。于治疗，则上淫于下平之，外淫于内治之。所以我们要区分是六气之间的上下承制，还是六气与五行的上下。

厥阴司天，风气淫胜太过则为邪，邪则生灾病。厥阴司天风气淫胜所产生的自然现象，以及民众的疾病情况怎样？厥阴值天时之际，风淫太过，一是自然的景象，二是民病。风淫所胜，施于太阴。《素问·至真要大论》曰："风气大来，木之胜也，土湿受邪，脾病生焉。"风气乖戾太过则温风胜，太虚因风温而尘埃飞扬，天空昏暗，云、物因之扰动，流水不能结冰，蛰伏的蛰虫出来活动。天地同气，风木淫胜则湿土受害，民众产生木刑脾土之病，胃脘、心部疼痛，上撑两胁，膈咽不通，饮食不下，舌根强硬，胃气上逆，食则呕吐。冷泄，腹胀，溏泄，瘕，小便不通，病的根本在脾。冲阳，胃足阳明脉穴，在足跗上，其动应手，冲阳脉气绝则胃气败竭，死不治。外淫于内，所胜治之；上淫于下，所胜平之。平，平抑，制衡。风淫所胜，是风邪亢盛太过，治疗则以所胜之气平之、治之。秋气凉，金味辛，金辛能胜木酸，秋凉能制春温，故平以辛凉。苦胜辛，甘益气，辛凉太过，则佐以苦；辛凉不及，则以甘缓之。木欲条达而恶抑郁，风木气胜以酸收之，酸制其过曰泻；木郁不达则以辛散之，辛助其散曰补。

《素问·至真要大论》：帝曰：地化奈何？岐伯曰：司天同候，间气皆然。帝曰：间气何谓？岐伯曰：司左右者，是谓间气也。帝曰：何以异之？岐伯曰：主岁者纪岁，间气者纪步也。帝曰：善。岁主奈何？岐伯曰：厥阴司天为风化，在泉为酸化，司气为苍化，间气为动化。

六气生五行万物，六气乖戾也能害五行万物，张仲景所谓"风气虽能生万物，亦能害万物，如水能浮舟，亦能覆舟。"在地的木、火、土、金、水的正化与异化，其表现与天气之化有何不同呢？《黄帝内经》明确指出，"司天同候，间气皆然"。六气在上，五行在下，五行之化与司天六气的正化与异化，征候表现是一样的，即使是司天之气的左间与右间的天地之化也是这样。也就是说，天地同气，气化之病同治。司天之气与左右间气的区别在哪里呢？主岁时的司天之气用来纪六气，其左右之间的间气用来纪步。主岁的六气在上，下生的五行之气的变化叫地化；六气在上曰司天，比如厥阴司天化风，风动生地木，木味酸，其气苍青，温风拂动万物萌生，所以间气为动化。

《素问·至真要大论》：天地之气，内淫而病何如？岐伯曰：岁厥阴在泉，风淫所胜，则地气不明，平野昧，草乃早秀。民病洒洒振寒，善伸数欠，心痛支满，两胁里急，饮食不下，膈咽不通，食则呕，腹胀善噫，得后与气则快然如衰，身体皆重……诸气在泉，风淫于内，治以辛凉，佐以苦，以甘缓之，以辛散之。

厥阴在天为风，风生木，木色青，其味酸，酸入肝。风的功能是生。天在上有六气，地在下有五行五脏，气运不相得，邪气胜运，内淫而产生的疾病情况怎样？在天之气有多少之异，那么在地的五行五脏有盛衰之变。内淫者，自外而入淫于内。地有五行，肝取象于木，肝之腑，胆在表上应天气风。厥阴司天化风，风气和则木生，风气太过与不及都会造成疾病。厥阴风气淫胜为害，一是地上的物象之变，二是木克脾土而出现的脾胃疾病，所谓厥阴化风，施于太阴。厥阴主风，风淫所胜，尘土飞扬，地气昏暗不明。地气不明，平旷的郊野昏昧。春风性温，温风吹动，草木萌生，但是风气淫胜太过，导致草木过早开花，违背时令而早秀，则有倒春寒之灾。风木淫胜，人有脾胃之病。木邪乘胃，民病洒洒振栗恶寒，喜伸腰呵欠，心痛，两胁撑满拘急，饮食不下，胸膈咽部不通利，食入则呕；木邪犯脾，腹胀善噫，大便与转矢气之后就感觉轻快，病情好转，全身沉重。厥阴在泉风淫所胜，与厥阴司天风淫所胜产生的疾病大致相同。肝木不足则风乘之，风为阳邪，风木同气，治之以辛，助其调达，是谓辛补。风邪太盛则胜之以凉，以治风淫。风动则生热，以苦泻其子。

二、少阴司天、在泉

《素问·至真要大论》：少阴司天，热淫所胜，怫热至，火行其政。民病胸中烦热，嗌干，右胠满，皮肤痛，寒热咳喘，大雨且至。唾血血泄，鼽衄嚏呕，溺色变，甚则疮疡胕肿，肩背臂臑及缺盆中痛，心痛肺䐜，腹大满，膨膨而喘咳，病本于肺。尺泽绝，死不治……热淫所胜，平以咸寒，佐以苦甘，以酸收之。

子午少阴，其方位为东南，其月为三月四月，其气热，热生五行火，合于人的五脏六腑，则小肠手太阳在表上应天气热，其脏心手少阴在里外合五行君火。春夏之交的温热之气，最适宜万物的生长，如果热气太盛，会出现异常火热的自然现象。少阴心为君主之官，主神明，要恒定地行使君主之令，不能寒热不定，神魂颠倒，误国误民。所以少阴君火一般不受邪，外邪来犯，多犯其外脏心包络。理论上虽然分君火与相火，但是在临床中，多把热暑之病同治。

少阴热化，施于阳明。少阴司天，热气淫胜，大肠手阳明及其脏肺手太阴受其害。热蒸之气下临，火行其政，民众多病胸中烦热，咽喉干燥。《素问·至真要大论》曰："热气大来，火之胜也，金燥受邪，肺病生焉。"火胜刑肺金，肺气行右胁，主司皮毛，热胜则右胠胀满，皮肤疼痛。心手少阴热气在上主阳，肾足少阴寒气在下主阴，水火阴阳交争出现寒热，咳喘，唾血，便血，衄血，鼻塞流涕，喷嚏，呕吐，小便色变。暑热流行，炎火烧灼，出现疮疡，浮肿，肩、背、臂、臑及缺盆中痛，心痛，肺胀，腹胀满，胸部胀满喘咳，病的根源在肺。《灵枢·经脉》曰：肺手太阴之脉"是动则病，肺胀满膨膨而喘咳，缺盆中痛，甚则交两手而瞀，此为臂厥。"肺手太阴脉尺泽在肘内廉大纹中，脉动应手，尺泽不应则肺气已绝，营卫之气宣行无主，真气内竭，死不治。治则：火热淫胜，则以胜其之气平之，水咸能软坚，气寒能折火，故平以咸寒。咸寒太过，则佐以苦甘，甘为土味以胜水，苦为火味以平寒。咸寒不及，则以酸收之。

《素问·至真要大论》：岁少阴在泉，热淫所胜，则焰浮川泽，阴处反明。民病腹中常鸣，气上冲胸，喘不能久立，寒热，皮肤痛，目瞑齿痛颇肿，恶寒发热如疟，少腹中痛，腹大。蛰虫不藏……热淫于内，治以咸寒，佐以甘苦，以酸收之，以苦发之。

少阴在天为热，热生地火，火热为害，一是自然界的灾象，二是民病。少阴主热，但是热淫太盛，则焰火郁蒸笼罩山川河泽，阴暗之处反而明亮。民病：少阴热胜，肺金被克，肺与大肠有病，腹中时常鸣响。《灵枢·四时气》曰："腹中常鸣，气上冲胸，喘不能久立，邪在大肠。"《灵枢·经脉》曰：大肠手阳明之脉"是动则病齿痛颈肿"。火气奔动，腹中鸣响，上冲胸膈，气喘不能久立。足阳明脉起承泣，穴在目下，目下曰颇，入上齿；手阳明脉起迎香，在鼻旁，入下齿，阳明燥金受刑，故颇肿，目瞑，齿痛。阳明病，恶寒发热如疟。热在下焦则腹痛，热在中焦则腹大。热气早临，则蛰虫不藏。治则：热淫于内，以水咸胜火热，以寒气胜热气。甘以调之，以苦降之，以酸收之。

三、太阴司天、在泉

《素问·至真要大论》：太阴司天，湿淫所胜，则沉阴且布，雨变枯槁。胕肿骨痛阴痹，阴痹者按之不得，腰脊头项痛，时眩，大便难，阴气不用，饥不欲食，咳唾则有血，心如悬，病本于肾。太溪绝，死不治……湿淫所胜，平以苦热，佐以酸辛，以苦燥之，以淡泄之。湿上甚而热，治以苦温，佐以甘辛，以汗为故而止。

丑未太阴湿，其常化则下临西南方长夏土，为立秋至秋分四个节气的七月八月，气与运相临，和则化生无病，气与运位不相得，或者气从前来，或者从后来，或者从所不胜来皆为邪。其生病或在本脏本位，或病兼他脏。太阴湿气值天时，天气异常变化的情况是怎样的？太阴雨化，施于太阳。《素问·至真要大论》曰："湿气大来，土之胜也，寒水受邪，肾病生焉。"太阴在上主雨湿，湿土淫胜伤太阳膀胱及其脏少阴肾。就自然界的气候来说，湿气大胜，乌云密布，霖雨沾润，使枯槁的草木再生。就人体的疾病来说，土湿太过克肾水，病现浮肿，骨痛阴痹，阴痹之处按之不仁，腰脊头项痛，时常眩晕，大便难，男人的生殖器功能失常，饥饿而不欲进食，咳唾则有血，心悸如悬，病的根源在于肾。《灵枢·经脉》曰：肾足少阴之脉"是动则病饥不欲食，面如漆柴，咳唾则有血，喝喝而喘，坐而欲起，目䀮䀮如无所见，心如悬若饥状"。诊肾足少阴脉的脉口太溪，搏动不应于手则死不治。湿为阴邪，火能治之，故平以苦热；酸为木味以生火，苦热不及，则佐以酸；辛为金味以生水，苦热太过则佐以辛。土气湿，以苦燥之；土气燥，以淡泄之。王冰注："湿气所淫，皆为肿满，但除其湿，肿满自衰，因湿生病，不肿不满者亦尔治之。湿气在上，以苦吐之；湿气在下，以苦泄之，以淡渗之，则皆燥也。泄，谓渗泄以利水道下小便为法。然酸虽热亦用，利小便去伏水也。治湿之病不下小便，非其法也。"湿郁于上而成热，治以苦温，欲其燥；佐以甘辛，欲其散。以燥以散，则湿热在上之疾，因汗出而愈。

　　《素问·至真要大论》：岁太阴在泉，湿淫所胜，则埃昏岩谷，黄反见黑，至阴之交。民病饮积心痛，耳聋浑浑焞焞，嗌肿喉痹，阴病血见，少腹痛肿，不得小便，病冲头痛，目似脱，项似拔，腰似折，髀不可以回，腘如结，腨如别……湿淫于内，治以苦热，佐以酸淡，以苦燥之，以淡泄之。

　　太阴在天为湿，湿生土，土色黄，其味甘，甘入脾。土湿的功能是化，湿化太过，自然界山谷之间昏暗浑浊，埃昏岩谷，土位之色黄，反见水位色黑，为太阴太阳之交。太阴司天在上，太阳下承。有余而往，不足随之。对于人来说，脾湿太过内淫，还会造成三焦之病。《灵枢·经脉》曰：三焦手少阳之脉"是动则病耳聋浑浑焞焞，嗌肿喉痹"。《灵枢·经脉》曰：膀胱足太阳之脉"是动则病冲头痛，目似脱，项如拔，脊痛，腰似折，髀不可以曲，腘如结，腨如裂"。湿邪太过出现湿饮蓄积，心痛，耳聋，浑浑焞焞，咽部肿胀，喉痹，阴病见血络，少腹痛肿，小便不通。气上冲头痛，目突出如脱，脖子如拔，腰如折断，髀不可以转动，膝腘部如绳结，腨小腿如裂开。湿淫于内土气胜，治以火味之苦，火气之热。苦燥不及，则佐以酸；苦热太过，则佐以淡。以苦燥之，以淡泄之。

四、少阳司天、在泉

　　《素问·至真要大论》：少阳司天，火淫所胜，则温气流行，金政不平，民病头痛、发热、恶寒而疟，热上，皮肤痛，色变黄赤，传而为水，身面胕肿，腹满仰息，泄注赤白，疮疡，咳唾血，烦心，胸中热，甚则鼽衄，病本于肺。天府绝，死不治……火淫所胜，平以酸冷，佐以苦甘，以酸收之，以苦发之，以酸复之，热淫同。

　　寅申少阳暑气值天时，其运位为南方夏火，其时为芒种至大暑四个节气的五月六月，其气是灼热的暑气。天人相应，三焦手少阳在表上应暑气，其脏心包络手厥阴在里外合相火。少阳司天，火邪淫胜则肺金受其害。《素问·至真要大论》曰："热气大来，火之胜也，金燥受邪，肺病生焉。"热火气胜，肺金受伤。少阳相火值天时之际，炎火之气流行，金失其清肃之政。火热上炎，金火交争，火淫肺金，民病头痛，发热恶寒如疟。肺主皮，金畏火，热气在上，烧灼皮肤疼痛，还会出现小便黄赤，传于里变为水病，身面浮肿，腹满喘息，泄注赤白，疮疡，咳唾血，烦心，胸中热。肺热出涕曰鼽，鼻中见血曰衄，此为火淫肺金，病的根在肺。肺脉的天府搏动应手，诊其脉气如果断绝则死不治。治疗原则：酸为木之味，木为火之母，母能令子虚，故以木味酸平之。明代吴昆认为"酸"当为咸，水咸胜火。一脏不平，当以所胜平之。火胜则以水味咸平之，气以寒平之。苦能泻火之实，甘能缓火之急，故佐以苦甘；火盛而散越者，以酸收之；火郁而伏留者，以苦发之；苦发太过则伤气，又当以酸复之。

《素问·至真要大论》：岁少阳在泉，火淫所胜，则焰明郊野，寒热更至。民病注泄赤白，少腹痛，溺赤，甚则血便，少阴同候……火淫于内，治以咸冷，佐以苦辛，以酸收之，以苦发之。

少阳在天为暑，暑生相火，火色赤，其味苦，苦入心。暑热的功能是生长万物，暑热太过则为邪。就自然气候来说，暑热淫胜，光焰明耀照亮荒郊田野。对于人来说，心火在上，肾水在下，水火交争，寒热交替出现。人们多患暴泻痢疾，小腹疼痛，小便黄赤，严重时出现便血，其他表现与少阴同。火淫于内为热盛，热者寒之，水之味咸能润能软，气冷可以制热，故治以咸冷。以苦降之，以辛散之，以酸收之。

五、阳明司天、在泉

《素问·至真要大论》：阳明司天，燥淫所胜，则木乃晚荣，草乃晚生，筋骨内变，民病左胠胁痛，寒清于中，感而疟，大凉革候，咳，腹中鸣，注泄鹜溏，名木敛生，菀于下，草焦上首，心胁暴痛，不可反侧，嗌干面尘，腰痛，丈夫癞疝，妇人少腹痛，目昧眦疡，疮痤痈，蛰虫来见，病本于肝，太冲绝，死不治……燥淫所胜，平以苦温，佐以酸辛，以苦下之。

卯酉阳明燥值天时，其运位是西方金，其时是寒露至小雪的九月十月，人与天地之气相应，大肠手阳明在表上应天之燥气，其脏肺手太阴在里外合五行金，天地之气相召感，气与运相得则和，不相得则生灾病。雨下的太多谓之淫，后来引申为凡是过度、不当皆为淫。阳明燥化，施于厥阴。《素问·气交变大论》曰："岁金太过，燥气流行，肝木受邪。"就自然界的气候来说，阳明燥金淫胜克制风木，金刑木虚，造成木晚荣，草晚生。对于人来说，燥气淫胜则肝血受伤，血虚不能荣养筋骨而产生病变。肝取象于左东的春木，金胜刑木，于民则多病左胠胁疼痛，清寒之气客于内，感而为疟。春行秋令，燥金淫胜改变了春天的气候，使春天的草木不能生长，木生之气郁于下，已经萌生的草木被肃杀之气残害而焦首。对于人来说，一是阳明太过自致其病，大肠与肺相表里，肺邪实则咳，清寒客于中则腹中鸣响，甚至注泄鹜溏。一是金刑肝木之病。《灵枢·经脉》曰：肝足厥阴之脉"是动则病腰痛不可以俯仰，丈夫癞疝，妇人少腹肿，甚则嗌干，面尘脱色"。心胁突然剧烈疼痛，不能转侧，咽喉干燥，面色暗淡如尘土，腰痛，男子癞疝，妇人少腹疼痛，眼睛昏昧不明，眼角疼痛，疮疡痤痈，病的根本在肝。肝足厥阴经太冲穴，在足大趾本节后二寸，其动应手，太冲搏动停止说明肝气已绝，死不治。治疗原则：天地同气，燥为金气，近秋则干热，近冬则清凉，火苦胜金燥，温能平凉，故平以苦温。金燥淫胜则肝木受伤，以甘缓之，以辛助其调达。阳明燥金，邪实于内，则以苦寒下其燥结。

　　《素问·至真要大论》：岁阳明在泉，燥淫所胜，则霿雾清暝。民病喜呕，呕有苦，善太息，心胁痛不能反侧，甚则嗌干面尘，身无膏泽，足外反热……燥淫于内，治以苦温，佐以甘辛，以苦下之。

　　阳明在天为燥，燥生金，金色白，其味辛，辛入肺。燥的功能是使万物成熟收成以避寒霜的杀伐，杀伐太过则为邪。就自然气候来说，燥邪淫胜，寒霜雾露笼罩大地，天空清冷昏暗。对于人来说，金胜刑木，民众多患肝胆之病。《灵枢·经脉》曰：胆足少阳之脉"是动则病口苦，善太息，心胁痛不能转侧，甚则面微有尘，体无膏泽，足外反热"。阳明燥金刑胆，病现呕吐苦水，常常叹息，胸胁疼痛不能转侧，甚至咽干口燥，面暗如尘，身无光泽，足外反而发热。燥淫于内金气胜，燥性清凉则火热胜之，故治以苦温；燥而中寒，佐以甘辛；燥结不通，邪实于内，以苦下之。

六、太阳司天、在泉

　　《素问·至真要大论》：太阳司天，寒淫所胜，则寒气反至，水且冰，运火炎烈，雨暴乃雹。血变于中，发为痈疡，民病厥心痛，呕血血泄，鼽衄善悲，时眩仆。胸腹满，手热肘挛腋肿，心澹澹大动，胸胁胃脘不安，面赤目黄，善噫，嗌干，甚则色炲，渴而欲饮，病本于心。神门绝，死不治。所谓动气知其脏也……寒淫所胜，平以辛热，佐以甘苦，以咸泻之。

　　辰戌太阳寒值天时，其运位为北方冬水，其时为大雪至大寒四个节气的十一月十二月。人与天地之气相应，膀胱足太阳在表上应寒气，其脏肾足少阴在里外合五行水，上下表里阴阳之气和谐则无灾病，不相得则病害生。就自然气候来说，太阳值天，寒水淫胜就会出现寒气非其时而至，水结冰的现象。相火之下，水气承之，水火相激，会出现暴雨，冰雹。太阳寒化，施于少阴。《素问·气交变大论》曰："岁水太过，寒气流行，邪害心火。"寒水太过，寒气流行，对于人来说，肾水亢盛，导致水胜火败，邪害心火。《灵枢·经脉》曰：心主手厥阴心包络之脉"是动则病手心热，臂肘挛急，腋肿，甚则胸胁支满，心中憺憺大动，面赤目黄，喜笑不休"。寒则凝，血得寒则凝滞，血变于内，营气流注不顺，发为痈疡。寒水淫胜乘于心火，出现厥逆心痛。寒在外，热在内，令人呕血、便血、衄血。水胜乘心，则患心痛，善悲，时常眩晕仆倒。水不升，火不降，升降痞隔，故胸腹满，手热，肘臂挛急，腋肿，心悸动，胸胁胃脘不舒，面赤，目黄，善嗳气，咽喉干燥，面黑如炭，口渴欲饮水，病的根本在心。心手少阴的神门穴搏动应手，诊不应手为心气竭，死不治。这就是所谓切诊十二经脉的动输，可以知脏气的存亡。治疗原则：寒淫于内水气胜，治疗则以所胜平之。辛能散寒，火能温热，故平以辛热。水寒胜害心火，土甘能制水亢，火苦能胜水，故佐以苦甘。肾苦燥结，水寒淫胜则坚结，以咸软之，润之，以恢复其功能。

　　《素问·至真要大论》：岁太阳在泉，寒淫所胜，则凝肃惨栗。民病少腹控睾，引腰脊，上冲心痛，血见，嗌痛颔肿……寒淫于内，治以甘热，佐以苦辛，以咸泻之，以辛润之，以苦坚之。

　　太阳在天为寒，寒生水，水色黑，其味咸，咸入肾。寒的功能是使万物潜藏以避冰雪严霜，但是寒气淫胜，则天地之气寒凝肃杀，人们多患心与小肠之病。膀胱足太阳在表上应天气寒，寒伤太阳故少腹疼痛牵引睾丸、腰脊。寒邪犯表不及时治疗会入其脏，邪入肾，肾脉络心，向上冲心而痛。水胜克心火，心藏血故出血。手太阳之脉循咽上颐，故咽喉痛，颔部肿。寒淫于内，水气胜，土能平之，火能温之，故治以甘热。佐以苦和辛，以咸软之，以辛润之，以苦坚之。

第三节　六气的胜、复及治疗

一、六气之胜与治

《素问·至真要大论》：帝曰：六气相胜奈何？岐伯曰：厥阴之胜，耳鸣头眩，愦愦欲吐，胃膈如寒；大风数举，倮虫不滋，胠胁气并，化而为热，小便黄赤，胃脘当心而痛，上支两胁，肠鸣飧泄，少腹痛，注下赤白，甚则呕吐，膈咽不通。

少阴之胜，心下热，善饥，脐下反动，气游三焦；炎暑至，木乃津，草乃萎。呕逆躁烦，腹满痛，溏泄，传为赤沃。

太阴之胜，火气内郁，疮疡于中，流散于外，病在胠胁，甚则心痛，热格，头痛，喉痹，项强；独胜则湿气内郁，寒迫下焦，痛留顶，互引眉间，胃满；雨数至，燥化乃见，少腹满，腰脽重强，内不便，善注泄，足下温，头重，足胫跗肿，饮发于中，跗肿于上。

少阳之胜，热客于胃，烦心心痛，目赤欲呕，呕酸善饥，耳痛溺赤，善惊谵妄；暴热消烁，草萎水涸，介虫乃屈，少腹痛，下沃赤白。

阳明之胜，清发于中，左胠胁痛，溏泄，内为嗌塞，外发㿉疝；大凉肃杀，华英改容，毛虫乃殃，胸中不便，嗌塞而咳。

太阳之胜，凝凓且至，非时水冰，羽乃后化。痔疟发，寒厥入胃，则内生心痛，阴中乃疡，隐曲不利，互引阴股，筋肉拘苛，血脉凝泣，络满色变，或为血泄，皮肤否肿，腹满食减，热反上行，头项囟顶脑户中痛，目如脱，寒入下焦，传为濡泻。

帝曰：治之奈何？岐伯曰：厥阴之胜，治以甘清，佐以苦辛，以酸泻之。少阴之胜，治以辛寒，佐以苦咸，以甘泻之。太阴之胜，治以咸热，佐以辛甘，以苦泻之。少阳之胜，治以辛寒，佐以甘咸，以甘泻之。阳明之胜，治以酸温，佐以辛甘，以苦泄之。太阳之胜，治以甘热，佐以辛酸，以咸泻之。

天有六气，厥阴风气，少阴热气，少阳暑气，太阴湿气，阳明燥气，太阳寒气，六气之间的相胜情况如何？天地同气，厥阴亢盛太过，风气大来，一是贼害本脏，二是乘其所胜之脏。所以候风气的异常，可知病在厥阴肝木，木胜克土，脾土有病。厥阴之胜即风邪淫胜。风性动摇，发为耳鸣头眩。木邪伤胃，胃中翻腾欲吐，胃膈生寒。倮为土虫，风胜土衰则倮虫不生。肝木气逆，胠胁气滞，化而为热，小便赤黄，胃脘当心处疼痛，上支两胁，甚则呕吐，造成膈咽不通。热生于下，不和于中，肠鸣飧泄，少腹痛，注下赤白；热郁于上，不和于中，甚则呕吐，膈咽不通。甘者土之味，清者金之气，木胜土败，治以甘清，甘益土，清平木。苦为火味以生土，辛为金味以制木，故佐以苦辛，以助甘清。木性条达，酸主收敛，反其性而敛之为泻，故以酸泻之。

《经》云：少阴之上，热气主之；少阴化热，施于阳明；热气大来，火之胜也，金燥受邪，肺病生焉。心手少阴君火与小肠手太阳相表里，少阴之胜，即君火热胜。少阴之脉起于心中，心火胜则心下热而善饥。少阴热、少阳暑，两火相合，气如炎暑，灼伤津液，草木焦萎。三焦之气动于下，故脐下异动。火在上焦则呕逆躁烦，在中焦则腹满痛，在下焦则大便溏泄，传而为血痢。少阴在上，则阳明在下，承则制。金燥辛凉，寒者水之气，以治少阴火热之胜，故治以辛寒。苦虽火味，其气则寒，咸为水味，故佐以苦咸。火性急速，反其性而缓之曰泻，故以甘泻之。

《经》云：太阴之上，湿气主之；太阴雨化，施于太阳；湿气大来，土之胜也，寒水受邪，肾病生焉。湿气淫胜，除了本脏脾胃疾病，土胜克水，还兼及肾脏之病。湿为南方夏火之后的长夏湿蒸之气，湿热同源，湿热郁于内则生疮疡，流散于外则病生于肢胁，严重的话则心痛。热格于上则头痛喉痹项强。如果不是火气内郁，是太阴湿气独胜，湿气内郁，聚而为寒，则寒迫下焦。太阴在上，太阳在下承制，太阴主湿，太阳主寒，寒迫下焦，太阳之气不能从经脉流于外，疼痛留于头顶，连及眉目。湿胜在天则大雨频繁，河水暴溢，鳞类现于陆地。湿胜在人，则腹部胀满，腰部滞重僵直，有碍房事，多泄利如注。湿滞则阳气不行，足温头重，足胫皆肿，水饮发于内而浮肿见于上。太阴湿胜，近夏火则湿蒸，近秋燥则凉寒。咸者水之味，以平火热；热者火之气，以平湿凉，故治以咸热。土气有余，辛以散之；土气不足，甘以资之，故佐以辛甘。土性温润而恶燥湿，苦为火味，性燥而寒，土湿太过，故以苦泻之。

三焦手少阳主火热之气，少阳火胜，热客于胃，胃络通心则烦心心痛；热上炎则目赤；火热在中则欲呕，呕酸善饥。火胜津液衰，水液不能濡润孔窍则耳痛。火热之气下行水府则溺赤。水火阴阳不相交济，则善惊谵妄。暴热消烁万物，草萎水涸，金类的介虫乃屈。火热伤津则少腹痛，下沃赤白。少阳之治与少阴同。少阳火胜，金味辛凉能散，寒能胜热，故治以辛寒；土甘能缓急，水咸能软火坚，故佐以甘咸；甘能缓火烈之胜，助心恢复软和之性，故以甘泻之。

《经》云：阳明之上，燥气主之；阳明化燥，施于厥阴；清气大来，燥之胜也，风木受邪，肝病生焉。阳明燥金淫胜，一是本脏之病，二是金克肝木之病。金气燥凉，清凉发于内，木受其制，左胁疼痛。清凉之气在下则溏泄，在上则嗌塞，在少腹则为癞疝，在天则大凉肃杀，在物则花草改变容貌。毛虫为木类，燥金胜则毛虫受殃。胸中为肺之所居，燥胜则肺气敛而失其治节，胸中不舒，嗌塞而喘咳。燥金清胜，病在肺肝，治以酸温，酸以敛肺逆，温以润燥暖肺；佐以辛甘，泻肺补肝；以苦泄之，泄燥邪之实。

《经》云：太阳之上，寒气主之；太阳化寒，施于少阴；寒气大来，水之胜也，火热受邪，心病生焉。太阳寒水淫胜，一是本脏之病，二是水胜克心火之病。太阳寒胜，天冰地凝将至，河水提前结冰，火热受制，火类羽虫后于天时生化。手太阳热在上，足太阳寒在下，寒热交争，发为痔疟。寒气入胃，厥逆于中，上侵君火，故内生心痛。太阳之脉络肾属膀胱，病生瘕，二便不利，连及阴股，筋肉挛急曰拘，肉暴痛曰苛。肉腠内血脉受寒则营卫凝涩，经气不行，络满色变。血滞于经则妄行，或为血泄。表寒气不行，皮肤为痹肿。里寒为滞，腹满食减。阴寒在下，则戴阳于上，热反上行。头项囟顶脑户目内，太阳经气所行，寒气居之，疼痛如脱。寒入下焦，决渎有乖，传为大便濡泻。水胜则火衰，甘益土以制水，热扶阳以逐寒，故治以甘热。辛散寒邪之实，酸收心气之伤，故佐以辛酸。寒胜则凝，咸软能助水善下，故以咸泻之。

二、六气之复与治

天地之气，五脏六腑内外表里之气以平为常。有余即太过，不足即不及。表实者里必虚，里实者表必虚。阴阳以和为贵，阳胜则阴虚，阴胜则阳虚。所以有余而往，不足随之；不足而往，有余从之。阴阳五行之道，相互承制，盛极有制则无亢害，无亢害则生化出于自然，当盛者盛，当衰者衰，循序当位，在自然界就表现出盛衰守序。如果承其下者克制太甚，虚而不能制其过，会出现子报母仇的情况，以达到新的平衡。张介宾指出："夫胜复之道，随气盛衰而现，非有正对之分。考之本经诸篇，原无此言。其于不及有复，太过无复之说，盖以《气交变大论》，凡太过之运皆不言复，惟不及之年则有之。《六元正纪大论》所载六十年运气之纪，亦惟不及之岁言复，而太过之年则无。似乎阳年太过，有胜无复也。然《五常政大论》云：发生之纪，不务其德，则收气复；赫曦之纪，暴烈其政，藏气乃复；敦阜之纪，大风迅至，邪伤脾也。坚成之纪，政暴变，长气斯救；流衍之纪，政过则化气大举，是皆以太过之岁为言，由此观之，则阳年未尝无复也。惟是阴年气弱，彼来胜我，故子必起而报之，故谓之复。阳年气强，无胜我者，但以我胜彼，故承乃从而制之。然曰承曰复，本一理也，但相继而制者谓之承，因胜而报者谓之复，胜复相仍，本无罅隙，故经曰有胜则复，无胜则否。胜至则复，无常数也。又曰微者复微，甚者复甚。然则气之微甚，尚不可以假借，又何有阴阳正对复与不复之理哉？故本论无分太过不及之年，皆有淫胜反胜相胜之气，可见阳年未必全盛而反胜者有之，阴年未必全衰而淫胜者亦有之，天地变化，消长无穷，但当随厥气几而察以方月之义，庶得其妙。若必欲因辞害意，则失之远矣。"

《素问·至真要大论》：帝曰：六气之复何如？岐伯曰：悉乎哉问也！

厥阴之复，少腹坚满，里急暴痛，偃木飞沙，倮虫不荣；厥心痛，汗发呕吐，饮食不入，入而复出，筋骨掉眩，清厥，甚则入脾，食痹而吐。冲阳绝，死不治。

少阴之复，燠热内作，烦躁鼽嚏，少腹绞痛，火见燔焫，嗌燥，分注时止，气动于左，上行于右，咳，皮肤痛，暴喑心痛，郁冒不知人，乃洒浙恶寒，振栗谵妄，寒已而热，渴而欲饮，少气骨痿，隔肠不便，外为浮肿，哕噫；赤气后化，流水不冰，热气大行，介虫不复，病痱胗疮疡，痈疽痤痔，甚则入肺，咳而鼻渊。天府绝，死不治。

太阴之复，湿变乃举，体重中满，食饮不化，阴气上厥，胸中不便，饮发于中，咳喘有声；大雨时行，鳞见于陆，头顶痛重，而掉瘛尤甚，呕而密默，唾吐清液，甚则入肾，窍泻无度。太溪绝，死不治。

少阳之复，大热将至，枯燥燔爇，介虫乃耗。惊瘛咳衄，心热烦躁，便数憎风，厥气上行，面如浮埃，目乃瞤瘛，火气内发，上为口糜呕逆，血溢血泄，发而为疟，恶寒鼓栗，寒极反热，嗌络焦槁，渴引水浆，色变黄赤，少气脉萎，化而为水，传为胕肿，甚则入肺，咳而血泄。尺泽绝，死不治。

阳明之复，清气大举，森木苍干，毛虫乃厉。病生胠胁，气归于左，善太息，甚则心痛痞满，腹胀而泄，呕苦咳哕，烦心，病在鬲中，头痛，甚则入肝，惊骇筋挛。太冲绝，死不治。

太阳之复，厥气上行，水凝雨冰，羽虫乃死。心胃生寒，胸膈不利，心痛痞满，头痛善悲，时眩仆，食减，腰脽反痛，屈伸不便，地裂冰坚，阳光不治，少腹控睾，引腰脊，上冲心，唾出清水，及为哕噫，甚则入心，善忘善悲。神门绝，死不治。

帝曰：善，治之奈何？岐伯曰：厥阴之复，治以酸寒，佐以甘辛，以酸泻之，以甘缓之。少阴之复，治以咸寒，佐以苦辛，以甘泻之，以酸收之，辛苦发之，以咸软之。太阴之复，治以苦热，佐以酸辛，以苦泻之，燥之，泄之。少阳之复，治以咸冷，佐以苦辛，以咸软之，以酸收之，辛苦发之，发不远热，无犯温凉，少阴同法。阳明之复，治以辛温，佐以苦甘，以苦泄之，以苦下之，以酸补之。太阳之复，治以咸热，佐以甘辛，以苦坚之。

治诸胜复，寒者热之，热者寒之，温者清之，清者温之，散者收之，抑者散之，燥者润之，急者缓之，坚者软之，脆者坚之，衰者补之，强者泻之。各安其气，必清必静，则病气衰去，归其所宗，此治之大体也。

复，即报复，是子报复害其母之仇。厥阴之复，就是厥阴风木复仇。水位之下，土气承之；水不及，土胜克水太过，水之子木起而报复，这就是厥阴之复。从所描述的症状看，主要是风木淫胜，所致肝、脾脏腑之症，所谓"风气大来，木之胜也，土湿受邪，脾病生焉。"从自然现象看，是风气流行，飞沙走石，草木倒伏。风气亢盛，土类的倮虫不能生长。对于人来说，厥阴风木之复，一是风木亢盛产生的本脏之病，一是克制其所胜之脏产生的疾病。肝足厥阴之脉过阴器，抵少腹，肝木有余，少腹坚满；肝主筋膜，肝气急则腹内拘急，突然疼痛。肝气冲心，发生厥心痛。肝气逆，升发失常，多汗，呕吐，饮食不下，或食下而复出。风胜伤筋，出现筋脉拘急，头晕掉眩，手足清厥逆冷，甚至风邪入脾，食入不化，闷痛呕汁，必吐出而后已。胃足阳明经冲阳穴，在足跗上五寸，若此脉气绝，则死不治。酸为木之味，木亢以酸收之；寒为水之气，风动生火，以寒平之，故治以酸寒，敛风木过亢。恐寒气太过，则佐以甘；恐酸味之过甚，则佐以辛；酸能收，以泻其实而恢复木之性曰泻；甘能缓，以缓肝之急。

少阴为君火，上应天之热气。少阴之复，即少阴热火为其母风木报仇。风位之下，金气承之，风木不及，金克木太甚，木之子少阴君火复母仇。少阴之复，一是君火热亢而致本脏之病，二是心火所胜之脏肺金之病，所谓"热气大来，火之胜也，金燥受邪，肺病生焉。"三是水火不济，肾水有病。少阴火气之复，燠热内作，烦躁鼻塞喷嚏，少腹绞痛；君火亢盛，外见燔灼之象，体表焦热，咽喉干燥。热气下逆，大小便时注时止；热气动于东左春木，行于右西秋金，火烈乘金，咳嗽，皮肤痛，突然失音，心痛，心邪盛而神明乱，突然昏迷，不省人事。心手少阴君火在上，肾足少阴水在下，水火相争，洒淅恶寒，振栗谵妄，寒退热作，寒热往来。渴而欲饮，少气骨痿。内则肠道热结，大便不通，外现肌肤浮肿，呃逆，嗳气。少阴之气，先郁后复，先郁则火气后化，后复则水不结冰，热气大行，金类之介虫不蛰伏。热行于外，则病痱疹疮疡，痈疽痤痔。热甚入肺则咳嗽，鼻渊。若火盛金衰，肺脉的动输天府气绝，则死不治。五脏更相平，一脏不平，以所胜平之。少阴君火之复，以水之味咸，冬之气寒制火之热。佐以苦辛，发散其热。火遇甘而缓，是为泻；遇酸而敛，是为收；结热得苦而散，是为发之；坚实得咸而解，是为软之。

太阴即太阴湿气，下合长夏土。相火之下，水气承之；相火不及，水克火太甚，火之子土起而报复。太阴土湿的报复，一是土湿亢盛，本脏自致之病，二是所克之脏病，所谓"湿气大来，土之胜也，寒水受邪，肾病生焉"。太阴湿气亢盛，体重中满，饮食不化。阴湿之气上逆，胸中不利，水饮发于中，湿侵脾肺，喘咳有声。就自然气候来说，湿气大行，淫雨霏霏，河川暴溢，大雨时行，鳞鱼之类出现于陆地。土克寒水，外伤太阳之经，病发头痛沉重。湿伤筋脉，抽痛疯癫严重。寒湿内动，呕吐默默，唾吐清液。严重的话湿邪入肾，导致肾封藏失职，后窍泄利，前窍遗精。肾足少阴经太溪脉气绝，则死不治。太阴湿土之复，治以苦热，苦能泻土，热能燥湿。酸能制土，辛能温寒，故佐以酸辛。以苦泻夺其壅，以燥胜其湿。

少阳即少阳暑气，下合南方相火。少阳之复，指金亢火郁，郁而爆发以复其母木被金贼之仇。少阳火亢，一是本脏之病，二是所复仇之脏肺金病，所谓"热气大来，火之胜也，金燥受邪，肺病生焉。"少阳相火之复，大热流行，草木干枯，天地灼热。介虫属金，金受火刑，介虫多被热灼而死。三焦手少阳在上，胆足少阳在下，相火内动，灼烧水液，肝胆被扰，故生惊恐，瘛疭；火刑肺金，出现咳嗽，衄血，心热烦躁。三焦手少阳之气不和，小便频数，恶风。金刑肝木，精血有亏，面暗无光，犹如蒙尘，眼睛眴动不宁。火气内发，上为口中糜烂，中为呕逆，下为血溢、血泄。邪在表则恶寒，邪在里则恶热，少阳居半表半里，故寒热往来，发而为疟，恶寒鼓栗，寒极反热，热则嗌络焦槁，渴饮水浆，小便黄赤。热伤气则少气，热伤血则脉萎；火甚则阴气不降，水道不得通调，化为停水，传于肌肤，令人浮肿，肉如泥，按之不起；甚则入肺，咳嗽，血泄。肺手太阴尺泽脉气绝，死不治。少阳之复，火热亢盛，治以咸冷，折其火气；以苦辛发之，以咸泄其火，或以酸生其火。辛为金味，苦为火味，治少阳火热复金，寒热往来如虐，用辛苦以发其寒，所谓发不远热。体热发汗解表，如果体已温凉，则不必汗，所谓无犯温凉。

阳明即阳明燥气，下合西方肺金。阳明之复，即阳明金燥的报复。土位之下，风气承之；土湿不及，风木克制太甚，土之子金报复湿土被肝木所克之仇。阳明燥金亢胜，一是本脏自致之病，二是所克之脏肝木之病，所谓"清气大来，燥之胜也，风木受邪，肝病生焉"。燥金之复，清凉之气大行，大树凋萎干枯。金克木，木类毛虫受戗害。对于人来说，肝位于胠胁，其气如左东的春木以条达为常，金凉之气盛则木郁火衰而阳气不达，故多叹息，甚者出现心痛；金主降，木主升，金胜木败，清邪在中，有降而无升，清浊不分，故痞满腹胀而泄；阳明乘犯甲胆，胆气上逆，出现呕苦咳哕烦心；清温相搏，病在膈中；阳明之脉上行头角，故头痛；肝足厥阴之脉上出额，与督脉会于顶巅，肝脉病则头痛，严重的话金气入肝，惊骇筋挛。肝足厥阴脉太冲气绝，死不治。阳明以燥凉为政，清气胜则泻之以辛，胜之以温，故治以辛温。苦从火化，以苦制金，木被金伤，以甘缓急，故佐以苦甘；以苦泄之、下之，开燥结以通实邪；以酸补之，敛津液以滋干涸。

　　太阳即太阳寒气，下应北方水。太阳之复，指太阳寒水的报复。金位之下，火气承之，金不及，火刑金太甚，寒水报复其母燥金被火克制太甚之仇。太阳寒水亢胜，一是本脏自致之病，二是所克之脏病，所谓"寒气大来，水之胜也，火热受邪，心病生焉。"从自然现象来说，太阳之复，寒气大行，水寒凝结，雨变为冰，火类的羽虫因此死亡。就人体来说，寒气入中，心胃生寒，胸膈不利；火畏水，故心痛；寒在中，则中焦虚寒，清浊不分，腹胀痞满。太阳之脉上于头，寒盛则头痛，眩仆；寒胜则火衰，胃不能消谷则食减；太阳经不和，腰反痛，屈伸不利。寒气盛极，地裂冰坚，阳热之气不行。寒气在下，少腹寒痛牵引睾丸、腰脊。寒气冲心，唾出清水，或呃逆嗳气，严重的话邪气入心，善忘多悲。心手少阴经神门脉气绝，则死不治。太阳寒气之复，咸为水味以助水，热为火气以温寒，故治以咸热。甘从土化以制水，辛能散寒，故佐以甘辛。肾欲坚，以苦坚之守其用。

　　治疗六气的胜复，太阳气寒，则寒者热之；少阴、少阳气热，则热者寒之；厥阴气温，则温者清之；阳明气清，则清者温之；太阴气湿，则湿者燥之。其正气散者收之，其被邪气抑者散之，燥者润之，急者缓之，坚者软之，脆者坚之，衰者补之，强者泻之，凡此诸法，都是用来使其气平，上下有制，各安其气。又清静善养，使病气衰退，六气五行各归其用而无偏胜之害，这是治胜复的基本原则。

三、客主之胜复

　　《素问·至真要大论》：帝曰：善。客主之胜复奈何？岐伯曰：客主之气，胜而无复也。帝曰：其逆从何如？岐伯曰：主胜逆，客胜从，天之道也。帝曰：其生病何如？岐伯曰：厥阴司天，客胜则耳鸣掉眩，甚则咳；主胜则胸胁痛，舌难以言。少阴司天，客胜则鼽嚏，颈项强，肩背瞀热，头痛少气，发热，耳聋目瞑，甚则胕肿血溢，疮疡咳喘；主胜则心热烦躁，甚则胁痛支满。太阴司天，客胜则首面胕肿，呼吸气喘；主胜则胸腹满，食已而瞀。少阳司天，客胜则丹胗外发，及为丹熛疮疡，呕逆喉痹，头痛嗌肿，耳聋血溢，内为瘛疭；主胜则胸满，咳仰息，甚而有血，手热。阳明司天，清复内余，则咳衄嗌塞，心膈中热，咳不止而白血出者死。太阳司天，客胜则胸中不利，出清涕，感寒则咳；主胜则喉嗌中鸣。

　　厥阴在泉，客胜则大关节不利，内为痉强拘瘛，外为不便；主胜则筋骨繇并，腰腹时痛。少阴在泉，客胜则腰痛，尻股膝髀腨䯒足病，瞀热以酸，胕肿不能久立，溲便变；主胜则厥气上行，心痛发热，膈中众痹皆作，发于胠胁，魄汗不藏，四逆而起。太阴在泉，客胜则足痿下重，便溲不时，湿客下焦，发而濡泻，及为肿、隐曲之疾；主胜则寒气逆满，食饮不下，甚则为疝。少阳在泉，客胜则腰腹痛而反恶寒，甚则下白溺白；主胜则热反上行而客于心，心痛发热，格中而呕。少阴同候。阳明在泉，客胜则清气动下，少腹坚满而数便泻；主胜则腰重腹痛，少腹生寒，下为鹜溏，则寒厥于肠，上冲胸中，甚则喘，不能久立。太阳在泉，寒复内余，则腰尻痛，屈伸不利，股胫足膝中痛。

帝曰：善。治之奈何？岐伯曰：高者抑之，下者举之，有余折之，不足补之，佐以所利，和以所宜，必安其主客，适其寒温，同者逆之，异者从之。

发于天者为天气，天气有六，气有多少之变；发于地者为地气，地气有五，形有盛衰之化。地气上应天气，各有其位：东方肝木上应厥阴风气，东南心君火上应少阴热气，南方心包相火上应少阳暑气，西南方脾土上应太阴湿气，西方肺金上应阳明燥气，北方肾水上应太阳寒气。天气与地气也就是六气与五运相得则和，非其位而有其气为乖，乖则病。地气静而守五方之位，内应五脏，为主气；天气动而不居，或未至而至，或至而未至，是为客气。或主气胜客气，或客气胜主气，有胜则复，其逆从情况怎样？客气承天而行，客气胜主气为从；主气在下奉天命，主气胜客气为逆，此为自然之道。

厥阴司天客胜，风淫于下，出现风动之象，耳鸣，掉摇，目眩，甚至会出现咳嗽。主胜，即肝足厥阴经气胜。厥阴在上则少阳在下，肝足厥阴之脉起于胸中，出胁肋，肝木亢盛则胸胁痛，在君火则舌难以言。

少阴司天客胜，热淫于下，病生于心肺。少阴火热乘肺，肺热则鼻流清涕谓之鼽；鼻痒喷出大声谓之嚏；火性炎上，颈项强硬，肩背闷瞀而热，头痛发热，少气，耳聋，视物不清。热盛肤肿，血溢，疮疡；乘于肺则咳喘。主胜：心手少阴之经气胜。热气临东南方君火，火生于心，则心热烦躁；少阴之脉出腋下，故胁痛；两胁热甚而满，是为支满。

太阴司天客胜，湿气淫于下，淫于人的上部，首面浮肿；湿壅其气，呼吸气喘。主胜：脾足太阴经邪胜。脾土不运则胸腹胀满，水谷不化，食后瞀闷。

少阳司天客胜，暑气淫于下。暑热赤烈，生丹疹丹熛；火烈则糜烂，生疮疡；火性上行而不下，出现呕逆，或为喉痹、头痛、嗌肿、耳聋、血溢。手少阳与足少阳为兄弟，足少阳主风，故手足内引而为瘛，手足外张而为疭。主胜：三焦手少阳经邪气胜。三焦手少阳之脉布胸中，散络心包，火胜则胸满；胸满则肺气不利而咳；胸满不能俯首而仰息；严重的话血随火逆而有血；少阳之脉，行于两手之表，故手热。

阳明司天无主客之胜，吴昆认为有阙文。阳明司天以清肃为政，燥清之气有余于内，则病咳嗽，衄血，咽喉窒塞，为咳，为衄，为嗌塞，为心膈中热。咳久不止而见白血，真脏受伤，故必死。

太阳司天客胜，寒气淫于下。寒气入内则胸中不利；肺寒则鼻流清涕；若外感于寒，肺合皮毛则咳嗽；主胜：太阳经邪气胜。太阳之脉入缺盆，循咽，气阻喉闭则鸣响有声。

厥阴在天为风，在地为木，木色青，其味酸，酸入肝，其脏肝。客胜即风气淫胜，风伤筋，大关节为筋之府，故不利。内为痉硬强直，拘引瘛瘲，外为举动不便。主胜：肝木亢盛，肝主筋，拘挛太甚，筋骨振摇僵直，腰腹时常疼痛。

少阴在天为热，在地为君火，火色赤，其味苦，苦入心，其脏心。客胜即热气淫胜，热怫于下故腰痛，尻、股、膝、髀、腨、胻足皆病，瞀热以酸，浮肿不能久立，大小便失常。主胜：心火之气胜。火性炎上，厥气上行，心痛而发热；火胜克金，清寒内犯，诸痹发作。肝生于左，肺藏于右，收敛不行，汗泄不藏，四肢逆冷。

太阴在天为湿，在地为土，土色黄，其味甘，甘入脾，其脏脾。客胜即湿邪淫胜，湿在下则筋软缓，足痿而下体重；湿甚则大便小溲不按时而下；湿客下焦，发为濡泻，浮肿，下部隐私之处生湿疾。主胜；脾湿之气胜，湿为阴，湿在中则寒气逆而中满，食饮不能下；湿气凝结，则为湿疝。

少阳在天为暑，在地为相火，火色赤，其味苦，苦入心，其脏心包络。客胜即暑气淫胜。火气在泉，火实于下焦，腰腹疼痛而反恶寒，甚至下痢白沫，小便清白。主胜：即少阳相火气胜。热上行而客于心，心受其热，故心痛发热；火上行，拒格于中则呕吐。其他症状与少阴在泉所致病症相同。

阳明在天为燥，在地为金，金色白，其味辛，辛入肺，其脏肺。客胜即燥气淫胜。燥气在泉，清冷之气动于下，少腹坚满，频频腹泻。主胜：阳明属大肠，故腰重腹痛；少腹生寒，大便鹜溏。阳明之脉络于肺，气上冲胸中，气喘严重则不能久立。

太阳在天为寒，在地为水，水色黑，其味咸，咸入肾，其脏肾。客胜即寒气淫胜。太阳寒气在泉，寒令大行，寒邪有余于内。太阳之脉抵腰中，下贯臀，入腘中，贯腨内，寒气入中则腰尻痛，屈伸不利，股胫足膝中痛。

治疗原则：上逆使其降，下陷使其升，邪气有余则泻之，正气不足则补之，佐以所利，和以所宜，必使主客各安而寒温相适，客主同气则逆其气而治之，治寒以热，治热以寒。客主异气则从其气而治之，客异而胜主则从其主气，主异而胜客则从其客气，此治主客之病的大体。

第四节　五　郁

《素问·六元正纪大论》：帝曰：善。五运之气，亦复岁乎？岐伯曰：郁极乃发，待时而作也。帝曰：请问其所谓也？岐伯曰：五常之气，太过不及，其发异也。帝曰：愿卒闻之。岐伯曰：太过者暴，不及者徐，暴者为病甚，徐者为病持。帝曰：太过不及，其数何如？岐伯曰：太过者其数成，不及者其数生，土常以生也。

帝曰：其发也何如？岐伯曰：土郁之发，岩谷震惊，雷殷气交，埃昏黄黑，化为白气，飘骤高深，击石飞空，洪水乃从，川流漫衍，田牧土驹。化气乃敷，善为时雨，始生始长，始化始成。故民病心腹胀，肠鸣而为数后，甚则心痛胁膜，呕吐霍乱，饮发注下，胕肿身重。云奔雨府，霞拥朝阳，山泽埃昏，其乃发也。以其四气，云横天山，浮游生灭，怫之先兆也。

金郁之发，天洁地明，风清气切，大凉乃举，草树浮烟，燥气以行，霜雾数起，杀气来至，草木苍干，金乃有声。故民病咳逆，心胁满引少腹，善暴痛，不可反侧，嗌干，面尘色恶。山泽焦枯，土凝霜卤，怫而乃发也。其气五，夜零白露，林莽声凄，怫之先兆也。

水郁之发，阳气乃辟，阴气暴举，大寒乃至，川泽严凝，寒雾结为霜雪，甚则黄黑昏翳，流行气交，乃为霜杀，水乃见祥。故民病寒客心痛，腰脽痛，大关节不利，屈伸不便，善厥逆，痞坚腹满。阳光不治，空积沉阴，白埃昏暝，而乃发也。其气二火前后，太虚深玄，气犹麻散，微见而隐，色黑微黄，怫之先兆也。

木郁之发，太虚埃昏，云物以扰，大风乃至，屋发折木，木有变。故民病胃脘当心而痛，上支两胁，膈咽不通，食饮不下，甚则耳鸣眩转，目不识人，善暴僵仆。太虚苍埃，天山一色，或气浊色，黄黑郁若，横云不起雨，而乃发也。其气无常，长川草偃，柔叶呈阴，松吟高山，虎啸岩岫，怫之先兆也。

火郁之发，太虚曛翳，大明不彰，炎火行，大暑至，山泽燔燎，材木流津，广厦腾烟，土浮霜卤，止水乃减，蔓草焦黄，风行惑言，湿化乃后。故民病少气，疮疡痈肿，胁腹胸背面首四肢䐜愤胪胀，疡疿呕逆，瘛疭骨痛，节乃有动，注下温疟，腹中暴痛，血溢流注，精液乃少，目赤心热，甚则瞀闷懊憹，善暴死。刻终大温，汗濡玄府，其乃发也。其气四，动复则静，阳极反阴，湿令乃化乃成，华发水凝，山川冰雪，焰阳午泽，怫之先兆也。

有怫之应，而后报也，皆观其极而乃发也。木发无时，水随火也。谨候其时，病可与期，失时反岁，五气不行，生化收藏，政无恒也。帝曰：水发而雹雪，土发而飘骤，木发而毁折，金发而清明，火发而曛昧，何气使然？岐伯曰：气有多少，发有微甚，微者当其气，甚者兼其下，征其下气，而见可知也。

帝曰：善。郁之甚者，治之奈何？岐伯曰：木郁达之，火郁发之，土郁夺之，金郁泄之，水郁折之，然调其气。过者折之，以其畏也，所谓泻之。

六气有胜有复，那么，五行之间是不是也有复呢？五行之理，有胜必复，不同的是，五运是在被胜太甚之后，郁积到一定程度，等到一定的时间才分别发作。因为五常之气，各有太过不及，其胜复之发作，因其特性而各有不同。太过的发作急剧，造成的疾病严重；不及的发展徐缓，造成的疾病缠绵持久。太过者其化多，得五行之成数，气盛；不及者其化少，得五行之生数，气微。土生万物，不分太过与不及，常以生数，不举成数。

甲己土郁之发，有气象，有气化，有民病，有时期，有先兆。五运被克制太甚，其郁达到极致，从而产生报复。木胜制土，导致土郁。郁极则怒，怒动则发。就自然气象来说，三气为少阳相火，四气为太阴湿土。土郁爆发，山谷震惊，火湿合气，雷声震响于三气、四气之交，天空昏暗，黄黑交杂，直至秋日化为白气。暴雨如注，山岩崩裂，岩石在空中撞击，洪水横溢，川流漫衍，水携土石滚动于田野之间，如群驹散牧。土气被郁，湿气化物的功能被扼制，待其爆发之后，湿化之气才得以敷布，雨水才及时下降，万物得雨水滋润，生长化成之力此时开始旺盛。就人体疾病来说，土郁发则湿气胜，民病心腹胀满，肠鸣腹泻大便频数，严重的出现心胁痛，呕吐霍乱，痰饮泄泻，胕肿身重。土气欲发，湿气先动，云奔雨府，霞拥朝阳，山泽埃昏，是其发作的征候。土主四气，凡是三气少阳暑气之后，出现云横天山，蜉游生灭，朝生暮死，皆湿气所化，是湿土怫郁的先兆。

乙庚阳明金不及而被其所不胜克制，导致金郁发作。其发何如？天洁地明，秋风清凉劲切，寒霜大行，草木之间雾如浮烟，这是金郁所表现出的自然现象。阳明在天为燥，在地为金，燥气大行，露雾数起，肃杀之气降临，草木凋萎，此为秋金肃杀的表现。秋金上应燥气，合肺与大肠，肺气受伤，民病咳嗽气逆，心胁胀满，下引少腹，多发暴痛，不可反侧。肺气上逆则心胁满，大肠气下陷则少腹满。肺气右降，逆而不降则右胁暴痛，不可反侧。咽喉干燥，面色晦暗，呈现恶象。金主五气，金郁将发，燥气先动，山泽焦枯，露凝为霜，卤凝为硝。当其主时之际，夜零白露，林莽声凄，这是燥金怫郁的先兆。

丙辛太阳寒水不及，被土气克制太甚，郁极而发，其发如何？水郁而发则阳气退避，阴寒之气大行，寒气降临川泽，严寒凝肃，寒雾结为霜雪，甚则水土合气，土黄水黑，天空昏翳，黄黑之气流行于冬春气交之际，霜降刑杀草木，从此可以看出是妖是祥，此为气变之象。民感寒邪，水火相激而心痛，腰椎疼痛，关节不利，屈伸不便，多患手足厥冷，腹满痞坚。水郁将发，寒气先动，阳光不治，天空积聚沉阴，白埃昏瞑。发作的时令在君相二火前后，火胜则水复，太虚暗黑，犹如散麻，隐约可见，这是水郁将发的先兆。

丁壬木郁之发，有气象，有气变，有民病，有先兆。木虚被金克制太甚，郁极而发，其发如何？木郁发作则风气大行，太虚尘土飞扬，云物扰动，大风吹揭屋茅，摧折树木。民病胃脘当心而痛，上支两胁，胸膈咽塞不通，饮食难下，甚则耳鸣目眩，昏愦不识人，善暴僵仆。木郁将发，风气先动，太虚苍埃，天山一色，尘气苍茫，迷漫天空山川。或为浊色黄黑，郁若横云不雨。这是木郁发作的征象。木郁发无常，凡四时之内，野草倒伏，柔叶吹翻露出阴面，高山岩岫疾风之声如松吟虎啸，这都是木郁发作的先兆。

戊癸火郁之发，有气象，有气变，有民病，有先兆。火虚被水克制太甚，郁极而发，其发如何？太虚如火曛昏翳，日月不能彰其明，炎火流行，大暑节气到来之后，山泽之间如燔如燎，树木流津，烈日暴晒，土地浮现盐卤如霜，塘水减少，蔓草焦黄，炎火害物，惑言大起，湿气延后施化。民病少气，疮疡，痈肿，胁腹胸背面部四肢胀满，疮疡痱疹。火性上炎则呕逆，火伤筋则瘛疭而抽掣，火伤骨则骨痛而强，火伏于关节则肢节有动，火在大肠则注下，火入少阳则温疟，火实于腹则暴痛，火入于脉则血溢血泄，火烁阴津则精液少，火入于肝则目赤，火入于心则心热，火炎于上则瞀闷，火怫膻中则懊㤓，火性急速则暴死。郁发之际，热气先动，百刻方终，天气大温，汗濡玄府。君火主二气，相火主三气，郁极而发，后时而动，故在四气。动极复静，阳极阴生，湿令敷布，万物化成。花开之时，河川结冰，但是朝南的池泽，阳气蒸腾，这是二火怫郁的先兆。

五郁发作都有先兆，而后才发生报复之气，物极则变，郁到极度报复就会发生。土、金、火之郁暴发，各有其时。火郁发于四气，金郁发于五气，木气无常，水郁发于二火前后。所以要谨慎地观察郁发的时令，那么疾病产生的原因就可以推知。如果不知道五行的时令与其所主的六气，就不知道六气生化收藏的常政。

　　五郁之发，郁微则发微，微者在其本气；郁甚则发甚，甚者则兼见其下承之气。如水位之下，土气承之，水发而见雹雪是兼土，雹雪象土之坚成；土位之下，木气承之，土发而见飘骤是兼木，风主飘骤；木位之下，金气承之，木发而见毁折是兼金，金主杀伐；金位之下，火气承之，金发而见明耀是兼火，火主明耀；火位之下，水气承之，火发而见曛昧是兼水，水色玄昧。征验其下承之气，而郁发是轻微还是严重就可以知道了。天地有五运之郁，人身有五脏之应，郁则结聚不行，导致当升不升，当降不降，当化不化，而郁病发作。郁极之治，木喜升散，郁则达之；火喜炎上，郁则发之；土喜冲虚，郁则夺之；金喜清肃，郁则泄之；水喜静顺，郁则折之，皆以调气为主，气调则郁自开。郁极邪聚气实则为太过之病，过者畏泻，所以泻之。

第七章　五运六气三十纪的实质　▷▷▷

第一节　五运三十纪的实质

一、干支纪气、运

六气在上，五运在下，上下相临，六气与五行同气相求，以时序按时而至为平气，非其位而有其气为邪气。邪气从异于常气的程度来分，是太过与不及；从邪的性质来分，有正邪、微邪、实邪、虚邪、贼邪，总计有五邪。五运上临六气，理论上每一运都可能临六气，这样五运六气上下相临共有 30 种情况。有余而往，不足随之；不足而往，有余从之。司天在上太过，那么在下与其相承制之气不及，故太过有十五，不及有十五。司天在上，在泉下承而制之，亢而无制则为害，害则灾病生，故司天在上，承制之气在下，运在其中，太过与不及，其病多涉及三脏。治疗的原则，按照司天之气、中运之气、下承之气，以四气、五味针对性地用药调治。五行临六气，有正化，有太过与不及的邪化，它们都可以据斗历占之；人与天地之气相应，六腑在表上应六气，五脏在里外合五行，所以人的脉、色与四时六气相应，以色观之，以脉切之，以定病在何位，邪从何来，以此确定疾病是痊愈还是病情加剧，以此决断疾病是可治还是不可治。

任何一个理论或者学说，其发展到成熟与高级阶段的标志之一，是以符号的形式抽象概括其理论体系，中医理论也是如此。五行以土为尊，天干纪五行自土开始。十干之中，甲乙丙丁戊为阳，纪六气与六腑；己庚辛壬癸为阴，纪五行与五脏，阴阳相错从土开始，则甲己土，乙庚金，丙辛水，丁壬木，戊癸火。十二地支纪六气，子丑寅卯辰巳为阳，午未申酉戌亥为阴，两支阴阳相合自火开始，则子午少阴热，丑未太阴湿，寅申少阳暑，卯酉阳明燥，辰戌太阳寒，巳亥厥阴风。古人借鉴干支纪年月的方法纪五运六气，以天干地支这种符号的方式来概括说明天六气与地五行即气与运之间的相互影响，其本质是揭示致病的病因，阐述五脏六腑之间的生克制化关系。六气作为病因，并非是纯粹的自然界的天气异常，因为人与天地一体，实际上是说明人身体的五脏六腑气血阴阳的异常。把古人纪岁时的天干地支符号代入人体的五脏六腑三阴三阳，就明白了五运六气的真正内涵。天人合一，首先通过三阴三阳把人体的手足与五脏六腑结合起来，以确定病位。三阴三阳有六，而五脏六腑合心包络有十二，古人常常用三阴三阳来纪，这就需要我们能举一反三，言足经知道手经，言手经知道足经。三阴纪脏：子午少阴，子足少阴与午手少阴合；丑未太阴，丑足太阴与未手太阴合；巳亥厥阴：巳足厥阴与亥手厥阴合，五脏外连六腑而为六。三阳纪腑：寅申少阳，寅足少阳与申手少阳合；卯酉阳明，卯足阳明与酉手阳明合；辰戌太阳，辰足太阳与戌手太阳合，六腑内连五脏而为六。其次，把五运六气与五脏六腑阴阳表里结合起来：三月小肠热——四月心君火；五月三焦暑——六月心包相火；七月胃湿——八月脾土；九月大肠燥——十月肺金；十一月膀胱寒——十二月肾水；正月胆风——二月肝木。天地之气相临，就是脏腑表里相合，手足上下相连。气临运有太过与不及，则五行五脏有盛衰虚实之变，虚者多寒，实者多热。对于人来说，就是表实者里必虚，里实者表必虚，虚者补之，实者泻之，热者寒之，寒者热之。

干支纪年与干支纪五运六气有本质区别：干支纪年是用天干与地支相错纪年的方法。天干十个：甲乙丙丁戊己庚辛壬癸；地支十二个：子丑寅卯辰巳午未申酉戌亥。天干分别与地支相配，第一轮十个分别是：甲子、乙丑、丙寅、丁卯、戊辰、己巳、庚午、辛未、壬申、癸酉，这样经过六轮达到天干与地支完全相配，一轮可以纪六十年。因每轮以"甲"开头，又称"六十甲子"，或"六十花甲"。而中医理论用天干地支纪五运六气完全不同于干支纪年的方法，中医理论是用十天干纪五行，由于五行只有五个，所以两干纪一行，分别是：甲己土、乙庚金、丙辛水、丁壬木、戊癸火。用十二地支纪六气，由于六气有六个，所以两支纪一气，分别是：子午热、丑未湿、寅申暑、卯酉燥、辰戌寒。天阳化气，气动不居；地阴成形，静而守位。五行守五方，恒古不变，而五行所临的六气则有常有变。以东方木为例，木为丁壬，风温下临东方木位，风为巳亥，则天地之气相合为丁巳丁亥；如果是热气下临木位，热为子午，则是壬午壬子；如果是暑气下临木位，暑为寅申，则是壬申壬寅；如果是长夏湿气下临东方木位，湿为丑未，则是丁丑丁未；如果是西方燥气下临木位，燥为卯酉，则是丁卯丁酉；如果是北方的寒气下临东方木位，寒为辰戌，则是壬辰壬戌。以上六气临木位或者说临木运，除了风气与木是同气相求为天符之外，其他五气临木位皆是非其位而有其气，为邪气，从木位前方君火、相火来的是实邪，从水位来的是虚邪，从木所胜的土位来的是微邪；从木所不胜的金位来的是贼邪。《素问·五运行大论》曰："先立其年，以知其气。"立其年，就是用天干确定一年中五行的运位，运位定了之后，就知道下临的六气是常气还是邪气。干支纪五运六气，是用符号的方式概括地揭示运位与气之间的上下表里之变，今人对此已经十分陌生，大多附会为纪年的方法，以定式解六气之变（表7-1）。

表7-1 天干地支纪气、运

月	正月	三月	五月	七月	九月	十一月
六气	巳亥厥阴风	子午少阴热	寅申少阳暑	丑未太阴湿	卯酉阳明燥	辰戌太阳寒
手足	甲胆足少阳	丙小肠手太阳	丙三焦手少阳	戊胃足阳明	庚大肠手阳明	壬膀胱足太阳
月	二月	四月	六月	八月	十月	十二月
五行	丁壬东方木	戊癸东南君火	戊癸南方相火	甲己西南土	乙庚西方金	丙辛北方水
手足	乙肝足厥阴	丁心手少阴	丁心包络手厥阴	己脾足太阴	辛肺手太阴	癸肾足少阴

《素问·六元正纪大论》：帝曰：善。五运气行主岁之纪，其有常数乎？岐伯曰：臣请次之。

甲子甲午岁，上少阴火，中太宫土运，下阳明金。热化二，雨化五，燥化四，所谓正化日也。其化上咸寒，中苦热，下酸热，所谓药食宜也。

乙丑乙未岁，上太阴土，中少商金运，下太阳水。热化寒化胜复同，所谓邪气化日也。灾七宫。湿化五，清化四，寒化六，所谓正化日也。其化上苦热，中酸和，下甘热，所谓药食宜也。

丙寅丙申岁，上少阳相火，中太羽水运，下厥阴木。火化二，寒化六，风化三，所谓正化日也。其化上咸寒，中咸温，下辛温，所谓药食宜也。

丁卯丁酉岁，上阳明金，中少角木运，下少阴火。清化热化胜复同，所谓邪气化日也。灾三宫。燥化九，风化三，热化七，所谓正化日也。其化上苦小温，中辛和，下咸寒，所谓药食宜也。

戊辰戊戌岁，上太阳水，中太徵火运，下太阴土。寒化六，热化七，湿化五，所谓正化日也。其化上苦温，中甘和，下甘温，所谓药食宜也。

己巳己亥岁，上厥阴木，中少宫土运，下少阳相火。风化清化胜复同，所谓邪气化日也。灾五宫。风化三，湿化五，火化七，所谓正化日也。其化上辛凉，中甘和，下咸寒，所谓药食宜也。

庚午庚子岁，上少阴火，中太商金运，下阳明金。热化七，清化九，燥化九，所谓正化日也。其化上咸寒，中辛温，下酸温，所谓药食宜也。

辛未辛丑岁，上太阴土，中少羽水运，下太阳水。雨化风化胜复同，所谓邪气化日也。灾一宫。雨化五，寒化一，所谓正化日也。其化上苦热，中苦和，下苦热，所谓药食宜也。

壬申壬寅岁，上少阳相火，中太角木运，下厥阴木。火化二，风化八，所谓正化日也。其化上咸寒，中酸和，下辛凉，所谓药食宜也。

癸酉癸卯岁，上阳明金，中少徵火运，下少阴火。寒化雨化胜复同，所谓邪气化日也。灾九宫。燥化九，热化二，所谓正化日也。其化上苦小温，中咸温，下咸寒，所谓药食宜也。

六气临五运有 30 种情况，以天干来纪的话需要临三轮，现在我们举例分析第一轮十干所纪六气与五行相临的情况及其本质，其他两轮 20 种情况大家可以依法类推。

1. 甲子甲午岁 岁、纪，都是古代纪时之称，可以纪年，可以纪月，可以纪日，由于古代医家没有为纪六气发明专用的词，就借用干支纪气，或曰岁，或曰纪。地气静而守位，天气动而不居，六气下临五行从甲己土开始，六气在上自少阴热开始，子午少阴热气下临甲土，就是甲子甲午。从自然气候来说，以南政即圣人面南坐以观六气，西南方甲己土运之位当湿气下临，而春夏之间的少阴热加临，气与运位不相得。天有五运六气，人也有五运六气，就人体的脏腑表里来说，脾与胃脏腑表里以和为平，脾所临的不是湿气，而是热气，这是表里之气阴阳不和，气不和则造成疾病。非其位而有其气牵涉了三个方面：在上的少阴热气，少阴热下临的甲己土运，以及在下与少阴热相承制的阳明燥金。古人的表述是上少阴火,中太宫土,下阳明金。甲阳为太,以宫、商、角、徵、羽五音纪五行则土为宫,故曰太宫。上少阴火:地二生火,故热化二;太宫土运:天五生土,土气雨湿,故雨化五;下阳明金:地四生金,金气燥,故燥化四。这是上少阴、中土运、下阳明三者之间的正常变化,又叫正化,所谓的正化日。治疗原则:少阴在上化热,热亢则宜以水之咸寒治之;太宫土在中化湿,脾恶湿,湿胜则宜以火之苦热燥之;在下的阳明化燥,其性清凉而主收,燥胜宜以酸热治之,这是调治所适宜的药、食之气与味。

2. 乙丑乙未岁 乙庚为五行金,以五音纪为商,丑未为太阴湿。甲阳为太,则乙阴为少,太为太过,少为不及,太过与不及交替。西南方的太阴湿气下临金位或者说金运,金为少商,这是气与运不相得。太阴司天在上,太阳下承,故上太阴湿土,中运阳明燥金,下太阳寒水。在五运六气三十运中,太为常化或者说正化,所以太过之运无胜复,不及之运则有胜复。少商金运不及则火乘犯之,故有火胜之热化;火克金太甚,金之子水报复则有水复之寒化,热化、寒化都不是金运的常化,而是邪化,所以谓邪化日。七宫,西方兑宫金位,金运不足火刑之叫灾七宫。上太阴土:天五生土,故湿化五;中少商金:地四生金,金气清,故清化四;下太阳水:天一生水,地六成之,水之气寒,故曰寒化六。太阴在上化湿,则宜以火之苦热治之;金运在中其气燥,则宜以木味之酸和治之;太阳在下其气寒,则宜以甘热治之,这就是调治所适宜的药、食之气与味。

3. 丙寅丙申岁 丙辛为水,以五音纪为羽,寅申为少阳暑。南方少阳相火暑气下临北方丙辛水位,气与运不相得。少阳司天在上,厥阴在泉下承,中太羽水运。少太交替,故丙水为太羽。上少阳相火:地二生火,故火化二;中水运:天一生水,地六成之,水气寒,故寒化六;下厥阴木:少阳在上则厥阴在下,厥阴为风木,天三生木,故风化三。少阳在上化火,宜以水之咸寒治之;水运居其中,宜以咸温治之;厥阴在下化风,宜以辛温治之。这就是调治所适宜的药、食之气与味。

4. 丁卯丁酉岁 丁壬木,以五音纪为角,卯酉为阳明燥。西方卯酉阳明燥气下临东方丁壬木位,气与运不相得。少太更替,丙为太,丁为少,故曰少角。卯酉阳明司天在上,少阴君火下承,中为丁壬木运。木运不足,则金之清化胜,有胜就有复,木之子少阴君火热起而报复。清化与热化都是木运的邪化,所以谓邪化日。三宫,东方震宫木位,金胜木败,曰灾三宫。上阳明金:地四生金,天九成之,金气燥,故曰燥化九;中少角木运:天三生木,故曰风化三;下少阴火:地二生火,天七成之,火之成数为七,故曰热化七。上阳明之气清燥,治宜苦与小温;中木风不及治宜辛和,助其调达;下少阴火治宜咸寒,这是调治所适宜的药、食之气与味。

5. 戊辰戊戌岁 戊癸火,辰戌太阳寒,以五音纪火为徵,太徵表示太过。北方太阳寒气下临南方火位,气与运不相得。太阳司天在上,则太阴下承,故曰上太阳寒水,下太阴湿土,中为火运。上太阳水:六为水的成数,故寒化六;中火运:七为火的成数,故热化七;下太阴土:天五生土,故湿化五,这是上太阳寒水、中火运、下太阴湿土的常化,或者说正化。太阳在上司天化寒,寒则热之,治宜苦温;火运在中化热,治宜甘味调和；太阴在下化湿，治宜甘温，这是调治所适宜的药、食之气与味。

6. 己巳己亥岁 甲己为土，以五音纪土为宫，少宫为不及。巳亥为厥阴风，东方厥阴风气下临西南风的甲己土运，气与运不相得。厥阴司天在上，则少阳在下，故上厥阴风木，下少阳相火，中太阴土运。土运不及，始则木之风化胜，继则金之清化报复，胜气风与复气清，不是上司天、中运、下在泉的常化而是邪化，所谓邪化日。五宫，中央土位，土不及木胜克之，故曰灾五宫。上厥阴木：天三生木，厥阴司天其化风，故曰风化三；中土运：五为土之数，其气湿，故湿化五；下少阳相火：火之成数七，故火化七。风化、湿化、火化，为上司天、中土运、下在泉的正化，所谓正化日。厥阴在上化风，治宜辛凉；土运在中其化湿，治宜甘和；少阳在下化火，治宜咸寒，这是调治所适宜的药、食之气与味。

7. 庚子庚午岁 乙庚为金，以五音纪五行金为商，太商为太过。子午为少阴热，东南方的少阴热气下临西方金位，气与运不相得。上少阴火：少阴火热司天在上，火之成数七，故曰热化七；下阳明金：少阴在上则阳明下承，中运阳明金，阳明气燥清，金的成数九，故曰清化九，燥化九，此为上中下三气的正化。少阴君火在上化热，治宜咸寒；金运在中其气燥清，治宜辛温；阳明在下化清，治宜酸温，这是调治所适宜的药、食之气与味。

8. 辛未辛丑岁 丙辛为水，以五音纪五行水为羽，不足曰少羽。西南方的丑未太阴湿气下临北方丙辛水位。太阴司天在上，太阳下承。水运不及，始则土之雨化胜，继则木之风化复，胜气雨湿与复气风不是常化之气，而是邪化，所谓邪气化日。一宫，北方坎宫水位。天一生水，土胜水败，曰灾一宫；太阴湿气在上，土之数五，故雨化五；水运在中而不及，一为水的生数，故曰寒化一。这是上太阴湿气、中水运、下太阳寒的正化。太阴在上其化湿，治宜苦热；水运在中其化寒，治宜火之味苦和；太阳在下其化寒，治宜火之气热，这是调治所适宜的药与食之气与味。

9. 壬申壬寅岁 丁壬为木，其音角，太过曰太角。寅申为少阳暑。南方的少阳暑气下临东方丁壬木位。少阳司天在上，厥阴下承，故上为少阳暑气，中木运太过，下厥阴风气。火气在上，故火化二；木运在中而太过，又厥阴风木下承，二木相合，风化多；木之成数八，故风化八。少阳相火在上其化火，治宜水之咸寒；木运在中其化风，治宜木之酸和；厥阴在下其化风，治宜金之辛凉，这是调治所适宜的药、食之气与味。

10. 癸卯癸酉岁 戊癸为火，火合五音为徵，火不及曰少徵。卯酉为阳明燥，西方的卯酉阳明燥气下临南方戊癸火位，气与运不相得。阳明司天在上，少阴下承，故上阳明燥，中火运，下少阴热。火运不及，始则水之寒化胜，水克火太甚则火之子土雨起而报复，报复之气非司天、中运、在泉的正化，故谓邪化。九宫，南方离宫火位，火不及水胜，火败曰灾九宫。地九生金，金气燥，故燥化九；火运在中而不及，少阴君火在泉，火之生数二，故热化二，此所谓正化。阳明在上其化燥，治宜苦小温；火运在中其化热，治宜咸温；少阴在下其化热，治宜咸寒，这是调治所适宜的药、食之气与味。

二、五运三十纪的本质分析

天干纪五行，五行合五脏，提示运位；地支纪六气，六气合六腑，提示病因；干支纪五运六气旨在揭示病因病位以及邪气的性质。前面分析了十干与地支配，也就是五运与下临的六气相合的情况，加上后面两个十干，囊括了五行与六气相临的全部 30 种情况。这里以木运临六气或者说六气下临东方木位为例，阐述五运六气三十纪的本质是阐释脏腑的表里关系，木运与六气相临，旨在揭示肝木与胆风、小肠热、三焦暑、胃湿、大肠燥、膀胱寒相合而产生的常与变，以及疾病的病因与性质。

《素问·六元正纪大论》：丁卯丁酉岁，上阳明金，中少角木运，下少阴火，清化热化胜复同，所谓邪气化日也。灾三宫。燥化九，风化三，热化七，所谓正化日也。其化上苦小温，中辛和，下咸寒，所谓药食宜也。

壬申壬寅岁，上少阳相火，中太角木运，下厥阴木，火化二，风化八，所谓正化日也。其化土咸寒，中酸和，下辛凉，所谓药食宜也。

丁丑丁未岁，上太阴土，中少角木运，下太阳水，清化热化胜复同，邪气化度也。灾三宫。雨化五，风化三，寒化一，正化度也。其化上苦温，中辛温，下甘热，药食宜也。

壬午壬子岁，上少阴火，中太角木运，下阳明金。热化二，风化八，清化四，正化度也。其化上咸寒，中酸凉，下酸温，药食宜也。

丁亥丁巳岁，上厥阴木，中少角木运，下少阳相火，清化热化胜复同，邪气化度也。灾三宫。风化三，火化七，正化度也。其化上辛凉，中辛和，下咸寒，药食宜也。

壬辰壬戌岁，上太阳水，中太角木运，下太阴土。寒化六，风化八，雨化五，正化度也。其化上苦温，中酸和，下甘温，药食宜也。

凡此定期之纪，胜复正化，皆有常数，不可不察。故知其要者一言而终，不知其要，流散无穷，此之谓也。

1. 丁卯丁酉岁　丁为木，木音角，不及曰少角。以地支纪六气，卯酉为阳明燥，丁卯丁酉岁即西方卯酉阳明燥下临东方木运。以君位观三阴三阳，阳明在上则少阴在下，这样就出现了上阳明司天、中厥阴木运、下少阴在泉三者之间的关系。六气临五运有常有变，常是气与运相得为正化，比如厥阴风下临东方春木，风气临木运，这是有其位而临其气，是为常化或者说正化。如果临非其气，这是运与气不相得，气不相得就是变，变其常就会造成灾病，变化小则病轻微，变化大则病危重，变极则物变人亡。卯酉阳明燥下临丁壬木，如果把五行的生克制化与五脏之间的生克制化一起讲的话，肝木少角不及，"不及则所胜妄行，而所生受病，所不胜薄之"。不及出现三种情况：一是其所胜之气乘虚而妄行；二是其子受病；三是被其所不胜之气乘犯。肝木不足，会出现肺金凌木，秋金气清凉，所谓清化；肺金凌乘肝木太甚，肝木之子心火报母之仇，火性热，所谓热化。这里的火热化、金清化不是正常的气候，所以叫邪化日。肺金克肝木，以五邪来论，是从肝木所不胜的肺金来，从克我者来是贼邪来犯。

2. 壬申壬寅岁　壬为木，其音角，太过曰太角。需要说明的是，《素问·六元正纪大论》言五行太过没有复，而张介宾等医家认为有胜就有复，轻重不同而已。南方的寅申少阳暑气下临东方壬木运。少阳司天在上，厥阴在地下承，构成了上少阳暑、中木运、下厥阴风三者之间的关系。东方木运当临春天的温风，而南方的少阳暑气下临，这是运位与气不相得。从五邪来看，病邪是从前一个气候特征来，从前来的为实邪。

3. 丁丑丁未岁　丁壬为木，其音角，不及曰少角，丑未为太阴湿。丁丑丁未岁揭示，值东方木运之时，而下临的是太阴湿气，这样就形成了上太阴司天、中木运、下太阳寒三者之间的关系。东方木当临和暖的春风，而不当临西南方蒸热的湿雨，这也是运与气不相得。木不及则金清之气胜，故有清化；燥金克木太甚则有木之子火的报复，故有热化，清、热皆非正常之化，故曰邪化。从五邪来分析，临木运之邪为太阴湿，木克土，邪从己所胜来为微邪。

4. 壬午壬子岁　壬为木，其音角，太过不及相互交替，太角为太过，子午为少阴热，东南方的热气下临东方木位。少阴司天在上，中木运，阳明在泉下承。火热临春天木位，气与运不相得。从五邪来看，风木在正月二月，火热在三月四月，邪从风木之前的运位来，邪从前来为实邪。

5. 丁亥丁巳岁　丁壬为木，不及为少角，巳亥为厥阴风，风气下临东方木运，气与运相得，也就是所谓天符。厥阴司天在上，少阳在泉下承，木运在中。风与木虽然气与运相得，但是木不及，始则金清之气胜克之，继而木之子火报母仇而有热复，清、热非正化故曰邪化。从五邪的角度看，是本经本位之病，为正邪。

6. 壬辰壬戌岁　壬为木，太过为太角，辰戌太阳寒。北方太阳寒气下临东方木位，这样形成了上太阳寒气司天，木运在中，太阴湿在泉下承。寒气临木运为不相得，不相得之气为变，为邪。从邪来的方向看，寒是上一年十一月十二月之气，是从风木位之后的冬寒来，从后来者为虚邪。

上面分析了六气分别临木运的实质，除了同气相求的天符，其他五气临木运都是邪气，就发病的性质来分，有正邪，有实邪，有微邪，有贼邪，有虚邪。土、火、金、水四运都可以按照上面的方法来分析。五运合五方有定位，而六气为阳，躁动不居，所以每一运从理论上都可能临六气，而只有其中一气与下临的运位相得，就是气与运同气相求，以时序而至的平气。气有太过与不及，则五行五脏有盛衰实虚之变。一年之中有六气，每一气时至而气至为正化，非其位而有其气则为邪气。理论上一运可能临六气，五行合六气总共有三十种情况，司天在上太过，则下承之气不及，故太过有十五种，不及有十五种情况。司天在上，在泉在下，运在其中。治疗的原则是按照司天之气、在泉之气、中运之气，分别以温凉寒热四气，酸苦甘辛咸五味针对性地用药调之。虽然六气变化产生各种疾病，但是就其来源与病性来说，不外是五邪相干，所以，知道其中的要领，一句话就能解释清楚，不知其要领，头痛医头脚痛医脚，贻害无穷，说的就是这个道理。

三、六气临五运 30 种表解

见表 7 – 2。

表 7 – 2　六气临五运 30 种

序号	天干纪运	地支纪气	干支纪运	运、气	司天、在泉
1	甲己土	子午少阴热	甲子甲午	土 – 热	少阴在上 – 阳明在下
2	乙庚金	丑未太阴湿	乙丑乙未	金 – 湿	太阴在上 – 太阳在下
3	丙辛水	寅申少阳暑	丙寅丙申	水 – 暑	少阳在上 – 厥阴在下
4	丁壬木	卯酉阳明燥	丁卯丁酉	木 – 燥	阳明在上 – 少阴在下
5	戊癸火	辰戌太阳寒	戊辰戊戌	火 – 寒	太阳在上 – 太阴在下
6	甲己土	巳亥厥阴风	己巳己亥	土 – 风	厥阴在上 – 少阳在下
7	乙庚金	子午少阴热	庚午庚子	金 – 热	少阴在上 – 阳明在下
8	丙辛水	丑未太阴湿	辛未辛丑	水 – 湿	太阴在上 – 太阳在下
9	丁壬木	寅申少阳暑	壬申壬寅	木 – 暑	少阳在上 – 厥阴在下
10	戊癸火	卯酉阳明燥	癸酉癸卯	火 – 燥	阳明在上 – 少阴在下
11	甲己土	辰戌太阳寒	甲戌甲辰	土 – 寒	太阳在上 – 太阴在下
12	乙庚金	巳亥厥阴风	乙亥乙巳	金 – 风	厥阴在上 – 少阳在下
13	丙辛水	子午少阴热	丙子丙午	水 – 热	少阴在上 – 阳明在下
14	丁壬木	丑未太阴湿	丁丑丁未	木 – 湿	太阴在上 – 太阳在下
15	戊癸火	寅申少阳暑	戊寅戊申	火 – 暑	少阳在上 – 厥阴在下
16	甲己土	卯酉阳明燥	己卯己酉	土 – 燥	阳明在上 – 少阴在下
17	乙庚金	辰戌太阳寒	庚辰庚戌	金 – 寒	太阳在上 – 太阴在下
18	丙辛水	巳亥厥阴风	辛巳辛亥	水 – 风	厥阴在上 – 少阳在下
19	丁壬木	子午少阴热	壬午壬子	木 – 热	少阴在上 – 阳明在下
20	戊癸火	丑未太阴湿	癸未癸丑	火 – 湿	太阴在上 – 太阳在下
21	甲己土	寅申少阳暑	甲申甲寅	土 – 暑	少阳在上 – 厥阴在下
22	乙庚金	卯酉阳明燥	乙酉乙卯	金 – 燥	阳明在上 – 少阴在下
23	丙辛水	辰戌太阳寒	丙戌丙辰	水 – 寒	太阳在上 – 太阴在下
24	丁壬木	巳亥厥阴风	丁亥丁巳	木 – 风	厥阴在上 – 少阳在下
25	戊癸火	子午少阴热	戊子戊午	火 – 热	少阴在上 – 阳明在下
26	甲己土	丑未太阴湿	己丑己未	土 – 湿	太阴在上 – 太阳在下
27	乙庚金	寅申少阳暑	庚寅庚申	金 – 暑	少阳在上 – 厥阴在下
28	丙辛水	卯酉阳明燥	辛卯辛酉	水 – 燥	阳明在上 – 少阴在下
29	丁壬木	辰戌太阳寒	壬辰壬戌	木 – 寒	太阳在上 – 太阴在下
30	戊癸火	巳亥厥阴风	癸巳癸亥	火 – 风	厥阴在上 – 少阳在下

第二节　六气三十六纪的实质

一、太阳之政

（一）太阳寒气临五运

一年中天气的变化，按照人们对空气的寒热感觉来划分，从正月的春天到冬天，正常的变化顺序是温、热、暑、湿、燥、寒六个气候段；六气在一年中所处的时间段用三阴三阳纪是正月二月厥阴风，三月四月少阴热，五月六月少阳暑，七月八月太阴湿，九月十月阳明燥，十一月十二月太阳寒。六气以地支纪是子午少阴热，丑未太阴湿，寅申少阳暑，卯酉阳明燥，辰戌太阳寒，巳亥厥阴风（温）。六气以三阴三阳来纪的话，又可以叫太阳之纪，厥阴之纪；或者太阳之岁，厥阴之岁；或者厥阴之政，太阳之政；用地支纪，可以叫辰戌之岁，巳亥之岁等。同一概念，古人在行文中会不断地变化运用，避免用词的重复，以示作文技巧的高超。风热暑湿燥寒是一年中六个气候特点的概括，功能是生长化收藏。气为阳，变动不居，按照时序正常的变化叫正化；异常的变化是太过与不及，太过为胜，有胜就有复，治疗则以胜其之气与味调之。五运与六气或相得，或不相得，运与气相临错综不一。学习中医理论要通天之理，天之理即六气；明白地之纪，地之纪就是五行的生克，治疗的原则是通过调六气的偏胜而造成的五运之盛衰偏亢，使天地之气上下和德，脏腑表里阴阳和谐。

《素问·六元正纪大论》：帝曰：愿夫子推而次之，从其类序，分其部主，别其宗司，昭其气数，明其正化，可得闻乎？岐伯曰：先立其年，以明其气，金木水火土运行之数，寒暑燥湿风火临御之化，则天道可见，民气可调，阴阳卷舒，近而无惑，数之可数者，请遂言之。

帝曰：太阳之政奈何？岐伯曰：辰戌之纪也。

太阳　太角　太阴　壬辰壬戌，其运风，其化鸣紊启拆，其变振拉摧拔，其病眩掉目瞑。

太阳　太徵　太阴　戊辰戊戌同正徵，其运热，其化暄暑郁燠，其变炎烈沸腾，其病热郁。

太阳　太宫　太阴　甲辰岁会同天符　甲戌岁会同天符，其运阴埃，其化柔润重泽，其变震惊飘骤，其病湿下重。

太阳　太商　太阴　庚辰庚戌，其运凉，其化雾露萧瑟，其变肃杀凋零，其病燥，背脊胸满。

太阳　太羽　太阴　丙辰天符　丙戌天符，其运寒，其化凝惨凛冽，其变冰雪霜雹，其病大寒留于溪谷。

天地之气上下相临，有什么规律，可以让人没有疑惑呢？六气临五行，有化有变，以天干纪五行，土为贵，故甲己为土，其音宫；乙庚为金，其音商；丙辛为水，其音羽；丁壬为木，其音角；戊癸为火，其音徵，五行以类而分，其运行先后有序。地支纪六气，以君为贵，三阴三阳各有宗司，子午少阴司天宗热，寅申少阳司天宗暑，丑未太阴司天宗湿，卯酉阳明司天宗燥，辰戌太阳司天宗寒，巳亥厥阴司天宗风（温），六部之气以此分别。六气以类相列，各有其部位，当其位行其气为正化，非其位而行其气为邪气。如何确定气非其位，是外来的邪气呢？原则是"先立其年，以明其气"，年指岁月，时间。天干地支可以纪年，也可以用来纪一年中的六气与五运上下相临，比如甲子甲午，甲己为土，子午为少阴热，甲子甲午就是少阴热气下临西南方的土位；乙庚为金，丑未为太阴湿，乙丑乙未就是太阴湿气下临西方的金位等等。"立其年"就是用干支纪年的方法纪五运六气的上下相临，以天干定五运五脏，以地支定六气六腑，这样就可以确定何气临何运，或者说何气临何脏，是气与运相得还是不相得，也就是腑气与脏位是否同气相求。比如太阳寒气司天就是辰戌太阳，寒气临肝木是壬辰壬戌，寒气临心火是戊辰戊戌，寒气临脾土是甲辰甲戌，寒气临肺金是庚辰庚戌，寒气临肾水丙辰丙戌，这样木火土金水运行的顺序，风热暑湿燥寒下临五行是正化还是邪化，气与运的变化规律就清晰可见，人们的病气就可以据此调治，使偏亢偏衰的阴阳之气得以平衡，医生不再有疑惑。

太阳之政，从字面上讲就是太阳寒水司天，如果用自然气候来比况，就是十一月十二月辰戌太阳寒主天时。太阳司天在上则太阴下承，承则制。岁、年、纪都是古代的纪时单位，由于古代医家没有创造专门纪六气时间单位的词，就借用干支纪年的方法来纪六气临五运。中医理论研究五运六气，是用天地之理来阐述人的病因与病机。天六气与地五行是最大的阴阳，气与运相临，和则生，乖则病。人与天地之气相应，五运化生五脏属内，六气化生六腑、三阴三阳、十二经络属外。六气五行的正化与邪化，实质是五脏六腑、三阴三阳、气与血阴阳之间的种种变化，它用来揭示疾病的病因是在内还是在外，病位是在五脏还是六腑，在三阴经还是三阳经，在气分还是血分，病性是虚还是实，病状是寒还是热，并据此指导临床用药治疗。运有定而气无定，所以气临运有常有变。运有定是指一年之中，总是东方春木位、东南春夏之交君火位、南方相火位、西南夏秋之交土位、西方秋金位、北方冬水位。从理论上讲，每一个方位或者说每一运在极端情况下，除了以时序而下临的常化天符之外，还有可能遇到其他五气。五运有五，六气有六，五六相合计三十种情况。正是因为古人用纪年的干支纪五运六气，部分人把运气学说附会成是以干支相错，预测未来三十年、六十年、三百年，六百年甚至万世万年恒久不变的疾病流行的学说。

天地之气相临有两种表述方式：一是以五运为主，逐一论述每一运所临六气的常与变及治疗，这是前面五运三十纪所论述的内容；一是以六气为主，逐一论述每一气临五运的常与变，这是本节论述的内容。《素问·六元正纪大论》按照古人对自然规律的认识，天行有常，总体是平衡的，气有异常的话，有多就有少，所谓"有余而往，不足随之"，太过与不及总是有规律地交替。太过者其化生皆兼他位，如木太过发生之纪，其色青、黄、白，其味酸、甘、辛，即表示肝木太过，在五色的观察点上是肝青、脾黄、肺白；在调治方面是肝酸、脾甘、金辛；在脏位上，除了本位肝木之病，还兼脾土、肺金之病。其变则是己所胜之脏有病，所谓"风气大来，木之胜也，土湿受邪，脾病生焉"。《素问·六元正纪大论》中太气有胜无复，这是因为胜是本气有余而胜，不为他气报复。但是张介宾等医家认为，本气有余之胜，也会出现复气的情况，这是因为"不恒其德，则所胜来复"。不及者其化生也兼他位，如木不及委和之纪，还兼土位与金位；其变病则是己所不胜者乘虚胜之而本脏病，胜极则己所生者报复其胜，而胜者之脏也病，如木不及则金胜之而肝病，肝木之子火复金仇而肺也病，其胜是乘我之虚而胜，胜的根本不牢固，所以为他气报复。有太过的太气，就有不及的少气，这样六气临五运太气者三，少气者三，合计六六三十六种情况，如果把君火、相火同治合二为一，实际上也是三十种情况。

　　判断六气下临五方五位，也就是气与运是否相得的方法，要先立其年，以明其气。按照旧解，太阳纪岁的话，这一年都是辰戌太阳寒气司天，一年皆寒。我们认为，中华先民所居住的长江黄河流域，气候四季分明，没有全年皆寒或者全年皆热的情况，更不可能在这六十年、六百年、六千年甚至六万年中，只要是干支纪年的辰戌年，都是寒气流行。天行有常，不会因为人类用了干支纪年，就固定流行这六种气候。需要指出的是，辰戌并不是干支相错的纪年法，古人不用两个地支纪年。更重要的是，天气阳地气阴，气总是在变动，不仅一年四时之气不可能完全相同，一天之气也在变动。附会干支所纪的每一年都是固定地流行何气，也不符合中医经典关于气为阳，变动不居的理论。医家引进干支纪年的方法，是用纪年的干支纪六气五行。六气是一年之中典型的六个气候特征，每一个气候特征对人的脏腑有特定的影响，具有确定病因、病位的作用。太阳之政，是用地支辰戌纪十一月十二月的太阳寒气，其正化应该是下临北方水位，五行水用天干纪为丙辛，辰戌太阳寒气临北方丙辛水位，气与运相合就是丙辰丙戌，简称太阳寒水。如果太阳寒气不是下临北方水位，而是临其他的方位，就是变化，变化会造成灾病，所以叫邪。一年中六气总是只主一个时间段，不可能一直是寒或者一直是热。古人总结中原农耕文明的气候特点是太阳寒气值天时的话，对应的是十一月十二月北方冬水，与寒气相承制的太阴湿气。中医理论是关于人的生理、病理、病因病机等学说的理论体系，古人用六气寒与五行水来比况说明膀胱与肾的关系，膀胱寒临肾水是同气相求，表里相合为相得，如果胆风、三焦火等非水肾之位的气来临，就是邪气。以下是太阳寒气临五运的化、变、病。

　　1. 太角木　木为丁壬，其音角，太过为太角。太阳、太角、太阴说明：辰戌太阳司天在上，丁壬木运在中，丑未太阴下承。冬日的寒气下临春天的木位，寒气与东方木位气与运不相得，是为邪气，用地支所记的辰戌太阳寒与天干所纪的丁壬木相合，就是壬辰壬戌。木运的常化为风，故其运风。春风拂动，草木萌生，蛰虫出土，鸟儿畅鸣，草木分蘖发枝，苗壮成长。其变，有不及与太过之分，变的太过则狂风大作，摧折草木；风胜则摇，其病是人易病头晕眼花，眩晕振掉。

　　2. 太徵火　火为戊癸，其音徵，太过为太徵。太阳、太徵、太阴说明：辰戌太阳在上，戊癸火运在中，丑未太阴在下。天地之气相合，北方辰戌太阳寒气下临南方戊癸火位，即戊辰戊戌。火运的平气曰正徵，戊为阳，主火运太过，故谓太徵。火运太过，而临太阳寒水，水火相制而无亢盛之害，故与火运平气相同。火运主热，故其运热；火运的正化是热暑郁蒸，其变是炎火暴烈沸腾，其病多热病。

3. 太宫土 土为甲己，其音宫，太过为太宫。太阳、太宫、太阴说明：辰戌太阳在上，甲己土运在中，丑未太阴下承。天地之气相合，北方辰戌太阳寒气下临西南方甲己土位，用干支纪为甲辰甲戌，气与运不相合，是为邪。就干支纪年来说，甲辰甲戌：甲为土，辰戌丑未为四季，土临四季曰岁会。太阴湿在四季之中，土湿同气相求，所以又曰同天符。土运主雨湿，故其运阴埃；土的常化是云雨润泽，万物茂长；其变太过，雷雨暴作，河川横溢；其病湿气不化，肢体滞重。

4. 太商金 金为乙庚，其音商，太过为太商。太阳、太商、太阴说明：辰戌太阳在上，乙庚金运在中，丑未太阴下承。天地之气相合，北方辰戌太阳寒气下临西方乙庚金位，以干支纪为庚辰庚戌。金主燥凉，故其运凉；金的常化是雾霜萧瑟；其变为肃杀凋零；其病为干燥瘙痒，背膂胸满。

5. 太羽水 水为丙辛，其音羽，太过为太羽。太阳、太羽、太阴说明：辰戌太阳在上，丙辛水运在中，丑未太阴下承。天地之气相合，北方辰戌太阳寒气下临北方水位，以干支纪为丙辰丙戌。寒气临水是同气相求，故为天符。水主寒，其运寒；其常化是寒风凌冽，水冰地裂；其变为冰雪霜雹；其病是大寒侵入肌肤关节。

（二）太阳太过与治疗

《素问·六元正纪大论》：凡此太阳司天之政，气化运行先天，天气肃，地气静，寒凝太虚，阳气不令，水土合德，上应辰星、镇星。其谷玄黅，其政肃，其令徐。寒政大举，泽无阳焰，则火发待时。少阳中治，时雨乃涯，止极雨散，还于太阴，云朝北极，湿化乃布，泽流万物，寒敷于上，雷动于下，寒湿之气，持于气交。民病寒湿，发肌肉萎，足痿不收，濡泻血溢。

初之气，地气迁，气乃大温，草乃早荣，民乃厉，温病乃作，身热头痛呕吐，肌腠疮疡。

二之气，大凉反至，民乃惨，草乃遇寒，火气遂抑，民病气郁中满，寒乃始。

三之气，天政布，寒气行，雨乃降，民病寒，反热中，痈疽注下，心热瞀闷，不治者死。

四之气，风湿交争，风化为雨，乃长、乃化、乃成，民病大热少气，肌肉萎，足痿，注下赤白。

五之气，阳复化，草乃长，乃化、乃成，民乃舒。

终之气，地气正，湿令行，阴凝太虚，埃昏郊野，民乃惨凄，寒风以至，反者孕乃死。

故岁宜苦以燥之温之，必折其郁气，先资其化源，抑其运气，扶其不胜，无使暴过而生其疾，食岁谷以全其真，避虚邪以安其正。适气同异，多少制之，同寒湿者燥热化，异寒湿者燥湿化，故同者多之，异者少之，用寒远寒，用凉远凉，用温远温，用热远热，食宜同法。有假者反常，反是者病，所谓时也。

太阳寒水司天在上，太阴湿土在泉下承。太阳寒气太过，先于节令而至，天气清凉肃杀，地气静谧，寒气凝于太虚，少阳热气不行其令。太阴湿气在下，寒湿相合，上应水星与土星。水色黑应司天，土色黄应在泉，其谷是黄色与黑色。在上有余则在下不及，司天之气肃杀，在下的土气徐缓而弱，寒气大行，阳气被遏，川泽没有阳热之气升腾。水寒胜则克火，火郁则发，到少阳暑气主时，雨水及时下降。至太阴司天，云朝北极，湿气四布，润泽万物。寒动于上，雷动于下，寒湿之气持续到气交。民众多患寒湿之疾，肌肉痿弱，两足痿软无力，出现濡泄与血溢。

初之气即厥阴风气，为正月二月的厥阴风气主时，本当温和的春风临地木，但是太阳寒气司天太过，水胜克火，火郁而爆发，客气少阳相火加临，地气发生了变迁。地气迁自初气开始，依次是少阳暑气、阳明燥气、太阳寒气、厥阴风气、少阴热气、太阴湿气，这样气变有其象，人病有其症。从机理看，司天太过则上乘下，在下的太阴不及则其右少阳乘之，所以当厥阴风气而少阳暑气加临。需要说明的是，古文为文习惯以三阴三阳论述天地之理，六气是否如此有规律地变迁并不重要，重要的是揭示：四方六位之气有常有变，变则六方之气皆可能下临某一方。应当东方厥阴风气司天，而少阳暑气加临，气候与往常的春天相比温热太过，自然现象是草木过早萌生开花，民众易患疫疠之疾，温热病发作流行，身体发热，头痛，呕吐，皮肤生疮。

二之气即少阴热气，为三月四月的少阴君火热气主时，本当春风和煦，草木茂长，但是客气阳明燥加临，肃杀的清凉之气降临，民众感到寒风凄凉，自然界的草木遇到寒邪而凋萎，热气突然被寒气扼制，人们多患气郁于内，出现腹部胀满，其病始于清寒。

三之气即少阳暑气，为五月六气的少阳相火主气，本当烈日炎炎，而客气太阳寒水加临。太阳行令，寒气大行，雨水时降，民众多患寒病，但是节气为少阳暑令，外虽寒而内热，病患痈疽、下痢，心中烦热，神志昏蒙，如果不及时治疗，会出现死亡。

四之气即太阴湿气，为少阳之后的七月八月长夏，本当暑热蒸腾，雨水按时降临，万物得到雨水的滋润及时长成，以备秋时的收藏，但是厥阴风气加临，风与湿交争，风化为雨，热长、湿化、燥收成的现象同时出现。风动生火，所以民病大热。木制其土，所以少气，肌肉痿弱，两足无力，注下赤白。

五之气即阳明燥气。卯酉阳明燥主九月十月，本当秋风萧瑟，草木摇落，万物收藏之际，但是客气五月畏火加临，阳热复化，火热旺盛，草木没有凋枯反而长气、化气、收气同时出现，出现草长民舒的气象。

终之气即太阳寒气，辰戌太阳寒主十一月十二月，本当寒风料峭，冰天雪地，但是客气太阴湿气加临，寒湿交加，阴雨聚于太虚，埃昏布于郊野，人们感到凄惨，待寒风到来以行冬令，因湿化而反时节孕育者不能长成。

治疗原则：太阳寒水司天主时，寒胜则宜温；太阴湿土在泉下承，湿行则宜燥。水胜则火郁，土胜则水郁，郁极就会有报复，所以一定要折减其郁气。要折减致郁之气，必须泻其有余，扶助其生化之源，补其不足。比如欲折火郁，先资其木；欲折其水，先资其金。抑制其太过的运与气，扶助其不胜的运与气，纠正其偏胜不使太过而产生疾病，然后服食与岁气相应的谷肉果菜以保全真气，避免能让人生病的虚邪贼风以安定正气，根据司天、在泉之气的同异，分别节制它。太阳寒司天在上，太阴湿在下，运同天地之寒湿的情况，以燥治湿，以热治寒；同则气盛，故同者用燥热之气味的时候宜多，以多胜之；运与天寒地湿不同的情况，或从气之寒湿而用燥热，或从运之风热而用寒湿；异则气孤，故异者用寒湿之气味的时候宜少。用寒药当远避气、运之寒；用凉药当远避气、运之凉，温热也是这样，饮食居处的原则也是这样。若天气反常，邪气反胜，就不必依照用寒远寒等常规，不然的话会引起新的疾病，这就是所说的因时制宜。

陈无择《三因司天方·六气论原叙》：夫阴阳升降，在天在泉，上下有位，左右有纪，地理之应，标本不同，气应异象，逆顺变生，太过不及，悉能病人。世谓之时气者，皆天气运动之所为也。令能知地理本气，然后以天气加临为标，有胜有复，随气主治，悉见病原矣。

……

论静顺汤

辰戌之岁，太阳司天，太阴在泉，气化运行先天，民病身热，头痛，呕吐，气郁，中满，瞀闷，足痿，少气，注下赤白，肌腠疮疡，发痈疽，宜静顺汤：

白茯苓、木瓜各一钱二分半，附子（炮）、牛膝各一钱，防风、诃子、干姜（炮）、甘草（炙）各七分半。

上剉，作一贴，水煎服。

初之气，少阳加临厥阴，主春分前六十日有奇，民乃厉，温病乃作，身热，头痛，呕吐，肌腠疮疡。去附子，加枸杞。

二之气，阳明加临少阴，主春分后六十日有奇，民病气郁中满。仍加附子。

三之气，太阳加临少阳，主夏至前后各三十日有奇，民病寒，反热中，痈疽，注下，心热瞀闷。去姜、附、木瓜，加人参、枸杞、地榆、生姜、白芷。

四之气，厥阴加临太阴，主秋分前六十日有奇，民病大热，少气，肌肉萎，足痿，注下赤白。加石榴皮。

五之气，少阴加临阳明，主秋分后六十日有奇，民乃舒。依正方。

终之气，太阴加临太阳，主冬至前后各三十日有奇，民乃惨悽，孕死。去牛膝，加当归、白芍、阿胶。

缪问曰：太阳司天之岁，寒临太虚，阳气不令，正民病寒湿之会也。防风通行十二经，合附子以逐表里之寒湿，即以温太阳之经。木瓜酸可入脾之血分，合炮姜以煦太阴之阳。茯苓、牛膝，导附子专达下焦。甘草、防风，引炮姜上行脾土。复以诃子之酸温，醒胃助脾之运，且赖敛摄肺金，恐辛热之僭上刑金也。

初之气，少阳相火加临厥阴风木，故去附子之热，且加枸杞之养阴；二之气，阳明燥金加少阴君火，大凉反至，故仍加附子以御其寒；三之气，太阳寒水加少阳相火，民病寒，反热中，痈疽，注下，不宜酸温益火，故去姜、附、木瓜。热伤气，加人参以益气；热伤血，加地榆以凉血；枸杞益营，生姜悦卫，白芷消散外疡；四之气，厥阴风木加太阴湿土，风湿交争，民病足痿，痢下赤白，加石榴皮甘酸温涩，且治筋骨腰脚挛痛，并主注下赤白；五之气，少阴君火加阳明燥金，民病乃舒，舒之为言徐也，无有他害，故依正方；终之气，太阴湿土加太阳寒水，民病惨悽，一阳内伏，津液为伤，去牛膝破血之品，加归、芍入肝以致津，阿胶入肾以致液，丝丝入篦，世谓司天板方，不可为训，冤哉。

二、阳明之政

（一）阳明燥气临五运

《素问·六元正纪大论》：阳明之政奈何？岐伯曰：卯酉之纪也。

阳明　少角　少阴，清热胜复同，同正商。丁卯岁会　丁酉，其运风清热。

阳明　少徵　少阴，寒雨胜复同，同正商。癸卯同岁会　癸酉同岁会，其运热寒雨。

阳明　少宫　少阴，风凉胜复同。己卯己酉，其运雨风凉。

阳明　少商　少阴，热寒胜复同，同正商。乙卯天符　乙酉岁会，太一天符，其运凉热寒。

阳明　少羽　少阴，雨风胜复同，辛卯同少宫。辛酉辛卯，其运寒雨风。

以六气为主体研究六气的平、太过、不及与下临五运的情况，主要分两个部分：第一部分，某一气与五行五位的关系，比如说太阳之政，就是太阳寒气与五运的关系，其内容与前一节五运三十纪讲述的基本相同，只是侧重点不一样。第二部分，论述某一气的太过与不及，导致六气下临五行时的错位，所谓地气迁。比如说太阳之政为太过，初之气当温风下临，而热从前来；二之气当热气下临，而燥凉从己所不胜来；三之气当暑热下临，而寒从己所不胜来；四之气当湿气下临，而风从己所不胜来；五之气当燥气下临，而热从己所不胜来；终之气当寒气下临，而湿从己所不胜来。这样六气下临五运，所有的情况是六六三十六种。气以平为常，其变则要么太过，要么不及，古人按照少、太交替的原则论述，太阳之政为太，则阳明之政为少。阳明之政，即阳明燥气值天时，以地支纪六气，阳明为卯酉，阳明之上燥气主之，合于西方金，所以全称是卯酉阳明燥金。燥气下临五运的正位是西方秋金，在一年中是九月十月的秋燥之气，燥临五运的顺序依然是角木、徵火、宫土、商金、羽水。

1. 少角木　少角，即木少不及，也叫委和之纪。阳明、少角、少阴，即阳明燥司天在上，中少角木运，下少阴热，天地之气相合，西方卯酉阳明燥下临东方丁壬木位，即丁卯丁酉。少角木运不及，始则金之清气胜，金胜刑木太甚，则火之热气报复，胜与复同主一岁之气，故金的清胜与火的热复同。金的平气曰正商，阳明上临金气胜，火热报复而金气平，故曰同正商。丁为木，木运临卯为岁会。木运风，金气清，少阴热复，故其运风、清、热。

2. 少徵火　少徵，即火少不及，也叫伏明之纪。阳明、少徵、少阴，即阳明燥司天在上，中少徵火运，下少阴热。天地之气相合，西方卯酉阳明燥下临南方戊癸火位，即癸卯癸酉。少徵火运不及，始则水之寒气胜，水克火太甚则其子土之雨气报复，胜与复同主一岁之气，故胜气寒与复气雨同。金的平气曰正商，阳明上临金气胜，火运在中，金得其平，故同正商。癸卯癸酉同岁会，按宋代林亿等新校正，少徵火不及而下加少阴热，故云同岁会。火不及为少徵，水胜克火，火之子土报复，心、肾、脾三脏有病。运气为少阴热，胜气为太阳寒，复气为太阴雨湿，故运寒、热、雨。

3. 少宫土　少宫，即土少不及，也叫卑监之纪。阳明、少宫、少阴，即阳明燥司天在上，少宫土运在中，少阴热下承。西方卯酉阳明燥临西南方甲己土位，气与运相合则己卯己酉。土不及为少宫，木胜克土，土之子金报复，脾、肝、肺三脏有病，运气为太阴湿，胜气为厥阴风，复气为阳明燥凉，故运雨、风、凉。

4. 少商金　少商，即金少不及，也叫从革之纪。阳明、少商、少阴，即阳明燥司天在上，少商金运在中，少阴热下承。西方卯酉阳明燥下临西方乙庚金位，气与运相合则乙卯乙酉。燥气临西方金位属于同气相求为天符，金运临酉为岁会，既是天符，又是岁会，这种情况叫太一天符。燥气临金是运与气相得，相得则和，但是金为少不及，则火胜来克，金之子水起而报复，故肺、心、肾三脏有病。下临之气为阳明燥凉，胜气为少阴热，复气为太阳寒，故运凉、热、寒。

5. 少羽水　少羽，水少不及，也叫涸流之纪。阳明、少羽、少阴，即阳明燥司天在上，少羽水运在中，少阴热下承。西方卯酉阳明临北方丙辛水位，气与运相合则辛酉辛卯。少羽水运不及，始则土之雨气胜，继则木之风气报复，胜与复同主一岁之气，故曰雨风胜复同。水运不及土气胜，但是卯木制土，故辛卯少宫同。运气为水寒，胜气为湿雨，复气为木风，故运寒、雨、风。

（二）阳明不及与治疗

凡此阳明司天之政，气化运行后天，天气急，地气明，阳专其令，炎暑大行，物燥以坚，淳风乃治。风燥横运，流于气交，多阳少阴，云趋雨府，湿化乃敷。燥极而泽，其谷白丹，间谷命太者，其耗白甲品羽，金火合德，上应太白、荧惑。其政切，其令暴，蛰虫乃见，流水不冰。民病咳，嗌塞，寒热发暴，振溧癃閟。清先而劲，毛虫乃死，热后而暴，介虫乃殃。其发躁，胜复之作，扰而大乱，清热之气，持于气交。

初之气，地气迁，阴始凝，气始肃，水乃冰，寒雨化。其病中热胀，面目浮肿，善眠，鼽衄，嚏欠呕，小便黄赤，甚则淋。

二之气，阳乃布，民乃舒，物乃生荣。厉大至，民善暴死。

三之气，天政布，凉乃行，燥热交合，燥极而泽，民病寒热。

四之气，寒雨降，病暴仆，振栗，谵妄，少气，嗌干引饮，及为心痛，痈肿，疮疡，疟寒之疾，骨痿，血便。

五之气，春令反行，草乃生荣，民气和。

终之气，阳气布，候反温，蛰虫来见，流水不冰，民乃康平，其病温。

故食岁谷以安其气，食间谷以去其邪，岁宜以咸、以苦、以辛，汗之、清之、散之，安其运气，无使受邪，折其郁气，资其化源。以寒热轻重少多其制，同热者多天化，同清者多地化。用凉远凉，用热远热，用寒远寒，用温远温，食宜同法。有假者反之，此其道也。反是者，乱天地之经，扰阴阳之纪也。

阳明燥司天气化不及，运行后于天时。阳明燥司天在上，天气澄明；少阴君火下承，地气明耀。燥金不及为君火所制，少阴热气得行其政，阳热专其令，炎暑大行，万物干燥坚紧。金虚则木无畏，风行其令。燥金主时而风气大行，风燥横逆，流行于气交。风、热为阳，燥、寒为阴，秋金之时而风热大行，阳多阴少，火旺湿生，雨湿大行，湿化之功得以敷布，极度干燥的气候得以润泽。金色白，金不足则火胜，火色赤，所以其岁谷为白与丹。间即间气，指司天、在泉左右之间的气。间谷，间气所生之谷。间气为太者得气厚，药食之气浓；间气为少者得气薄。色白及介虫都属金，金被火刑，故色白而有介甲之物耗减。羽类属火，火胜水复，故羽虫之物也耗减。燥金司天在上，少阴热气下承，燥火合德，上应金之太白，火之荧惑二星。金政肃杀劲切，火气报复急而暴，热行大地，已经蛰伏的虫类又出来活动，流水不能结冰，民众多病咳嗽，咽喉肿塞，寒热振栗，大小便不通。阳明司天行清令在前，木受金刑，毛虫死亡；君火在后，热而暴急，金类的介虫受殃。火胜水复，扰而大乱，清热之气，持续到气交。

初之气，即厥阴风气，为立春之后的正月二月气候。但是阳明司天不及，少阴下承，少阴之右是太阴湿气，在泉之气由少阴热而迁转为太阴湿，所谓地气迁。一年之气，始于木风而终于水寒，立春之后，春天当温风拂煦，但是风木不及，太阴湿气加临，湿旺木郁，木生之气不达，阴凝气肃，坚冰不解，寒、雨运化。民众病内热胀满，面目浮肿，多睡眠，鼻塞流涕，鼻衄，喷嚏，呵欠，呕吐，小便黄赤，甚至淋沥。

二之气，即少阴热气，为三月四月的气候特点，本来应该不冷不热，阳气输布，万类荣茂，人们感到气候很舒服。但是君火热气不足，少阳暑气提前加临，火烈大盛，臣居于君位，上下颠倒，疫疠流行，人们会突然死亡。

三之气，即少阳相火暑气，为五月六月的气候特点，赤日炎炎，正是一年中阳热最盛的时节，但是火热不足，阳明燥气加临，金反侮火，燥凉之气大行，凉热交合，云雨不时降下，民众多病寒热。

四之气，即太阴湿气，为七月八月的气候特点，是暑热之后，湿热相蒸，秋雨连绵的季节。但是土湿不及，太阳寒水加临，水反侮土，寒雨不时下降，民众多病突然仆倒，振栗，谵妄，少气，咽喉干燥，口渴引饮，心口疼痛，生痈疽，疮疡，寒虐，骨痿，便血。

五之气，即阳明燥气，为九月十月的气候特点，秋分萧瑟，草木摇落，万物归藏。但是燥气不足，厥阴风气加临，木反侮金，时值秋凉之际反而行春温之令，草木荣茂，民众气和。

终之气，即太阳寒气，为一年之中最寒冷的十一月十二月的气候特征，是寒风料峭，天冰地裂的时节，但是寒水不足，火热之气加临，火反侮水，使阳热之气广布，气候当寒而反温，蛰伏之虫反而出来活动，流水不能结冰。火热反侮为微邪，所以民众大多安康，易患温热之病。

治疗原则：岁谷，即司天主时之气所生之谷。比如阳明司天为九月燥，燥生金，金色白，其味辛，辛入肺，其谷稻，其果桃，其畜马。稻、桃、马等秋天色味之物都是肺金的岁宜，所以当吃主时的谷肉果菜以安其气。司天之气左间、右间之的气叫间气，间气所生之谷叫间谷。间气或是司天之气的母，母能令子虚，虚者补其母；或是司天之气的子，子能令母实，实者泻其子。故饮食间气主时的谷肉果菜及药可以补其虚，可以去其实。阳明司天其气燥，少阴下承其气热，咸从水化，以治君火热；苦从火化，治司天之燥。辛从金化，火盛金衰，同司天之气以求其平。或汗，或清，或散，去其外邪而安其运气，避免感受邪气。折减其郁气，一定要先资助其生化之源。阳明司天其气清，寒多者当多热药以温之；少阴下承其气热，热多者当多寒药以清之。运与在泉少阴同热者，则当多用司天阳明清肃之化以治之；运与司天阳明同清者，当多用在地少阴温热之化以治之。用寒药当远避气、运之寒；用凉药当远避气、运之凉，温热也是这样，饮食居处的原则也要这样。若天气反常，邪气反胜，就不必依照用寒远寒等常规，不然的话会引起新的疾病，这就是所说的因时制宜。

陈无择《三因司天方·论审平汤》：卯酉之岁，阳明司天，少阴在泉。气化运行后天，民病中热，面浮，鼻肿，鼽嚏，小便黄赤，甚则淋。或厉气行，善暴仆振栗，谵妄，寒疟，痈肿，便血。宜审平汤：

远志、紫檀香各一两五钱，天门冬、山茱萸各一钱二分半，白术、白芍药、甘草各一钱。

上剉，入姜五片，水煎服。

初之气，太阴加临厥阴，主春分前六十日有奇，民病中热胀，面目浮肿，善眠，鼽衄，嚏欠，呕，小便黄赤，甚则淋。加茯苓、半夏、紫苏。

二之气，少阳加临少阴，主春分后六十日有奇，疬大至，民善暴死。加白薇、元参。

三之气，阳明加临少阳，主夏至前后各三十日有奇，民病寒热。去白术、远志、萸肉，加丹参、车前。

四之气，太阳加临太阴，主秋分前六十日有奇，民病暴仆振栗，谵妄，少气，嗌干引饮，及为心痛，痈肿疮疡，疟寒之疾，骨痿，血便。加枣仁、车前。

五之气，厥阴加临阳明，主秋分后六十日有奇，民气和。依正方。

终之气，少阴加临太阳，主冬至前后各三十日有奇，民乃康平，其病温。依正方。

缪问曰：阳明司天，阳专其令，炎暑大行，民见诸病，莫非金燥火烈见端。治宜以咸以苦以辛，咸以抑火，辛苦以助金，故君以天冬，苦平濡润，化燥抑阳，古人称其治血妄行，能利小便，为肺家专药，有通上彻下之功。金不务德，则肝必受戕，萸肉补肝之阳，白芍益肝之阴，但火位乎下，势必炎上，助燥滋疟，为害尤烈。妙在远志，辛以益肾，能导君火下行，佐紫檀之咸，以养心营，且制阳光上僭，面肿便赤等症，有不愈者哉！甘草润肺泻心，运气交赖，力能大缓诸火，佐白术以致津，合生姜以散火，配合气味之妙，有非笔舌所能喻者。

初之气，太阴湿土加厥阴风木，民病面浮，呕吐。加茯苓、半夏，利水和脾，紫苏补中益气；二之气，少阳相火加少阴君火，民病寒热，善暴死，加白薇之苦咸，以治寒热；元参之苦寒，以泄三焦之火；三之气，阳明燥金加少阳相火，燥热相合，故去白术之燥、远志之破泄、萸肉之补阳，加丹参之苦寒以治寒热，佐以车前益肾导火；四之气，太阳寒水加太阴湿土，民病谵妄少气，骨痿等症。加枣仁入心以育神，车前入肾以治痿；五之气，厥阴阳明；终之气，少阴太阳，俱不用加减，成法可稽，兹不复赘。

三、少阳之政

（一）少阳暑气临五运

《素问·六元正纪大论》：少阳之政奈何？岐伯曰：寅申之纪也。

少阳　太角　厥阴　壬寅同天符　壬申同天符，其运风鼓，其化鸣紊启坼，其变振拉摧拔，其病掉眩，支胁，惊骇。

少阳　太徵　厥阴　戊寅天符　戊申天符，其运暑，其化暄嚣郁燠，其变炎烈沸腾，其病上，热郁，血溢，血泄，心痛。

少阳　太宫　厥阴　甲寅甲申，其运阴雨，其化柔润重泽，其变震惊飘骤，其病体重，胕肿，痞饮。

少阳　太商　厥阴　庚寅庚申　同正商，其运凉，其化雾露清切，其变肃杀凋零，其病肩背胸中。

少阳　太羽　厥阴　丙寅丙申，其运寒肃，其化凝惨凓冽，其变冰雪霜雹，其病寒，浮肿。

少阳之政，就自然现象来说是五月六月的少阳暑气司天，纪天气以地支，两支相合，少阳为寅申。少阳在上，厥阴下承。少阳之政，论述少阳暑气下临角木、徵火、宫土、商金、羽水的自然现象与民病。

1. 太角木　木太过为太，少阳为寅申。少阳之上，暑气主之，故称少阳暑气。少阳、太角、厥阴说明：寅申少阳暑气司天在上，太角木运在中，厥阴风气下承。南方少阳暑气下临东方木位，气与运不相得，以干支纪为壬寅壬申。木运在中，厥阴风在下，故曰同天符。运为木，其气风，风气鼓动，万物萌生。正常情况下，风临木位，春风拂动，草木萌生，蛰虫出土，鸟儿畅鸣。草木分蘖发枝，苗壮成长，是谓正化。但是，少阳火气下临东方木位，风火相煽，狂风大作，摧折草木；其病则人易头晕眼花，眩晕振掉。

2. 太徵火　少阳、太徵、厥阴说明：寅申少阳暑气司天在上，太徵火运在中，厥阴风气下承。南方少阳暑气下临南方火位，火与热同气相求是为相得，天地之气相合以干支纪为戊寅戊申，为天符。火运的正化是热暑郁蒸，其变是炎火暴烈沸腾，其病上部热郁，吐血，衄血，便血，心痛。

3. 太宫土　少阳、太宫、厥阴说明：寅申少阳暑气司天在上，太宫土运在中，厥阴风气下承。南方少阳暑气下临西南方土位，土为甲己，少阳为寅申，气与运相合为甲寅甲申。土的常化是云雨润泽，万物茂长；其变太过，雷雨暴作，河川横溢；其病湿气不化，肢体滞重，浮肿，涎饮停潴。

4. 太商金　少阳、太宫、厥阴说明：寅申少阳暑气司天在上，太商金运在中，厥阴风气下承。南方少阳暑气下临西方金位，金为乙庚，少阳为寅申，气与运相合为庚寅庚申。金的平气曰正商，金运太过，司天火气制之则金气平，故同正商。秋金燥凉，故其运凉。金的常化是雾露萧瑟；其变为肃杀凋零；其病发肩背胸中。

5. 太羽水 少阳、太宫、厥阴说明：寅申少阳暑气司天在上，太羽水运在中，厥阴风气下承。南方少阳暑气下临北方水位，水为丙辛，少阳为寅申，气与运相合为丙寅丙申。水主寒，故其运寒肃；其常化是寒风凛冽，水冰地裂；其变为冰雪霜雹；其病是大寒，寒伤形，故浮肿。

（二）少阳太过与治疗

《素问·六元正纪大论》：凡此少阳司天之政，气化运行先天，天气正，地气扰，风乃暴举，木偃沙飞，炎火乃流，阴行阳化，雨乃时应，火木同德，上应荧惑、岁星。其谷丹苍，其政严，其令扰，故风热参布，云物沸腾，太阴横流，寒乃时至，凉雨并起。民病寒中，外发疮疡，内为泄满。故圣人遇之，和而不争。往复之作，民病寒热疟泄，聋瞑呕吐，上怫肿，色变。

初之气，地气迁，风胜乃摇，寒乃去，候乃大温，草木早荣。寒来不杀，温病乃起，其病气怫于上，血溢目赤，咳逆头痛，血崩胁满，肤腠中疮。

二之气，火反郁，白埃四起，云趋雨府，风不胜湿，雨乃零，民乃康。其病热郁于上，咳逆呕吐，疮发于中，胸嗌不利，头痛身热，昏愦脓疮。

三之气，天政布，炎暑至，少阳临上，雨乃涯。民病热中，聋瞑血溢，脓疮咳呕，衄衄，渴，嚏欠，喉痹目赤，善暴死。

四之气，凉乃至，炎暑间化，白露降，民气和平。其病满，身重。

五之气，阳乃去，寒乃来，雨乃降，气门乃闭，刚木早凋，民避寒邪，君子周密。

终之气，地气正，风乃至，万物反生，霿雾以行。其病关闭不禁，心痛，阳气不藏而咳。

抑其运气，赞所不胜，必折其郁气，先取化源，暴过不生，苛疾不起。故岁宜咸，宜辛，宜酸，渗之，泄之，渍之，发之，观气寒温以调其过，同风热者多寒化，异风热者少寒化。用热远热，用温远温，用寒远寒，用凉远凉，食宜同法，此其道也。有假者反之，反是者，病之阶也。

少阳司天气化太过，其气先于天时而至。少阳司天，暑热行于上则气正；厥阴下承，风气动于下则地气扰。暴风发作，树木倒伏，飞沙走石，炎火流行，热蒸湿作，降为雨水。相火在上，厥阴在下，木火协同，上应火星与木星。木色青苍，火色丹赤，故其谷丹苍。火政威严，风令扰动，火与风上下交作，云物沸腾，湿气流行，凉雨时至。民众内病寒中，外发疮疡，中为胀满泄泻。所以圣人遇到这种情况，就调和寒热，使不相争。如果寒热往复，民众易病寒热，疟，泄泻，耳聋，目瞑，呕吐，气血怫郁于上，发生肿胀，皮肤变色。

初之气，即厥阴风气，为立春至春分的四个节气，春风和煦，草木萌发，但是少阳司天太过，其下承的厥阴之右为少阴，在泉之气由厥阴风转为少阴热，所谓地气迁。东南方的少阴热气下临东方木位，温热之风大行，吹动万物提前复苏。寒邪退去，气候大温，温热之病产生。病患气怫郁于上，口鼻出血，眼睛红赤，咳嗽头痛，血崩胁满，肌肤生疮。

二之气，即少阴热气，为清明到小满的四个节气。正常情况下春夏之交的少阴热气，春风和暖，万物茂长，但是太阴湿气加临君火之位，火气郁遏，白埃四起，湿雨大行，土胜木虚，失去制衡，淫雨霖霖。民病热气郁遏于上，咳嗽，气逆，呕吐，疮疡发于体内，胸胁咽喉不利，头痛身热，神志昏聩，脓疮肿大。

三之气，即少阳暑气，为芒种到大暑的四个节气，少阳暑气下临南方相火，火热相值，赤日炎炎，气与运相得谓天符。但是阳年太过，少阳司天敷布炎暑之气，雨湿之气被抑制。民众多病热在内，耳聋，目瞑，热血外溢，疮肿溃脓，咳嗽，呕吐，鼻衄，口渴，喷嚏，呵欠，喉痹，目赤，往往突然暴死。

四之气，即太阴湿气，为立秋至秋分的四个节气，属于阳极而阴，天气转换，雨湿濡润以助万物成熟收藏的时节。但是，西方燥凉之气加临西南方的土位，阳明燥凉司化，白露下临，草木摇落，清湿交争，病发腹满身重。

五之气，即阳明燥气，为寒露至小雪四个节气。一年之际，阳始于木，阴始于金，金始而阳退，秋风萧瑟，万物收藏以避肃杀。但是太阳寒气加临西方金位，水寒金敛，雨冰降临，玄府闭合以避肃杀。坚刚之木早凋，民避寒邪，君子居处周密。

终之气，即太阳寒气，为大雪到大寒的四个节气，正是一年中最寒的时期，但是厥阴风气加临北方水位，地气温和，温风流行，万物违反时节地生长。风气鼓动，地气生发，雾露产生，民众多病腠理不闭而产生的过早疏泄，心痛，咳嗽。

治疗原则：运气太过则抑之，无使其亢；运气不及则助之，无使其害。郁气发邪，折其郁气，一定要先取其生邪之源，迎而夺之。这样就会暴病不生，苛疾不起。少阳火气在上，咸从水化能胜火，辛从金化能平木，故治宜咸辛。风火相煽，宜酸以收之。利小便谓之渗，利大便谓之泄，行水谓之渍，出汗谓之发。根据气的寒温调节其太过与不及。少阳司天其气热，厥阴在下其气风，运同天地之风热的情况，多用寒凉之品治之。运异天地之风热情况，少用寒化之品治之。用热药当远避气、运之热；用温药当远避气、运之温；用寒药当避气、运之寒；用凉药当避气、运之凉，凡饮食居处的原则也是这样。若天气反常，邪气反胜，就不必依照用寒远寒等常规，不然的话会引起新的疾病。

陈无择《三因司天方·论升明汤》：寅申之岁，少阳司天，厥阴在泉。气化运行先天，民病气郁热，血溢，目赤，咳逆，头疼，呕吐，胸臆不利，燥渴，聋瞑身重，心痛，疮疡，烦躁，宜升明汤：

紫檀、车前子、青皮（炒）、半夏、酸枣仁、蔷薇、甘草各一钱。

上剉，入姜五片，水煎服。

初之气，少阴加临厥阴，主春分前六十日有奇，温病乃起，其病气怫于上，血溢，目赤，咳逆，头痛，血崩，胁满，肤腠中疮。加白薇、元参。

二之气，太阴加临少阴，主春分后六十日有奇，民乃康，其病热郁于上，咳逆，呕吐，疮发于中，胸嗌不利，头痛，身热昏愤，脓疮。加丁香。

三之气，少阳加临少阳，主夏至前后各三十日有奇，民病热中，聋瞑，血溢，脓疮，咳呕，衄衄，渴，嚏欠，喉痹，目赤，善暴死。加赤芍、漏芦、升麻。

四之气，阳明加临太阴，主秋分前六十日有奇，民气和平，其病满身重。加茯苓。

五之气，太阳加临阳明，主秋分后六十日有奇，民避寒邪，君子周密。依正方。

终之气，厥阴加临太阳，主冬至前后各三十日有奇，民病关闭不禁，心痛，阳气不藏而咳。加五味子。

缪问曰：是岁上为相火，下属风木，经谓风热参布，云物沸腾，正民病火淫风胜之会也。枣仁味酸平，《本经》称其治心腹寒热邪结，熟用则补肝阴，生用则清胆热，君之以泄少阳之火。佐以车前之甘寒，专泄肝家风热，上治在天之因，下疗在泉之疾，一火一风，咸赖此耳。紫檀为东南间色，寒能胜火，咸足柔肝，又上下维持之圣药也。风木主令，害及阳明，呕吐血溢，俱肝木冲胃所致。蔷薇为阳明专药，味苦性冷，除风热而散疮疡，兼清五脏客热，合之青皮、半夏、生姜，平肝和胃，散逆止呕，甘草缓肝之急，能泻诸火，理法兼备之方也。是年药例，宜咸，宜辛，宜酸，咸从水化则胜火，辛从金化则平木，风火相煽，尤赖酸以收之，即经所谓渗之，泄之，渍之，发之也。渗之是利小便，泄之是通大便，渍之是行水，发之是出汗，平平数药，无微不入矣。

初之气，少阴君火加厥阴风木，候乃大温，民病温，血溢，血崩，咳逆，头痛，胸满，疮疡。故加白薇苦咸之品，主风温灼热，以清血分之邪。元参苦寒以除气分之热；二之气，太阴湿土加少阴君火，民病热郁，呕吐，胸臆不利，身热，脓疮。加丁香醒脾止吐；三之气，少阳相火加少阳相火，民病热中，干呕，衄血，聋瞑，目赤，喉痹，善暴死。加赤芍酸寒，以清血分之热。漏芦之咸寒，以清气分之邪。盖漏芦能通小肠消热毒，且治目赤也。升麻散火邪；四之气，阳明燥金加太阴湿土，民病胸满，身重。加茯苓利湿泄满；五之气，太阳加阳明，不用加减；终之气，厥阴加太阳，阳气不藏而咳。加五味之酸以敛之。

四、太阴之政

（一）太阴湿气临五运

《素问·六元正纪大论》：太阴之政奈何？岐伯曰：丑未之纪也。

太阴 少角 太阳，清热胜复同 同正宫，丁丑丁未，其运风清热。

太阴 少徵 太阳，寒雨胜复同，癸丑癸未，其运热寒雨。

太阴 少宫 太阳，风清胜复同 同正宫，己丑太一天符 己未太一天符，其运雨风清。

太阴 少商 太阳，热寒胜复同，乙丑乙未，其运凉热寒。

太阴 少羽 太阳，雨风胜复同 同正宫，辛丑同岁会 辛未同岁会，其运寒雨风。

少阳为太，太阴为少，太少交替。太阴之政，即太阴湿气值天时，以地支纪六气，太阴为丑未，太阴之上湿气主之。太阴湿气司天，主要在夏末七月八月的长夏，气与运相得为正化，不相得为邪化。丑未太阴湿司天在上，辰戌太阳寒在泉下承，太阴湿气依次临木火土金水。

1. 少角木　木为丁壬，不及为少。太阴、少角、太阳说明：西南方的太阴湿气下临东方少角木位，太阳寒气下承。以干支纪气与运，太阴丑未，木丁壬，气与运上下相合则丁丑丁未。少角木运在中不及，始则金之清气胜，继则火之热气报复，胜与复同主一岁之气，故清热胜复同。土之平气曰正宫，太阴司天而木运不及，土不受木制，故同正宫。故运气风，胜气清，复气热，其运风、清、热。

2. 少徵火　火为戊癸，不及为少。太阴、少徵、太阳说明：西南方的太阴湿下临南方火位，太阳寒气下承。以干支纪气与运，太阴丑未，火戊癸，气与运上下相合则癸丑癸未。火运在中其气热，火不及水寒胜，克制太过则火之子土复其母仇，故运气热，胜气寒，复气雨，其运热、寒、雨。

3. 少宫土　土为甲己，不及为少。太阴、少宫、太阳说明：太阴司天在上，土运在中，太阳下承。土运不及，始则木之风气胜，继则金之清气报复，胜与复同主一岁之气，故曰风清胜复同。土之平气谓正宫，土气在天谓正宫，土运不及而得太阴司天之助，所谓卑监之纪，上宫与正宫同。己为土，土运临丑未为岁会。土运之岁，上见太阴，是为天符。天符合岁会，是为太一天符。土运之气为雨，木胜之气为风，金复之气为清，故运雨，风，清。

4. 少商金　金为乙庚，不及为少。太阴、少商、太阳说明：太阴司天在上，金运在中，太阳下承。金运不及，始则火之热气胜，继则水之寒气报复，胜与复同主一岁之气，故曰热寒胜复同。以干支纪气与运，丑未太阴，乙庚金，天地之气相合则乙丑乙未。金运气凉，火胜气热，水复气寒，故运凉、热、寒。

5. 少羽水　水为丙辛，不及为少。太阴、少羽、太阳说明：太阴司天在上，水运在中，太阳下承。水运不及，始则土之雨气胜，继则木之风气报复，胜与复同主一岁之气，故曰雨风胜复同。土之平气谓正宫，太阴司天谓上宫，水运不及，太阴司天而木气复之，所以上宫与正宫相同。丑未太阴湿司天，丙辛水运在中，辰戌太阳寒在泉，运气与在泉之气水寒相合曰同岁会。运气为寒，胜气为雨，复气为风，故运寒、雨、风。

（二）太阴不及与治疗

《素问·六元正纪大论》：凡此太阴司天之政，气化运行后天，阴专其政，阳气退辟，大风时起，天气下降，地气上腾，原野昏霉，白埃四起，云奔南极，寒雨数至，物成于差夏。民病寒湿腹满，身䐜愤，胕肿痞逆，寒厥拘急。湿寒合德，黄黑埃昏，流行气交，上应镇星、辰星。其政肃，其令寂，其谷黅玄。故阴凝于上，寒积于下，寒水胜火，则为冰雹，阳光不治，杀气乃行。故有余宜高，不及宜下，有余宜晚，不及宜早。土之利，气之化也，民气亦从之，间谷命其太也。

初之气，地气迁，寒乃去，春气正，风乃来，生布，万物以荣，民气条舒，风湿相薄，雨乃后。民病血溢，筋络拘强，关节不利，身重筋痿。

二之气，大火正，物承化，民乃和。其病温厉大行，远近咸若。湿蒸相薄，雨乃时降。

三之气，天政布，湿气降，地气腾，雨乃时降，寒乃随之。感于寒湿，则民病身重胕肿，胸腹满。

四之气，畏火临，溽蒸化，地气腾，天气痞隔，寒风晓暮，蒸热相薄，草木凝烟，湿化不流，则白露阴布，以成秋令。民病腠理热，血暴溢，疟，心腹满热，胪胀，甚则胕肿。

五之气，惨令已行，寒露下，霜乃早降，草木黄落，寒气及体，君子周密，民病皮腠。

终之气，寒大举，湿大化，霜乃积，阴乃凝，水坚冰，阳光不治。感于寒，则病人关节禁固，腰脽痛，寒湿推于气交而为疾也。

必折其郁气，而取化源，益其岁气，无使邪胜，食岁谷以全其真，食间谷以保其精。故岁宜以苦燥之、温之，甚者发之、泄之。不发不泄则湿气外溢，肉溃皮拆而水血交流。必赞其阳火，令御甚寒，从气异同，少多其判也。同寒者以热化，同湿者以燥化，异者少之，同者多之。用凉远凉，用寒远寒，用温远温，用热远热，食宜同法。假者反之，此其道也，反是者病也。

太阴司天，气化运行后于节令，这是气不及。太阴司天其气湿，太阳下承其气寒，寒湿之气行其政，阳气避退。土湿不及则风木亢胜，大风时起。天之湿气下降，地之寒气上腾，原野昏暗，白埃四起，云雨生自南方，物熟于夏秋之交。民众多病寒湿腹胀，身体胀满浮肿，痞塞，寒厥，拘急。自然气候的情况，寒湿交争，土现黄色，水现黑色，黄黑埃雾弥漫持续到四气五气之交，上应土星和水星。寒湿交替，寒政肃，湿令寂，其谷黄与黑。太阴湿气凝于上，太阳寒气积于下，水寒胜火热，水火相激则为冰雹。火败而阳光不能行其令，水寒胜则肃杀之气大行。地高者气寒，物生长的慢，地下者气温，物生长的早，所以气有余种植宜高宜晚；气不及种植宜下宜早。种植需要根据地利与天时，人生天地间，为万物之长，民众养生也要结合天时与地利。司天为少，则左右的间气为太。

初之气，即厥阴风气，为立春之后的正月二月和风拂煦的春天之气。太阴司天则太阳在泉，地气迁，指在泉之气由太阳寒迁转为其右的厥阴风。厥阴风气司天，冬寒退去，春温到来，温和的春风敷布大地，万物开始萌生荣茂，民众和万物一样，气舒条达。但是丑未太阴气化运行后于天时，土不及木胜，风湿相搏，湿不胜风，雨湿后至。风胜生火，湿热相临，民病血溢。风病在筋，湿流关节，民病筋络拘急强直，关节不利，身体滞重，筋脉痿软。

二之气，即少阴热气，为三月四月的气候特点，不冷不热，故曰大火正，万物承热气而长，民众也感到气候温和。但是太阴气化不及，少阴加临少阴，火盛气热，温疠流行，远近都是如此。湿蒸相搏，雨水不时下降。

三之气，即少阳暑气，为五月六气的气候特征，正是一年中暑热最盛的季节，但是太阴湿气加临南方相火，天之湿气下降，地之火气上腾，湿热交争，雨水不时下降。太阴湿司天，太阳寒下承，湿寒相随，民众感于寒湿，病身重浮肿，胸腹胀满。

四之气，即太阴湿气，为暑热之后七月八月的湿蒸季节。但是相火暑气加临，湿与畏火相蒸。太阴司天其气湿，太阳下承其气寒，寒水胜火，地气蒸腾故天气痞隔，天地不能沟通。太阳在泉，寒风随时吹于早晚。湿热相搏，火旺湿消，草木凝烟，湿化不行，白露夜降，以成秋令。民感湿热之气，多病肌肤郁热，甚至突然出血，疟疾，心腹胀满而热，腹部发胀甚至浮肿。

五之气，即阳明燥气，为九月十月的气候特点，燥凉临金位，是为天符。但是太阴司天不及，寒水下承大盛，水寒助秋凉肃杀收敛，寒霜早降，草木摇落，寒伤皮腠，故君子宜周密不出，以避免寒伤。

终之气，即太阳寒气，为一年之中最冷的季节。太阴司天不足，不足而往，有余从之，太阳在下寒气大盛，寒湿交加，阴寒气凝，霜雪聚积，河水结冰，人们感于寒湿，多病关节强直，腰椎疼痛，这是寒湿持续到气交导致的疾病。

治疗原则：水胜则火郁，土胜则水郁，气郁是出现报复的原因，所以要折减其郁气，扶助其生化之源，气不及则补益其气，不要使邪害产生，服食司天的谷肉果菜以保全真气，服食间气的岁谷与药以保全真精。太阴湿在上，太阳寒在下，寒湿之纪宜以苦燥湿，以热温寒；寒甚者当发之，湿甚者当泄之，寒湿严重而不发不泄，则湿气外溢，导致肉溃皮折，血水淋漓。扶助阳火以御其寒，运与下承的太阳寒相同的以热化之，运与司天的湿气相同的以燥化，运与气不同的则宜少投，运与气相同的则可以多投。用凉药当远避气、运之凉；用寒药当远避气、运之寒；用温药当远避气、运之温；用热药当远避气、运之热，四时饮食也当如此。如果天气反常，邪气反胜，就不必依照用寒远寒等常规，不然的话会引起新的疾病。

陈无择《三因司天方·论备化汤》：丑未之岁，太阴司天，太阳在泉，气化运行后天，民病关节不利，筋脉痿弱，或湿疠盛行，远近咸若；或胸膈不利，甚则浮肿，寒疟，血溢，腰椎痛，宜备化汤：

木瓜、茯神各一钱五分，牛膝、附子（炮）各一钱二分半，熟地、覆盆子各一钱，甘草七分。

上剉，入姜五片，水煎服。

初之气，厥阴加临厥阴，主春分前六十日有奇，民病血溢，筋络拘强，关节不利，身重筋痿。依正方。

二之气，少阴加临少阴，主春分后六十日有奇，民乃和，其病瘟疠大行，远近咸若。去附子，加防风、天麻。

三之气，太阴加临少阳，主夏至前后各三十日有奇，民病身重，胕肿，胸腹满，加泽泻。

四之气，少阳加临太阴，主秋分前六十日有奇，民病腠理热，血暴溢，疟，心腹满热，胪胀甚则胕肿。依正方。

五之气，阳明加临阳明，主秋分后六十日有奇，民病皮腠。依正方。

终之气，太阳加临太阳，主冬至前后各三十日有奇，民病关节禁固，腰椎痛。依正方。

缪问曰：丑未之岁，阴专其令，阳气退避，民病腹胀跗肿，血溢，寒湿等症，寒湿合邪可知。夫寒则太阳之气不行，湿则太阴之气不运，君以附子大热之品通行上下，逐湿除寒，但阴极之至，则阳必伸，湿中之火逼血上行，佐以生地，凉沸腾之血，并以制附子之刚。覆盆味甘平，补虚续绝，强阳益阴。牛膝、木瓜，治关节诸痛，即经所谓赞其阳火，令御其寒之大法也。茯苓除满和中，生姜、甘草，辛甘温土，且兼以制地黄之腻隔，甘草并可缓附子之伤阴，谓非有制之师耶？

初之气，厥阴风木加厥阴风木，民病血溢，筋脉拘强，关节不利，身重筋痿，依正方；二之气，少阴君火加少阴君火，民病温疠，故去附子之热，加防风甘温以散邪，天麻熄风以御火；三之气，太阴湿土加少阳相火，民病身跗肿满，故加泽泻，以逐三焦停湿；四之气，少阳加太阴；五之气，阳明加阳明；终之气，太阳加太阳，俱依正方。抑其太过，扶其不及，相时而定，按气以推，非深心于阴阳之递嬗，药饵之工劣，乌足以语此？

五、少阴之政

（一）少阴热气临五运

《素问·六元正纪大论》：少阴之政奈何？岐伯曰：子午之纪也。

少阴 太角 阳明 壬子壬午，其运风鼓，其化鸣紊启折，其变振拉摧拔，其病支满。

少阴 太徵 阳明 戊子天符 戊午太一天符，其运炎暑，其化暄曜郁燠，其变炎烈沸腾，其病上热血溢。

少阴 太宫 阳明 甲子甲午，其运阴雨，其化柔润时雨，其变震惊飘骤，其病中满身重。

少阴 太商 阳明 庚子同天符 庚午同天符，同正商 其运凉劲，其化雾露萧瑟，其变肃杀凋零，其病下清。

少阴 太羽 阳明 丙子岁会 丙午，其运寒，其化凝惨凓冽，其变冰雪霜雹，其病寒下。

少阴之政，即少阴热气值天时，以地支纪六气，少阴为子午，少阴之上热气主之，故称少阴热气。少阴司天，则阳明在泉下承，木火土金水五运分别在其中。

1. 太角木 木为丁壬，其音角，少阴、太角、阳明说明：少阴热司天在上，太角木运在中，阳明燥下承。东南方子午少阴热气下临东方丁壬木位，气与运上下阴阳相合则壬子壬午。壬为风，火以鼓之，其运风鼓。风木的常化是和风拂煦，土地解冻，万物萌生，虫动鸟鸣；其变为狂风大作，摧折草木；其病为胸胁撑满。

2. 太徵火 火为戊癸，其音徵，少阴、太徵、阳明说明：少阴热司天在上，太徵火运在中，阳明燥下承。东南方子午少阴热下临东南方戊癸火位，气与运合则戊子戊午。戊为火运，子为少阴君火，运合司天，故曰戊子天符；戊午，午为少阴君火，午支属火，火运临午为岁会，又合天符，故曰太一天符。少阴司天其气炎暑，其化热灼明耀郁蒸，其变炎烈沸腾，其病上部发热血溢。

3. 太宫土 土为甲己，其音宫，少阴、太徵、阳明说明：少阴热司天在上，太宫土运在中，阳明燥下承。东南方子午少阴热下临西南方土位，气与运相合则甲子甲午。土主湿，其运阴雨。土湿化柔润的时雨，其变震惊飘骤，其病中满身重。

4. 太商金 金为乙庚，其音商，少阴、太商、阳明说明：少阴热司天在上，太商金运在中，阳明燥下承。东南方子午少阴热下临西方金位，气与运合则庚子庚午。乙庚金与在泉的阳明燥气运相合，故曰同天符。太商主运金气胜，上临君火，金不过胜，故同正商。金气燥凉肃杀，其运凉劲，其正化雾露萧瑟，其邪化肃杀凋零，其病变下部清冷。

5. 太羽水 水为丙辛，其音宫，少阴、太羽、阳明说明：少阴热司天在上，太羽水运在中，阳明燥下承。东南方子午少阴热下临北方丙辛水位，气与运合则丙子丙午。丙为水，水运临子谓岁会。水气寒，故其运寒，其正化凝惨溧冽，其邪化冰雪霜雹，其病变下部寒冷。

（二）少阴太过与治疗

《素问·六元正纪大论》：凡此少阴司天之政，气化运行先天，地气肃，天气明，寒交暑，热加燥，云驰雨府，湿化乃行，时雨乃降，金火合德，上应荧惑、太白。其政明，其令切，其谷丹白。水火寒热持于气交而为病始也。热病生于上，清病生于下，寒热凌犯而争于中，民病咳喘，血溢血泄，鼽嚏，目赤眦疡，寒厥入胃，心痛，腰痛，腹大，嗌干，肿上。

初之气，地气迁，燥将去，寒乃始，蛰复藏，水乃冰，霜复降，风乃至，阳气郁，民反周密，关节禁固，腰脽痛，炎暑将起，中外疮疡。

二之气，阳气布，风乃行，春气以正，万物应荣，寒气时至，民乃和。其病淋，目暝目赤，气郁于上而热。

三之气，天政布，大火行，庶类蕃鲜，寒气时至。民病气厥心痛，寒热更作，咳喘目赤。

四之气，溽暑至，大雨时行，寒热互至。民病寒热，嗌干，黄瘅，鼽衄，饮发。

五之气，畏火临，暑反至，阳乃化，万物乃生乃长荣，民乃康，其病温。

终之气，燥令行，余火内格，肿于上，咳喘，甚则血溢。寒气数举，则霿雾翳，病生皮腠，内含于胁，下连少腹而作寒中，地将易也。

必抑其运气，资其岁胜，折其郁发，先取化源，无使暴过而生其病也。食岁谷以全真气，食间谷以辟虚邪。岁宜咸以软之，而调其上；甚则以苦发之，以酸收之，而安其下；甚则以苦泄之。适气同异而多少之，同天气者以寒清化，同地气者以温热化。用热远热，用凉远凉，用温远温，用寒远寒，食宜同法。有假则反，此其道也，反是者病作矣。

值少阴司天之际，其气化先于天时而至，这是太过。少阴热气司天在上则天气明，阳明燥气在下则地气肃。火灼而热，金寒而燥，上下相交，热燥相合，湿化以行，云雨不时下降，上应火星、金星。火之政明耀，金之令劲切，其谷赤与白。水火寒热交争持续到气交，疾病因此而发生。少阴司天热病生于上，阳明在下凉病生于下，寒气凌火，热气凌金，寒热凌犯争于中，民病咳喘，血溢，血泄，鼽衄，喷嚏，目赤，眼角溃疡。寒厥进入胃部，心痛，腰痛，腹部胀大，咽喉干燥，上部肿胀。

初之气，即厥阴风气，为正月二月的气候特征。少阴司天，太阳在泉，司天之气太过导致在泉之气由阳明燥迁转为其右的太阳寒，六气依太阳、厥阴、少阴、太阴、少阳、阳明之序依次下临，有气象，有民病。正月二月的厥阴春本当和风拂煦，但是太阳寒气不退，天气当温暖而依然寒冷，惊醒的蛰虫再次伏藏，水结冰，冬霜风雪再次降临，春天的阳升之气被扼制，民众再次周密避寒。春寒犯人，发生关节运动不便，腰椎疼痛。寒胜则木之子火报复，炎暑起而内外疮疡。

二之气，即少阴热气，为三月四月春夏之交的气候特点，不冷不热，阳热之气敷布，万物开始繁茂生长。但是厥阴风气加临，气当热而反凉，寒气时至，风热相临，民众尚觉得安和。病发小便淋沥，目瞑目赤，气郁于上而热。

三之气，即少阳暑气，为五月六气的暑热气候，赤日炎炎，万物茂长。但是少阴热气加临，君临臣位，下承的燥凉时至，民众多病气厥心痛，寒热交争，咳嗽喘促，眼红目赤。

四之气，即太阴湿气，为七月八月的长夏之际湿热溽蒸的气候特征。但是湿气加临太过，湿热交争，大雨时行；少阴热司天，燥凉下承，寒热交互，病发寒热，咽喉干燥，黄疸，衄蔑，水饮病发。

五之气，即阳明燥气，为九月十月秋分萧瑟，寒霜下降的肃杀时节，但是五月畏火加临，暑热之气反而出现，热气大行，万物因为热气而再生再长，民众也因为阳热温和而感觉舒服。热气非时而至，产生温热之病。

终之气，即太阳寒气，为一年中十一月十二月最寒的气候特征，但是，阳明燥气加临北方水位，清凉之气大行，少阴热的余火格拒于内而不能散发，病发上部肿胀，咳嗽气喘，甚至热血上溢。燥寒交争，寒气频行，自然界晦暗的烟雾笼罩，疾病发生于皮腠，内舍于胁肋，向下牵连少腹而寒中。

治疗原则：一定要抑制有余的运气，扶助其所不胜之气。要折减郁气，应该先资助其生化之源，不要使暴虐太过而产生疾病。服食司天的谷肉果菜以保全真气，服食左右的间气主时的药食以避前来的实邪与后来的虚邪。君火在上，宜食咸味以软之而调其上；火气过甚，则食火味之苦以发之；金气在下，宜食酸味以收之而安其下；燥气过甚，则食苦以寒之、泄之。斟酌运、气的异同而调气味之多少以制之，运与司天热火之气相同的情况，以寒清之气制化之；运与在下清凉之气相同的情况，以温热之气味制化之。用寒药当远避气、运之寒；用凉药当远避气、运之凉；用温药当远避气、运之温；用热药当远避气、运之热，饮食居处的原则也是这样。若天气反常，邪气反胜，就不必依照用寒远寒等常规，不然的话会引起新的疾病。

陈无择《三因司天方·论正阳汤》：子午之岁，少阴司天，阳明在泉，气化运行先天，民病关节禁固，腰痛，气郁而热，小便淋，目赤心痛，寒热更作，咳嗽，衄蔑，嗌干，饮发，黄疸，喘甚，下连小腹，而作寒中，宜正阳汤：

白薇、元参、川芎、桑白皮、当归、白芍、旋覆花、炙甘草各一钱，生姜五片。

上剉，水煎服。

初之气，太阳加临厥阴，主春分前六十日有奇，民反周密，关节禁固，腰椎痛，中外疮疡。加枣仁、升麻。

二之气，厥阴加临少阴，主春分后六十日有奇，民病淋，目瞑目赤，气郁于上而热。加车前、茯苓。

三之气，少阴加临少阳，主夏至前后各三十日有奇，民病气厥心痛，寒热更作，咳喘，目赤。加麻仁、杏仁。

四之气，太阴加临太阴，主秋分前六十日有奇，民病寒热，嗌干，黄疸，衄衊，饮发。加荆芥、茵陈。

五之气，少阳加临阳明，主秋分后六十日有奇，民乃康，其病温。依正方。

终之气，阳明加临太阳，主冬至前后各三十日有奇，民病肿于上，咳喘，甚则血溢，病生皮腠，内舍于心，下连少腹，而作寒中。加苏子。

缪问曰：少阴司天之岁，经谓热病生于上，清病生于下，水火寒热，持于气交。民病咳血，溢血，泄，目赤，心痛等症，寒热交争之岁也。夫热为火性，寒属金体，用药之权，当辛温以和其寒，酸苦以泄其热，不致偏寒偏热，斯为得耳。当归味苦温，可升可降，止诸血之妄行，除咳定痛，以补少阴之阴；川芎味辛气温，主一切血，治风痰饮发如神；元参味苦咸，色走肾而味及心，《本经》称其寒热积聚咸宜。三药本《内经》咸以软之，而调其上之法也。桑皮甘寒悦肺；芍药酸以益金；旋覆重以镇逆，本《内经》酸以收之，而安其下之义也。白薇和寒热，有维持上下之功，生姜、甘草一散一和，上热下清之疾胥愈矣。

初之气，太阳寒水加厥阴风木，民病关节禁固，腰膝痛，气郁而热，加枣仁之苦温，升麻之苦寒，以利其气郁，气利则诸痛自止；二之气，厥阴风木加少阴君火，民病淋，目赤，加车前以明目，茯苓以通淋；三之气，少阴君火加少阳相火，民病热厥心痛，寒热更作，咳喘，目赤，加麻、杏二味，一以开肺，一以润燥耳；四之气，太阴湿土加太阴湿土，民病衄衊，黄疸，嗌干，饮发。加荆芥入木泄火，止妄行之血；茵陈入土，主湿热之黄。藏器谓荆芥搜肝风，治劳渴、嗌干、饮发，均为专药；五之气，少阳相火加阳明燥金，民病温，依正方；终之气，阳明燥金加太阳寒水，民病上肿，咳喘，甚则血溢，加苏子以下气。传曰：刚克，柔克，真斯道之权衡也。

六、厥阴之政

（一）厥阴风气临五运

《素问·六元正纪大论》：帝曰：善。厥阴之政奈何？岐伯曰：巳亥之纪也。

厥阴　少角　少阳，清热胜复同，同正角，丁巳天符　丁亥天符，其运风清热。

厥阴　少徵　少阳，寒雨胜复同，癸巳同岁会　癸亥同岁会，其运热寒雨。

厥阴　少宫　少阳，风清胜复同，同正角，己巳己亥，其运雨风清。

厥阴　少商　少阳，热寒胜复同，同正角，乙巳乙亥，其运凉热寒。

厥阴　少羽　少阳，雨风胜复同，辛巳辛亥，其运寒雨风。

厥阴之政，即厥阴风气值天时，以地支纪六气，厥阴为巳亥，所以又叫巳亥之纪。厥阴之上，风气主之，故曰厥阴风。厥阴司天在上，少阳在泉下承，木火土金水五运在中依次运转。

1. 少角木　木为丁壬，其音角，厥阴、少角、少阳说明：厥阴风司天在上，少角木运在中，少阳在泉下承。东方巳亥厥阴风下临东方木位，气与运相合为丁巳丁亥。风气临木为天符，但是木运不及，始则金之清气胜，继则火之热气报复，胜与复同主一岁之气，故清热胜复同。木之平气谓正角，木运不及而得厥阴司天之助，所谓委和之纪，上角与正角同。木运其气风，金胜其气清，火复其气热，故运风、清、热。

2. 少徵火　火为戊癸，其音徵，厥阴、少角、少阳说明：厥阴风司天在上，少徵火运在中，少阳在泉下承。东方巳亥厥阴风下临南方火位，气与运相合为癸巳癸亥。但是火运不及，始则水之寒气胜，继则土之雨气报复，胜与复同主一岁之气，故曰寒雨胜复同。运气为火，在泉为少阳会，故曰同岁会。火之气热，水之气寒，土报复之气雨，故其运热、寒、雨。

3. 少宫土　土为甲己，其音宫，厥阴、少宫、少阳说明：厥阴风司天在上，少宫水运在中，少阳在泉下承。东方巳亥厥阴风下临西南方土位，气与运相合为己巳己亥。少宫土运不及，始则木之风气胜，继则金之清气报复，胜与复同主一岁之气，故风清胜复同。厥阴司天谓之上角，木胜金复则木气虚，木得厥阴司天助之则平，故上角与正角同。土运之气雨，木之气，金复之气清，故其运雨、风、清。

4. 少商金　金为乙庚，其音商，厥阴、少宫、少阳说明：厥阴风司天在上，少商金运在中，少阳在泉下承。东方巳亥厥阴风下临西方金位，气与运相合为乙巳乙亥。少商金运不及，始则火之热气胜，继则水之寒气报复，胜与复同主一岁之气，故热寒胜复同。厥阴司天而金运不及，木无所制得行其政，所谓从革之纪，上角与正角同。金气清凉，火气热，水复之气寒，故其运凉、热、寒。

5. 少羽水　水为丙辛，其音羽，厥阴、少宫、少阳说明：厥阴风司天在上，少羽水运在中，少阳在泉下承。东方巳亥厥阴风下临北方水位，气与运相合为辛巳辛亥。冬水气寒，少羽为水不及，寒不及则雨湿之气乘之，土湿凌乘太过则水之子木风报复，故其运寒、雨、风。

（二）厥阴不及与治疗

《素问·六元正纪大论》：凡此厥阴司天之政，气化运行后天；诸同正岁，气化运行同天。天气扰，地气正，风生高远，炎热从之，云趋雨府，湿化乃行，风火同德，上应岁星、荧惑。其政挠，其令速，其谷苍丹，间谷言太者，其耗文角品羽。风燥火热，胜复更作，蛰虫来见，流水不冰，热病行于下，风病行于上，风燥胜复形于中。

初之气，寒始肃，杀气方至，民病寒于右之下。

二之气，寒不去，华雪水冰，杀气施化，霜乃降，名草上焦，寒雨数至，阳复化，民病热于中。

三之气，天政布，风乃时举，民病泣出，耳鸣，掉眩。

四之气，溽暑湿热相薄，争于左之上。民病黄疸，而为胕肿。

五之气，燥湿更胜，沉阴乃布，寒气及体，风雨乃行。

终之气，畏火司令，阳乃大化，蛰虫出见，流水不冰，地气大发，草乃生，人乃舒，其病温厉。

必折其郁气，资其化源，赞其运气，无使邪胜。岁宜以辛调上，以咸调下，畏火之气，无妄犯之。用温远温，用热远热，用凉远凉，用寒远寒，食宜同法。有假反常，此之道也，反是者病。

厥阴司天风化不及，其气后于天时而至谓之不及。六气司天，其气化非先天，非后天，这是平气、正岁。正岁气正，其生长化收藏与天气相合，故曰运行同天。厥阴风气司天，风性动摇，故天气扰。厥阴司天在上则风生高远，少阳下承则火热下从，风热相合，土得温养，地气正。热气在地升腾为云雨，湿化得行。天风地火，风火同德，上应木星、火星。风性善动其政挠，火性炎上其令速，岁谷为青色、赤色。司天不及为少，则间气有余为太。厥阴司天气不及，则木类的毛虫文彩耗减；少阳在下火气有余，则火类的羽虫种类不蕃。木风虚则金燥胜，金燥克制太过则木之子火报复，火热报复则天气暖，蛰虫蛰而复出，流水不能结冰。少阳热气在泉，热病多生于下；厥阴风气在天，风病多生于上；有胜则有复，所以燥胜则火复，风燥与火热之气交争于中。

初之气，即厥阴风气，为立春之后的正月二月气候特点，但是厥阴司天不及，气化后于天时，承其下的少阳热迁转为其右的阳明燥，六气自阳明燥开始依次加临。春天的风木不及，当温而不温，秋天的清凉肃杀之气大行。阳明燥金位于西方，阴气自右而降，故民病寒于右之下。

二之气，即少阴热气，为三月四月温度适宜的春夏之交，但是太阳寒气加临，寒气不去，四月飘雪，河水结冰，寒霜下降，肃杀之气施化，使草木凋枯，寒雨不时下降。少阴司天热气在上，阳明在泉燥凉在下，寒热交争，阳热不能按时施化，民病热郁于内。

三之气，即少阳暑气，为五月六月暑热的天气特征，但是厥阴风气加临，大风流行，民病多眼睛流泪，耳鸣，掉眩。

四之气，即太阴湿气，为七月八月长夏的湿热气候特征，但是少阴热气下临，湿热相争，民病黄疸身浮肿，邪气争于左东的肝胆。

五之气，即阳明燥气，为九月十月的清凉气候特征，但是太阴湿气加临，燥湿相争，阴湿布散，寒气袭人，肝脾有病。

终之气，即太阳寒气，为十一月十二月的气候特征，但是畏火暑气加临，阳热之气大行，已经蛰伏的虫出来活动，水不结冰，地气热蒸，土松草长，人们在冬时得温热而舒畅，病易患温病疫疠。

治疗原则：有郁气则有复气，折减郁气一定要先扶助其运化之源，补其运气，不使邪气偏胜。木气在上，宜以辛助其条达；相火在下，宜以水味之咸调其下，不可以热药犯其火。用温药当远避气、运之温；用热药当远避气、运之热；用凉药当远避气、运之凉；用寒药当远避气、运之寒，四时饮食也当如此。若天气反常，邪气反胜，就不必依照用寒远寒等常规，不然的话会引起新的疾病。

陈无择《三因司天方·论敷和汤》：巳亥之岁，厥阴司天，少阳在泉。气化运行后天，民病中热，而反右胁下寒，耳鸣，掉眩，燥湿相胜，黄疸、浮肿、时作温厉，宜敷和汤：

半夏、五味子、枳实、茯苓、诃子、干姜（炮）、陈皮、甘草（炙）各一钱，枣仁。

上锉，入枣二枚，水煎服。

初之气，阳明加临厥阴，主春分前六十日有奇，民病寒于右之下。加牛蒡子。

二之气，太阳加临少阴，主春分后六十日有奇，民病热于中。加麦冬、山药。

三之气，厥阴加临少阳，主夏至前后各三十日有奇，民病泣出，耳鸣、掉眩。加紫菀。

四之气，少阴加临太阴，主秋分前六十日有奇，民病黄疸而为胕肿。加泽泻、山栀。

五之气，太阴加临阳明，主秋分后六十日有奇，寒气及体。依正方。

终之气，少阳加临太阳，主冬至前后各三十日有奇，人乃舒，其病瘟疠。依正方。

缪问曰：风木主岁，经谓热病行于下，风病行于上，风燥胜复形于中，湿化乃行，治宜辛以调其上，咸以调其下，盖辛从金化，能制厥阴，咸从水化，能平相火。揆厥病机，或为热，或为寒，耳鸣、浮肿、掉眩，温厉，病非一端，方如庞杂，然其用药之妙，非具卓识，何从措手哉？此方是配合气味法，论其气，则寒热兼施；论其味，则辛酸咸合用。有补虚，有泻实，其大要不过泻火平木而已。半夏辛能润下，合茯苓之淡渗，祛湿除黄。枣仁生用，能泻相火。甘草功缓厥阴，风在上，以甘酸泄之；火在下，以五味子之咸以制之。《别录》载五味有除热之功，非虚语也。炮姜温右胁之冷；枳实泄脾脏之湿；橘皮、诃子，醒胃悦脾，无邪不治矣。

初之气，阳明燥金加厥阴风木，民病右胁下寒，加牛蒡辛平润肺，导炮姜至右胁以散其寒；二之气，太阳寒水加少阴君火，民病热中，加麦冬以和阳，山药以益土；三之气，厥阴风木加少阳相火，民病泣出、耳鸣、掉眩，木邪内肆也，加紫菀清金平木；四之气，少阴君火加太阴湿土，民病黄疸，跗肿，加泽泻以逐湿，山栀以清湿中之热；五之气，太阴加阳明；终之气，少阳加太阳，并从本方。

七、五邪

（一）《黄帝内经》对五运六气病机的论述

中医理论的核心是五运六气，或者说六气五行。天覆于上，地载于下。古人把一年四时中对人类疾病影响明显的气候特征分为六个：厥阴风、少阴热、少阳暑、太阴湿、阳明燥、太阳寒；把地上的万物以类划分为五：木、火、土、金、水。人在天地之间，赖天地以生存，并与天地之间的万物同化。木色青、味酸、生肝、主筋；火色赤、味苦、生心、主脉；土色黄、味甘、生脾、主肉；金色白、味辛、生肺、主皮；水色黑、味咸、生肾、主骨。通过五行的正常功能比况说明五脏的生理，通过五行的太过与不及，阐述五脏六腑的病理，通过五色、五味、五主、五脉等司外揣内以确定病因、病位、病性。五脏通过经络与六腑相连属，六腑在表上应天气：胆足少阳上应厥阴风，小肠手太阳上应少阴热，三焦手少阳上应少阳暑，胃足阳明上应太阴湿，大肠手阳明上应阳明燥，膀胱足太阳上应太阳寒。五脏在里外合五行：肝足厥阴外合五行木，心手少阴外合五行火，脾足太阴外合五行土，肺手太阴外合五行金，肾足少阴外合五行水。五脏六腑、三阴三阳内外表里阴阳和谐则无病，乖则百病丛生。人在天地之间，天地以其气生养万物，也以其气伤害万物，即张仲景所谓"夫人禀五常，因风气而生长，风气虽能生万物，亦能害万物，如水能浮舟，亦能覆舟"。所以六气不和犯三阳，不及时治疗迁延入六腑，甚者入五脏；五味七情不和犯三阴，不及时治疗迁延入五脏，甚者入六腑，五脏六腑皆病则人亡。人与天地四时十二月相应，这样就构成了天地人一体的天人相应系统：胆足少阳风正月——肝足厥阴木二月；小肠手太阳热三月——心手少阴君火四月；三焦手少阳暑五月——心包手厥阴相火六月；胃足阳明湿七月——脾足太阴土八月；大肠手阳明燥九月——肺手太阴金十月；膀胱足太阳寒十一月——肾足少阴水十二月。

地为阴，五行各守五方之位；天为阳，六气动而不居，所以六气会有不以时序而下临五行的情况，这样就出现了六气与五行：六腑——三阳经——气，五脏——三阴经——血之间表里阴阳关系是否平衡协调的问题。从理论上讲，六气中的一气可以分别临五行，五行的每一行或者说每一运又有可能临天的六气。气与运同气相求按时结合为相得，相得不造成疾病谓天符，为正化，比如春天风临木为正化，而热、暑、燥、湿、寒加临春天木位或者说木运，都是气与运不相得，不相得为变，变则造成疾病，为邪气。在《黄帝内经》理论体系中，把六气造成的疾病与五运造成的疾病分别论述，这与《灵枢·经脉》所分"是动病""所生病"相同。《素问·至真要大论》中病机十九条，其中"五运五脏内动"病机五条，就是《难经》所言的血病；上焦、下焦、十二经络外入病机十四条，就是《难经》所言的气病，是动与所生病机共十九条。五行的化、变有平、太过与不及三种情况。平者其化与变都在本脏本位；其变太过，其化生兼其他脏位：变病在己所胜之脏，如"风气大来，木之胜也，土湿受邪，脾病生焉"；其变不及，其化生也兼其他脏位：变病为己所不胜者乘其虚胜之而产生的本脏病，胜极而其子复仇而致胜者之脏也病。六气有常化或者说正化，正化一般不造成疾病，生病皆在本处。其太过者为淫胜，司天内淫上胜于下，则己所胜之脏受邪生病，如阳明司天燥淫所胜，病在于肝。在泉内淫外胜于内，病在所胜之经，如阳明在泉，燥淫所胜，病在胆足少阳。其次是司天、在泉左间右间反胜、相胜之变。从临床诊治的角度看，不论是六气致病还是五运致病，都是天地内外之邪破坏了人体原来的平衡关系从而产生了偏胜与偏衰，所谓气有多少之化，形有盛衰之变，气的太过与不及，造成了五脏六腑、三阴三阳、气与血的阴阳失衡，从而出现虚实之变与寒热之症，治疗原则是"精不足者补之以味，形不足者温之以气"。五脏精血不足而虚衰的主要用五味之药补益；形表阳气不足的情况，用温凉寒热四气之药予以平抑。辨证论治的原则首先是确定病因，是六气外邪病还是五味七情内伤病；其次是病位，邪在五脏还是在六腑，在三阴经还是在三阳经，在气还是在血；其次是病性，是不及的虚还是有余的实；最后，疾病所表现的病状是寒还是热。

《素问·六节藏象论》：未至而至，此谓太过，则薄所不胜，而乘所胜也，命曰气淫。至而不至，此谓不及，则所胜妄行，而所生受病，所不胜薄之也，命曰气迫。

用自然现象来说明，节令还没有到，而气候提前到来，这是来气的太过，非其位而有其气为邪气。太过的邪气一是反侮己所不胜之气，二是凌乘其所胜之气，比如肝的功能是藏血以长养四肢百骸，但是肝的功能过亢，血液上冲，怒气难遏，会乘犯脾胃，同时还可能犯肺，出现肺病；相反，节令到了而与其相应的气候迟迟不到，这是来气的不及。气不及一是出现己所胜之气无制约而妄行；二是虚不能生养其子，所生受病；三是己所不胜之气乘其虚凌乘迫害。比如，肝以精血养四肢百骸，肝精不足则无以遂行其长养功能，同时破坏了原来脏器之间的平衡关系，出现肝虚不能制土，土无畏而妄行从而加重肝的疾病；其次，肝木不足，不能生火，导致心有火不足之病；再次，木虚金胜，出现肺金凌乘肝木之病。

李杲在《脾胃论·脾胃盛衰论》中以脾胃病为例，阐述了太过与不及造成疾病的机理。

经言：至而不至，是为不及，所胜妄行，所生受病，所不胜乘之也。

至而不至者，谓从后来者为虚邪，心与小肠来乘脾胃也。脾胃脉中见浮大而弦，其病或烦躁闷乱，或四肢发热，或口苦、舌干、咽干。盖心主火，小肠主热，火热来乘土位，乃湿热相合，故烦躁闷乱也。四肢者，脾胃也，火乘之，故四肢发热也。饮食不节，劳役所伤，以致脾胃虚弱，乃血所生病，主口中津液不行，故口干咽干也。病人自以为渴，医者治以五苓散，谓止渴燥，而反加渴燥，乃重竭津液，以至危亡。经云：虚则补其母。当于心与小肠中，以补脾胃之根蒂者。甘温之药为之主，以苦寒之药为之使，以酸味为之臣佐，以其心苦缓，急食酸以收之。心火旺则肺金受邪，金虚则以酸补之，次以甘温及甘寒之剂，于脾胃中泻心火之亢盛，是治其本也。

所胜妄行者，言心火旺，能令母实。母者，肝木也，肝木旺则挟火热，无所畏惧而妄行也，故脾胃先受之，或身体沉重，走疰疼痛，盖湿热相搏，而风热郁而不得伸，附著于有形也。或多怒者，风热下陷于地中也。或目病而生内障者，脾裹血，胃主血，心主脉，脉者，血之府也。或云心主血，又云肝主血，肝之窍开于目也。或妄见妄闻，起妄心，夜梦亡人，四肢满闭，转筋，皆肝木火盛而为邪也。或生痿，或生痹，或生厥，或中风，或生恶疮，或作肾痿，或为上热下寒，为邪不一，皆风热不得升长，而木火遏于有形中也。

所生受病者，言肺受土、火、木之邪，而清肃之气伤。或胸满少气短气者，肺主诸气，五脏之气皆不足，而阳道不行也。或咳嗽寒热者，湿热乘其内也。

所不胜乘之者，水乘木之妄行而反来侮土，故肾入心为汗，入肝为泣，入脾为涎，入肺为痰、为嗽、为涕、为嚏，为水出鼻也。一说，下元土盛克水，致督、任、冲三脉盛，火旺煎熬，令水沸腾而乘脾肺，故痰涎唾出于口也。下行为阴汗，为外肾冷，为足不任身，为脚下隐痛，或水附木势而上，为眼涩，为眵，为冷泪，此皆由肺金之虚而寡于畏也。

（二）《难经》五邪论治

《素问》七篇大论主要从病机方面阐释六气五运的化与变，变气造成疾病叫邪气。

到了《难经》，进一步把六气五运相合的三十种情况，从邪气的来源角度简化为五种，按照邪气来源的方向及其造成疾病的严重程度，分为虚邪、实邪、贼邪、微邪、正邪五种。

《难经·五十难》：病有虚邪，有实邪，有贼邪，有微邪，有正邪，何以别之？然，从后来者为虚邪，从前来者为实邪，从所不胜来者为贼邪，从所胜来者为微邪，自病者为正邪。何以言之？假令心病，中风得之为虚邪，伤暑得之为正邪，饮食劳倦得之为实邪，伤寒得之为微邪，中湿得之为贼邪。

《难经·六十九难》：经言虚者补之，实者泻之，不虚不实，以经取之。何谓也？然，虚者补其母，实者泻其子，当先补之，然后泻之。不虚不实，以经取之者，是正经自生病，不中他邪也，当自取其经，故言以经取之。

《难经·七十五难》：经言东方实，西方虚，泻南方，补北方，何谓也？然，金木水火土，当更相平。东方木也，西方金也。木欲实，金当平之；火欲实，水当平之；土欲实，木当平之；金欲实，火当平之；水欲实，土当平之。东方肝也，则知肝实；西方肺也，则知肺虚。泻南方火，补北方水。南方火，火者木之子也；北方水，水者木之母也。水胜火，子能令母实，母能令子虚，故泻火补水，欲令金不得平木也。经曰：不能治其虚，何问其余？此之谓也。

疾病产生的原因，不越内外之邪，外者六气，内者五味七情。《难经·四十九难》把本经本脏产生的内伤疾病叫正经自病，滑寿注：此"病由内作，非外邪之干，所谓内伤者也"。把中风、伤暑、饮食劳倦、伤寒、中湿叫五邪，滑寿认为"此五者，邪由外至，所谓外伤者也"。需要说明的是，热与暑同治，临床上多合二为一，而饮食劳倦多为有形所伤，后世不归为六气病。第五十难则根据邪气的来源及致病的轻重程度分为五邪，指出病有虚邪，有实邪，有贼邪，有微邪，有正邪。如何区分呢？天地之气按春夏秋冬四时的顺序运行，春风临东方木，夏暑临南方火，长夏湿临西南方土，秋燥临西方金，冬寒临北方水，气与运同气相求为相得，非其位而有其气，加临之气就是邪气。六气临五行正常则按顺时针的方向各临其位，一年之际始于春，所以厥阴风木为初之气，春从冬来，前一年冬天的寒水位为风木之后，寒气加临木位是邪从后来为虚邪；东方木位的前方是南方夏火，暑热之气加临木位是邪从前来为实邪；东方木不胜西方金，秋天的燥凉之气加临东方木位，金燥胜木风，从风木所不胜来的邪是贼邪；木克土，长夏湿气加临东方木位，是邪从木所胜来，为微邪；无他邪所犯，本经自病者为正邪。以心病为例：心火在南当临暑热，如果东方风气加临南方心火位为中风，风从后来为虚邪；暑气太盛伤心为正邪；南方心火，其前为长夏土位，饮食劳倦为西南土位脾湿之邪，故从前来的为实邪；心火位南，肺金在西，伤寒即伤于秋天的燥凉，为肺金反侮心火，为微邪；中湿当为中寒，徐大椿注"肾克心也"。火居南而水处北，水火不相容，故水胜犯火为贼邪。

第六十九难阐述了五邪的治疗原则。气有多少，形有盛衰。盛为有余为实，衰为不及为虚，治疗的原则是虚者补之，实者泻之。虚实产生的原因是非其位而有其气，所谓"有者为实，无者为虚"。治病必求于本，本就是产生疾病的病因。虚产生的病因是居其后位之气不退，后位为其母，所谓母能令子虚，治疗则虚者补其母。实产生的病因是居其前位之气早临，前位为其子，所谓子能令母实，治疗则是实者泻其子。经典中的五脏虚实补泻不同于后代中医理论讲的补泻，经典著作中，使五行五脏恢复其本来的功能叫补，如《素问·至真要大论》曰："木位之主，其泻以酸，其补以辛。"辛能散，木郁而不条达以辛助其条达曰补。假如肝木虚，是居其后的太阳寒气异常，不能及时退位造成肝木当温而不能温，以辛温之曰补。相反，热气从前位来，肝火亢盛，则以酸收敛之，逆其性曰泻。不因前后之邪与他经之邪而病，这是正经自病，本经之病则调本经。

七十五难则以东西南北四方来阐述虚实补泻。五行以东方木为观察点的话，南北则分别是东方木的前与后，也是子与母，也是司天之气的左间与右间。五行有五，司天之气与其左间、右间则居其三，剩余二气就是己所胜的微邪与己所不胜的贼邪。中医理论虽然强调五脏之气更相平，一脏不平，以所胜平之，但是在五运六气系统，一气不平，不仅仅用所胜之气平抑，如虚者补之，实者泻之，热者寒之，寒者热之的方法，还可以调司天、在泉左右间气，以恢复原来的承制平衡关系，也就是欲泄其邪，先补其虚，以使气平，平则和的治疗原则。问曰：东方木实，西方金虚，治疗的方法是泻南方火，补北方水，这样治疗的道理在哪里呢？木火土金水五脏之气因相互制约而平衡，东方肝木，西方肺金，木实则以金平之，火实则以水平之，土实则以木平之，金实则以火平之，水实则以土平之，这是直接以所胜平治之的方法。但是，今东方肝木实，西方肺金虚，金虚则不能平木，治当抑其太过，补其不足，故可以采用泻子补母的方法。泻南方：东方木实泻南方火，火为木之子，子能令母实，故实者泻其子，子平而母自安。补北方：北方肾水为东方肝木之母，水胜火，水胜火衰，则火不能与风相煽，实其母气，所以说言补木之母水以泻木之子火，火熄则木平，木平则金虚得平，有承制则无亢害。滑寿《难经本义》曰："泻火，一则以夺木之气，一则以去金之克。补水，一则以益金之气，一则以制火之光。"

王好古《此事难知·虚实》对七十五难也有分析，他指出："假令水在木之分，是从后来，从后来者为虚邪。虽在水为虚邪，则木本虚矣。《经》曰：母能令子虚。假令火在木之分，是从前来，从前来者为实邪。虽在火为实邪，则木本实矣。《经》曰：子能令母实。假令两手脉弦，无表证，乃东方实也，是西方肺气大不足也。缘母虚所致也，当大补其脾，微补其肺，大泄其火，微泄其水。杂证诸论云：先调其气，次论诸疾况，此乃本经不足之证也。《难经》云：东方实，是西方虚也。又云：欲泄其邪，先补其虚，此之谓也。"

（三）李杲师徒五邪论治

对《黄帝内经》《难经》等中医经典中的五运六气理论理解得深刻，运用于临床实践并有所创新与发展，易水学派的张元素师徒是其中的卓有成就者。张元素弟子李杲在《医学发明·五邪相干》中对五脏五邪疾病的病因、病机、主要症状、脉象一一阐述，并给出了治疗的方剂，对于后人深入理解中医经典并指导临床，起到了有力的推动作用。

假令肝病：

实邪，风热相合，风性急，火摇动焰而旋转，其脉弦而紧洪。风热发狂，宜芎黄汤。

羌活、川芎、大黄各一两，甘草半两。上㕮咀，每服半两，水二盏，煎至六分，去滓温服。

虚邪，风寒相合，木虑肾恐，拘急自汗，其脉弦紧而沉。仲景云：风感太阳，移证在太阳经中，桂枝加附子汤主之。

贼邪，风燥相合，血虚筋缩，皮肤皱揭，脉弦浮而涩。仲景云：血虚筋急，桂枝加瓜蒌汤主之。

微邪，风湿相合，体重节痛，脏腑洞泄，脉弦长而缓。仲景云：身体疼痛，下痢清谷，急当救里，四逆汤主之。

正邪，中风，目眩头重，叫怒不呐，脉弦紧而长。仲景云：甚则如痫为痓，宜羌活汤。本草云：羌活主痓主痫，防风、黄芩为佐。小儿为痫，大人为痓。

假令心病：

实邪，热湿相合，愦愦心烦，热蒸不眠，脾经终于心，心经起于心，心脾二经相接，故为湿热，脉浮大而缓，足太阴寄证在手太阳，宜栀豉汤。若痞，加厚朴、枳实。

虚邪，热风相合，妄听妄闻耳箫声，胆与三焦之经同出于耳，《铜人》云：刺关冲出血，泻支沟。脉浮大而弦，初小柴胡汤，后大柴胡汤。此证是太阳与少阳为病，前客后主也。

贼邪，热寒相合，胆怯，心悬如饥，神怯恐怖。足少阴与手厥阴相接水中，心经守邪，故神怯怖耳。脉大而沉濡，亦在太阳经中。《内经》曰：心虚则热发于内。黄连附子泻心汤主之。法云：热多寒少，以为佐矣。如寒多热少，加附子、干姜佐之。

微邪，热燥相合，过饮歌乐，实为热燥，俗言畅饮也。病人曰：快活、快活，是有声于歌乐也。以意思浆，是无声歌乐也。脉洪大而涩，白虎汤主之，喘则加人参。

正邪，热也，脱阳见鬼，躁扰狂起，脉洪实，一呼四至，是八至脉也，小承气汤主之，谓复不坚大也。

假令脾病：

实邪，湿燥相合，胃中燥屎，腹满坚痛，其脉缓而长涩，是正阳阳明证也，调胃承气汤主之。

虚邪，湿热相合，热陷胃中，肠澼下血，脉中缓。大黄黄连解毒汤主之。

贼邪，湿风相合，呕逆胁痛，往来寒热，脉缓而弦长，小柴胡汤主之。

微邪，湿寒相合，湿与寒交，寒来求湿，身黄而不热，体重而不渴，谓之寒湿。其脉缓沉而滑，术附汤主之。如小便不利者，加茯苓。

正邪，湿自病，腹满时痛，手足自温，其脉沉涩而长。虚痛，桂枝加芍药汤主之；实痛，桂枝加大黄汤。

假令肺病：

实邪，燥寒相合，毛竦皮凉，溲多而清，其脉短涩而沉。此证如秋冬，宜八味丸。

若春夏，宜地黄丸。

虚邪，燥湿相合，微喘而痞，便难而痰，其脉浮涩而缓，枳实理中丸主之。如喘甚，加人参。若便难，加木香、槟榔各半钱，为极细末，煎下理中丸。

贼邪，燥热相合，鼻窒衄衄，血溢血泄，其脉涩而浮大。甚者，桃仁承气汤；微者，犀角地黄汤；极者，抵当汤；微极，抵当丸。

微邪，燥风相合，皮著甲枯，血虚气虚，二脏俱虚，先血后气，其脉浮涩而弦，久养气血药主之。

正邪，燥自病，其气奔郁，皆属于肺，诸燥有声，其脉浮涩而短，列诸嗽药，选而用之。

假令肾病；

实邪，寒风相合，脏不藏散，下利纯清，其脉沉滑而弦。仲景云：少阴证，口燥咽干，下利纯清，大承气汤主之。脉沉弦而迟，四肢逆冷者，宜四逆汤等。

虚邪，寒清相合，肾唾多呻，洒淅寒清，无寐。《经》言：燥化清。其脉沉实而涩，酸枣仁汤主之。

贼邪，寒湿相合，肾为胃关，关闭水溢，关闭不利，水在胃为肿，水在肺为喘，及变诸证，其脉沉缓而大。仲景云：大病瘥后，腰下有水气者，牡蛎泽泻汤主之。

微邪，寒热相合，膀胱热郁，津液枯少，其脉沉濡而大。《内经》曰：水少干涸也。猪苓汤主之。

正邪，寒自病，寒忿用脏，黑痹经沉，其脉沉濡而滑，黑痹，天麻丸。如证同脉异，微者，腑病也；甚者，脏病也。

主要参考书目

[1] 黄帝内经素问 [M]. 北京：人民卫生出版社，2015.

[2] 黄帝内经灵枢 [M]. 北京：人民卫生出版社，2015.

[3] 李具双.《黄帝内经太素》撷要 [M]. 北京：中国中医药出版社，2016.

[4] 李具双.《黄帝内经》100 问 [M]. 北京：人民卫生出版社，2022.

[5] 凌耀星. 难经校注 [M]. 北京：人民卫生出版社，1991.

[6] 南京中医药大学. 黄帝内经素问译释 [M]. 上海：上海科学技术出版社，2009.

[7] 南京中医药大学. 黄帝内经灵枢译释 [M]. 上海：上海科学技术出版社，2011.

[8] 孙思邈. 备急千金要方 [M]. 北京：人民卫生出版社，1998.

[9] 严用和. 严氏济生方 [M]. 北京：中国医药科技出版社，2012.

[10] 钱超尘.《黄帝内经太素》新校正 [M]. 北京：学苑出版社，2006.

[11] 王象礼. 陈无择医学全书 [M]. 北京：中国中医药出版社，2005.

[12] 张立平.《素问运气论奥》校注 [M]. 北京：学苑出版社，2008.

[13] 郑洪新. 张元素医学全书 [M]. 北京：中国中医药出版社，2015.

[14] 张年顺. 李东垣医学全书 [M]. 北京：中国中医药出版社，2015.

[15] 盛增秀. 王好古医学全书 [M]. 北京：中国中医药出版社，2004.

[16] 李志庸. 张景岳医学全书 [M]. 北京：中国中医药出版社，1999.

[17] 马莳. 黄帝内经素问注证发微 [M]. 北京：科学技术文献出版社，1999.

[18] 马莳. 黄帝内经灵枢注证发微 [M]. 北京：学苑出版社，2007.

[19] 吴昆. 黄帝内经素问吴注 [M]. 北京：学苑出版社，2001.

[20] 楼英. 医学纲目 [M]. 北京：中国中医药出版社，1996.

[21] 郑林. 张志聪医学全书 [M]. 北京：中国中医药出版社，1999.

[22] 高士宗. 黄帝素问直解 [M]. 北京：科学技术文献出版社，1998.

[23] 孙洽熙. 黄元御医学全书 [M]. 北京：中国中医药出版社，1996.

[24] 郑洪新、李敬林. 周学海医学全书 [M]. 北京：中国中医药出版社，1999.

[25] 徐亦稚. 运气商 [M]. 北京：中国中医药出版社，2016.